细胞康复医学
——瘫痪的康复方案

主编 ◎ 杨国法　王萍芝

科学技术文献出版社
SCIENTIFIC AND TECHNICAL DOCUMENTATION PRESS
·北京·

图书在版编目（CIP）数据

细胞康复医学：瘫痪的康复方案 / 杨国法，王萍芝
主编 . -- 北京：科学技术文献出版社，2024. 12.
ISBN 978-7-5235-2164-9

Ⅰ . R742.309

中国国家版本馆 CIP 数据核字第 202485C8Y6 号

细胞康复医学——瘫痪的康复方案

策划编辑：郑　鹏　责任编辑：崔凌蕊　郑　鹏　责任校对：张　微　责任出版：张志平

出　版　者	科学技术文献出版社
地　　　址	北京市复兴路15号　邮编　100038
编　务　部	（010）58882938，58882087（传真）
发　行　部	（010）58882868，58882870（传真）
邮　购　部	（010）58882873
官 方 网 址	www.stdp.com.cn
发　行　者	科学技术文献出版社发行　全国各地新华书店经销
印　刷　者	北京地大彩印有限公司
版　　　次	2024 年 12 月第 1 版　2024 年 12 月第 1 次印刷
开　　　本	787×1092　1/16
字　　　数	426千
印　　　张	17.75
书　　　号	ISBN 978-7-5235-2164-9
定　　　价	188.00元

主编简介

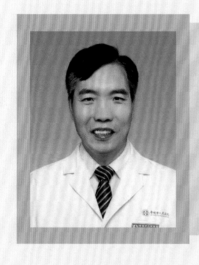

杨国法

主任医师，晋城市人民医院康复医学科主任，晋城市康复医学质控部主任。

· 社会任职

现任中华医学会物理医学与康复学分会神经康复学组成员，中国康复医学会康复质量控制工作委员会成员，山西省医师协会康复医师分会副会长，山西省康复医学专科联盟副理事长，山西省医学会物理医学与康复学分会常务委员，山西省运动医学协会常务委员，晋城市康复医学专科联盟理事长，晋城市医学会物理医学与康复医学专业委员会副主任委员，《中国康复医学杂志》特约审稿专家。

· 专业特长

擅长脑损伤、脊髓损伤、面瘫、颈椎病、腰椎间盘突出症、膝关节病、难治性高血压、心肺功能衰竭、胃肠功能不良、淋巴水肿、尿潴留等的诊疗。

· 学术成果

发表论文 8 篇，其中被北大核心期刊收录 2 篇。

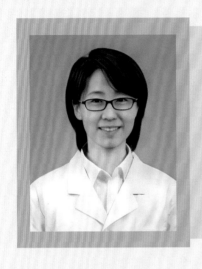

王萍芝

主任医师，硕士研究生导师，山西白求恩医院康复医学科主任，山西省康复医学质控中心主任。

· 社会任职

现任中华医学会物理医学与康复学分会委员，中华医学会物理医学与康复学分会神经康复学组委员，中国医师协会康复医师分会常务委员，中国康复医学会理事，中国康复医学会康复评定专业委员会常务委员，中国康复医学会脑机接口与康复专业委员会常务委员，山西省医学会物理医学与康复学专业委员会主任委员，山西省医师协会康复医师分会会长，山西省住院医师规范化培训（康复医学专业）主任委员，山西省康复医学会副会长。

· 专业特长

擅长重症、脑卒中、脑外伤、脊髓损伤、昏迷促醒、运动损伤、肩踝疾病的康复；擅长超声引导下肉毒毒素注射及疼痛诊疗。

· 学术成果

主持及参与省部级课题 8 项，其中省重点研发项目 1 项；获山西省科学技术进步奖 1 项，获发国家级专利 2 项；编写专著 6 部，发表论文 30 余篇，在超声引导下开展多项治疗技术，其中多项超声引导下治疗技术填补省内空白。

编者名单

主　编　杨国法　王萍芝

副主编　岳　挺　宋云锋　郭丽云

编　者　（按姓氏笔画排序）

马一鸣　王正韬　牛　清　毛明明　边楠鑫
刘　吉　李香平　张　典　赵　菲　赵宇恒
赵纪翔　赵雅妮　高　敏　曾　波　薛燕萍

前　言

在神经康复中最有循证医学证据的是主动运动，但是用生物力学来解释主动运动的有效性时，却很难让神经科的同仁所理解。因此，康复医学急需一套能架构临床医学和康复医学之间的理论体系。

笔者在某一天查找生物力学的相关专著时，意外发现了龙勉等主编的《细胞分子生物力学》。被这部著作所吸引的原因是笔者迫不及待地想了解康复医学最为推崇的物理因子"力"是如何影响细胞、影响分子的。果然该书不负众望，它让读者了解了通过磁珠扭转、光镊操控等模拟力学刺激可以耦合细胞的生物学反应，以及"明星"细胞（骨细胞、上皮细胞）、"明星"细胞器（细胞骨架、线粒体）、"明星"分子（一氧化氮、整合素）与力学信号的关系。

然而，这些研究并没有转化为康复的生产力，促成其转化的是另一本著作——美国国家科学院前院长 Bruce Alberts 主编的 *Essential Cell Biology*。该书特别强调了一个观点："适应"仍然是细胞世界中最基本的法则，细胞的功能由细胞和其必须适应的环境共同决定。那么康复不也是设计环境，让患者适应环境，从而重塑患者功能吗？由此，笔者联想到了乔布斯关于创新的定义：看出各种事物之间的联系，再整合形成新的东西，就是创新。接下来只需要随着乔布斯的思路继续思考：康复输入的宏观物理刺激在细胞水平转化成了怎样的化学刺激、力学刺激和电学刺激？细胞、细胞器、分子需要怎样的化学环境、力学环境和电学环境才能产生更好的生物学反应？在求解这两个问题的过程中，笔者还参考了 John G. Nicholls 等主编的 *From Neuron To Brain*，Anders Liljas 等主编的 *Textbook of Structural Biology*（*Second Edition*），熊正英主编的《运动自由基生物学研究》，孟迅吾等主编的《协和代谢性骨病学》，Philip Nelson 主编的 *Biophysics Physics*：*Energy*、*Information*、*Life* 和 Rob Philips 等主编的 *Physical Biology of the Cell* 等著作。这些信息的积累最终帮助康复医学在功能障碍和细胞生物学效应之间以及在治疗方法和细胞生物学效应之间建立因果联系。这些信息是本书的基石。岳挺博士还对书中相关参考文献进行了整理，供读者进行拓展阅读。

人类宏观感知的最小单位和微观世界可能相差几个数量级，宏观世界流动的力可能与细胞世界流动的力相差更多的数量级，这就导致人们很容易缺乏对微观世界的感性认识，进而影响对细胞康复医学的理解和运用。为此，本书第一章先从"人体的运行机制"进行阐述，大量使用类比，并尽可能把微观的实验与熟知的临床实践（特别是康复实践）相结合。因此，深奥的细胞生物学在本书富有康复医学的"烟火气"。第二章"回到宏观"从器官、系统和人体适应环境的角度进行阐述，引入复杂适应性系统，赋予细胞生物学原理以更广阔的应用。有了微观和宏观理论的碰撞和融合，第三章将"基于功能理论的康复方法"从神经再塑、技巧再塑、心理再塑、体能再塑四个层面进行讲授，且都是应用细胞生物学原理来设计的。第四章探讨了基于细胞生物学原理的一些特殊疾病导致运动功能障碍的康复。

科学的进步分为两个层次：一是从 0 到 1，另一是从 1 到 N。如果我们从来没有想过细胞和康复之间能有如此千丝万缕的联系，那么，细胞康复医学可能是个从 0 到 1 的事物。细胞生物学的迅猛发展，意味着这个从 0 到 1 的创新需要无数学者的不断探索与修正，并为之不懈努力。然而，笔者坚信基本方向是正确的，因为其建立在科学的细胞生物学原理之上。

本书是细胞康复医学的瘫痪康复方案，笔者正在撰写细胞康复医学的内脏康复方案和肌骨康复方案。随着工作的深入，我们深深地体会到，康复医学迭代到细胞康复医学的历史必然性，庆幸中国人能够成为这一技术的代言人和细胞康复时代的开局者，同时也欢迎更多的同道加入到推广细胞康复医学的工作中，因为这是一份能为人们带来福祉并乐在其中的事业！

在本书编写过程中，赵宇恒、岳挺绘制了细胞世界的大量彩图，马一鸣、赵纪翔、赵菲演绎了康复的动作，边楠鑫给予了摄影，他们辛勤并富有创意的工作，大大增加了本书的可读性，在此特别感谢！

杨国法 王帝文

2024 年 7 月 12 日

目　录

第一章　人体的运行机制 ···························· 1

第一节　关于功能的简约解释 ···················· 2

第二节　神经系统：呆板与深不可测 ············ 2

第三节　反应的意义 ···························· 3

第四节　人体的三个网络和三种环境 ············ 5

第五节　电学环境与神经网络 ···················· 6

第六节　力学信号和筋膜网络 ···················· 13

第七节　化学信号和血管网络 ···················· 22

第八节　细胞是一个社会 ························ 33

第九节　人体也是一个社会 ······················ 38

第十节　细胞生物学揭示的生命规律 ············ 39

第二章　回到宏观 ······························· 53

第一节　什么是运动 ···························· 54

第二节　体能与运动 ···························· 63

第三节　用系统学思想来理解运动 ·············· 110

第三章　基于功能理论的康复方法 ············ 123

第一节　神经再塑 ····························· 124

第二节　技巧再塑 ····························· 200

第三节　心理再塑 ····························· 211

第四节　体能再塑 ····························· 212

第四章章　基于疾病的康复 ·· 259

第一节　运动神经元病 ······································· 260

第二节　脊髓损伤和脊髓炎 ································· 261

第三节　急性炎症性脱髓鞘性多发性神经根神经病 ········· 261

第四节　神经系统遗传性疾病所致的瘫痪 ··············· 262

第五节　痉挛性斜颈 ··· 263

第六节　静脉功能障碍 ······································· 263

第七节　间质纤维化疾病 ····································· 265

引 言

瘫痪是康复医学面临的最常见和最严重的功能障碍之一。目前，对该研究对象的理解和干预，与几十年前相比没有太大的变化。康复医学仍然在重复着前辈们的认识和方法，即便略有改动（如国际 Bobath 协会转到以生物力学的方法来研究瘫痪，引入了运动再学习的理念），被视为先进的思想和方法，也没有在实践层面广泛地开展。因此，康复医学仍然被其他医师看作是一个尚不成熟的专业。然而真的是这样吗？细胞生物学发现，环境刺激会耦合相应的细胞层面的生物学反应，在宏观上表达为人体的功能。康复医学正是研究环境 – 人 – 任务的学科。

同时，康复医学所倚重的神经科学、认知行为科学、生物力学较 20 世纪确有巨大的进步，如神经生物学、细胞生物力学就带来了丰富、有用的信息。用这些新的研究来认识瘫痪，被称为"窗口"；从大量的窗口中寻找诱导功能恢复的切入点，被称为"接口"。因此，窗口和接口是本书的主要内容，这种称谓符合现代人的思维方式。

细胞生物学提供了运动在细胞层面、分子层面的细节机制，让我们能够更清晰地理解宏观和微观、现象和本质之间的联系，康复医学也因此涌现出丰富的内容。人体的组成可以细分为功能性细胞群和结缔组织系统，其中后者在康复医学领域常被归类为筋膜结构。一般认为，功能障碍通常与特定的功能细胞相关，如上皮细胞、肌肉纤维及神经元。这些细胞的病理变化或功能损害往往是导致相应临床症状的根本原因。但人体的功能细胞要么能够再生，如皮肤和肝的细胞可以再生；要么储备巨大，如肾脏和肺切掉一个仍能够满足人体的需要，大脑中的神经元只有约 20% 处于工作状态，80% 处于备用状态，"半脑人"仍能够工作。这些认识告诉我们，一般情况下，人体不应该因脑损伤而出现长久的运动功能障碍，但临床上腔隙性脑梗死让患者致残的案例又确实存在。因此，很多神经学家认为，脑功能的问题可能不是受限于神经元的不可再生，而是受限于胶质细胞对脑功能再塑的负面影响，如胶质细胞过度增生堵住了轴突或树突生长的通路。目前，干预胶质细胞过度增生的有效方法还很缺乏，但大胶质细胞分泌的神经元基质实际上就是神经系统附属的筋膜，筋膜学的研究为干预胶质细胞功能的过度表达提供了借鉴。

筋膜学研究表明，肌筋膜在人体内有一个基础张力。使活体消化道变短的原因是筋膜的基础张力，而不是消化道平滑肌收缩（平滑肌收缩产生蠕动）。肌筋膜的基础张力是受成肌纤维细胞控制的。成肌纤维细胞不受神经控制，而是受力学和化学信号控制。例如，组胺和 pH 值降低可以增加成肌纤维细胞的活性，一氧化氮（NO）和牵张刺激可以降低成肌纤维细胞的细胞骨架张力，也就是说，肌筋膜的功能状态可以通过化学信号和力学信号来调节。筋膜学还找到了用力学手段调节人体化学环境的方法，这样的方法可能会影响胶质细胞的功能，从而丰富临床上影响瘫痪的接口。

至此，我们已经涉及了关于运动理解的几个认知局限。

第一个局限：很多研究者用电信号来解释神经系统的功能，特别是脑的功能。实际上，脑内的信息传递并不是主要依赖电信号，而是主要通过化学信号来传递。临床看到的瘫痪可能不仅是电信号传递障碍，而是包含了大量化学信号的传递障碍。因此，康复医师应该高度重视患者的营养、精神、应激、内分泌和内脏等问题，这些问题的解决都有可能提高患者的运动功能。

第二个局限：功能障碍就是功能细胞的问题。将脑卒中导致的瘫痪看成神经元的问题，这就把问题简单化了，不利于瘫痪患者的康复，而应该充分关注细胞生物学的发现——功能是功能细胞和环境共同决定的（图0-0-1）。康复治疗可以通过改善细胞的环境，来提高细胞的功能，而不是一味地盯着细胞。

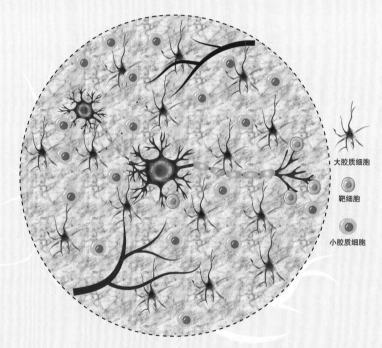

大胶质细胞

靶细胞

小胶质细胞

神经元在细胞筋膜网络（灰色背景中的网格部分）的支撑下，生活在组织液的"海洋"中（灰色背景代表组织液），组织液中的水、营养物质、代谢废物、激素、细胞因子、递质都会影响神经元的功能。神经元周围的其他细胞（如大胶质细胞、小胶质细胞、神经元控制的靶细胞、其他神经元）也会影响其功能。筋膜网络和血管网络会极大地影响神经元的功能。

图0-0-1　神经元及其环境

第三个局限：筋膜这个人体最大的器官只是"呆呆"的被动结构。所有功能细胞都存在于筋膜提供的环境中，但筋膜并不是被动的生物支架，而是会通过力学信号来影响功能细胞。

第四个局限：肌肉收缩一定是受神经控制的，甚至有研究者认为运动一定受神经控制。但现在的研究发现，运动的必要条件并不是神经冲动，而是肌动蛋白耗能产生构象改变。比如精子的鞭毛运动、呼吸道纤毛的运动、免疫细胞和干细胞的移动、细胞内大分子物质的运输、细胞的有丝分裂，这些运动都没有神经的影子；胎盘和脐带的血管平滑肌也没有神经支配，但是他们会收缩。因此，从微观角度来看，运动绝大多数时候不伴神经冲动，单纯用神经科学原理来分析运动存在一定的局限性。应该推而广之的观念是电信号、化学信号和力学信号都可单独或联合地引发肌肉收缩，电信号最终往往也是通过化学信号来实现肌肉收缩，只要能使肌动蛋白耗能产生构象改变，就可以实现收缩。

第五个局限：把骨骼肌的运动仅理解为随意运动。这种理解是狭隘的。康复医学是从帮助患者恢复肢体运动开始的，肢体运动障碍从现象来看主要是随意运动障碍，但进一步的研究发现随意运动是建立在反射运动的基础之上，即生物力学强调的是主动肌如果要输出一个力，稳定肌群必须首先提供一个反作用力，没有反作用力就不会有作用力。稳定肌群提供反作用力并不是通过随意运动实现的，而是通过反射运动来实现，反射运动障碍可能才是大量运动障碍的基本原因。进一步研究发现只要反射弧完整，刺激存在，反射运动就会发生，这对以脑损伤为代表的瘫痪类疾病来说是个福音，因为反射弧的中枢往往是低级中枢，所以通过反射运动来诱导神经再塑是可行的。

第六个局限：神经能够控制肌肉，但肌肉不能控制神经。根据系统学的研究，在一个复杂适应性系统内部，主体之间是相互影响的，主体之间互为环境。因此，神经能够控制肌肉，肌肉也能影响神经。比如，从宏观的角度来看，当肌肉的初长度降到最小时，肌肉的募集率大幅下降，在肌肉最适初长度时，肌肉的募集率大幅增加；从微观角度来看，肌肉可以分泌神经营养因子，神经营养因子经轴浆逆运输到达胞体，来影响神经的功能表达和损伤修复。

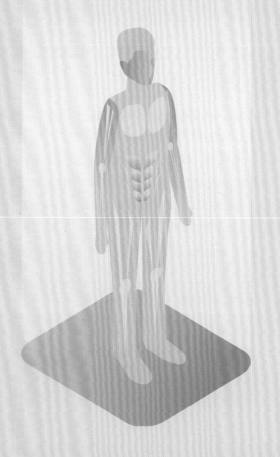

第一章

人体的运行机制

第一节　关于功能的简约解释

康复医学的研究对象是功能。因此，对功能的理解深度决定了临床的康复效果。然而，人类应该永远也做不到对自身的终极理解，能做到的永远是当前图景式的窥探。

这就是目前比较简约的关于功能的解释：一个刺激作用于神经系统，可能会产生两个结果，一个是上升到大脑皮层形成认知，另一个是产生反应（图 1-1-1）。实际上，绝大多数刺激是不形成认知的（所以图中用虚线箭头），即便是上升到皮层的刺激，也可能只是引发了反射。反射可以发生在从低级中枢（如内脏神经节）到高级中枢的各个层级，其结果是通过传出神经作用于肌肉 / 腺体，引发一系列的反应。也就是说，刺激作用于人体，无论是否被感知，都会使身体产生反应，并且认知会通过神经系统进一步影响反应。反应是以反射为主的，但有些时候包含随意的成分。

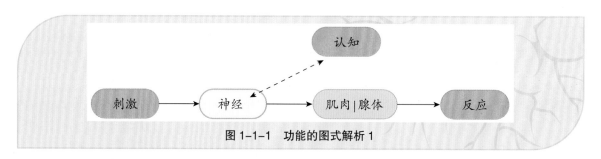

图 1-1-1　功能的图式解析 1

举例来说，你挨了一拳，这是个刺激。你感知到了，会在大脑皮层形成认知：这一拳来自一个陌生的彪形大汉，你会认知为威胁和恐惧，做出战斗或逃跑的决定，无论最终是战斗还是逃跑，这都是反应。实际上，在战斗或逃跑的随意运动发生的同时，许多反射性反应也发生了。比如，这一拳对你的姿势维持产生了干扰，锥体外系会控制反射性运动来调节姿势，以利于战斗或逃跑；内脏神经系统会在各个层级发生反射性反应来保障战斗或逃跑的实施。再比如，交感 - 肾上腺轴兴奋，减少内脏系统特别是消化系统的血供，把节约出来的血液调配到运动系统。同时，为配合交感神经系统，肾上腺会在髓质分泌大量的肾上腺素，肾上腺素会使心脏泵血功能大幅强化；肾上腺皮质的糖皮质激素和盐皮质激素分泌也会增加，盐皮质激素会使血压升高来应对面前的情况，糖皮质激素会使筋膜系统的柔韧性更佳，你的战斗威力会为此大增……

但是，你只意识到了战斗或逃跑，内脏神经系统、消化系统、泌尿系统、呼吸系统、循环系统、免疫系统、内分泌系统发生的一系列反应，你并不知道！目前的康复医学也只关注战斗和逃跑这一层面，认为战斗和逃跑是独立发生的。

第二节　神经系统：呆板与深不可测

你挨了一拳的结果可能并不是如上反应！

也许这一拳来自多年不见的好友。你会惊讶之后兴奋异常，紧紧拥抱或使劲握手。你的内脏神经系统、消化系统、泌尿系统、呼吸系统、循环系统、免疫系统、内分泌系统也会发生一系列的反应，但这些反应会使你更加兴高采烈。你不会感觉到这一拳对你有什么伤害。

也许你是在参加一个游戏，游戏规定围成一圈的人们在某个节点必须给前面的人一拳，但受奖还是受罚只与后面的人有关，那么这一拳对你来说可能就是中性的。

可见，同样一个刺激，不同的环境、不同的人，会产生不同的认知，也会有不同的反应。心理学认为，从本质上来讲，所有刺激都是中性的，产生不同反应主要因为人的认知不同。但是从结构的角度来看，人与人之间脑的差异是很微小的。比如，很多科学家研究发现爱因斯坦的大脑与普通人之间的差异并不显著。把人的大脑与电脑类比，会发现其中的端倪。电脑分硬件和软件两部分，硬件部分的基本工作原理是一个二进制的运算系统。人脑的基本结构是神经元，也是一个二进制的运算系统，即活化（请不要用兴奋）和静息。活化就是产生动作电位，动作电位具有全或无的特性，即阈上刺激作用于神经元就会产生动作电位，否则就不会产生，但动作电位在神经系统表征的信息，不一定是兴奋。所以，我们在这里称"活化"。

动作电位具有跨物种现象。比如，人的动作电位和乌贼的动作电位是相似的。人脑用神经元的活化和静息的时间、空间组合来表征信息，与电脑很相似。因此，大脑具有一定程度上的"呆板"。可见，单从电信号的角度来研究大脑，会使我们得出很多颇为局限的结论。

但我们生活的环境不同，接受的间接经验不同，导致每个人的大脑所装的"软件"不同，依据不同的"软件"来对同一刺激作出认知，结局是迥异的（图1-2-1）。

在现实生活中，教育通过改变人脑中的"软件"可以改变人的反应，心理学积累了丰富的通过改变人的认知来影响反应的方法，良性刺激会产生有益于身体健康的反应，这些都应该被康复医学所吸收，而不能被传统的"结构决定功能"的理论所束缚。

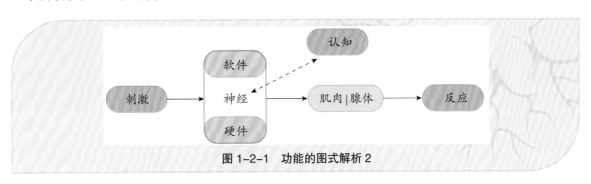

图 1-2-1　功能的图式解析 2

第三节　反应的意义

刺激作用于神经会引发一系列的反应。机体产生这些反应是为了适应环境，甚至改造环境，使环境更适合主体的生存与发展。

要理解这个结论，需要先对环境作一个定义：环境就是主体的周围。如果主体是功能细胞，那么环境可能就是筋膜和周围的化学物质；如果主体是器官，那么环境就是其他器官；如果主体是某个人，那么环境就是能够作用于这个人的物质和意识的总和。

主体受到环境的支持和制约，每一个主体和环境之间交流的实际上是信息。从细胞的层面来看，人体内存在着三种信号：电信号、力学信号和化学信号。因此，内部环境可以被分为电学环境、力学环境和化学环境，这三种环境也常通过神经、筋膜和血管（淋巴管）来实现（图1-3-1）。

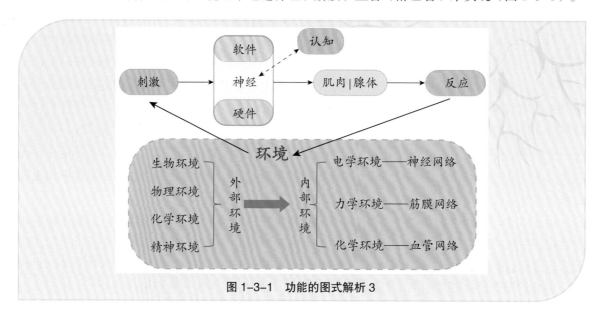

图1-3-1　功能的图式解析3

神经在产生丰富电信号的同时，也会改变其周围功能细胞的化学环境和力学环境，比如，让肌肉和腺体获得更多的神经源性营养因子；筋膜在传导更多的力学信号的同时，其周围的功能细胞也会适应，这些细胞会分泌更多的细胞因子，从而通过化学信号影响其他细胞；力学信号如果作用于筋膜上的感受器，会诱发更多的反射，从而形成更为丰富的电信号；激素等化学信号通过血管流经全身，会诱发力的改变，如肾上腺素会强心，糖皮质激素会使筋膜弹性更好，当然，这些化学信号也会使细胞的旁分泌和自分泌发生改变，从而影响化学信号的表达。

因此，反应的意义在于改造环境。人体在改造外部环境的同时，内部环境也在改变，或者说神经网络、筋膜网络和血管网络也在改变。但这样的改变并不总是对主体有益，如果超过一定的度就会使人体对刺激产生的生物学效应发生变化。比如，长期的精神压力，伴有长期的交感神经过度兴奋，会导致肾上腺髓质和皮质不堪重负，最后机体可能会用其他兴奋性激素来代偿；相反，使精神愉悦的刺激，可能就会纠正精神压力对内环境的不良影响。

环境不仅是反应作用的靶点，也是刺激的来源。比如，生物刺激、物理刺激、化学刺激和精神刺激多数时候来自外部环境（以皮肤为界，皮肤以外为外环境）；在身体内部也存在着力刺激、电刺激和化学刺激，这些刺激不一定形成认知，但一定会产生反应，反应又会影响环境，构成了不同层级的主体与相应环境之间的动态变化。

从个体水平来看，反应的靶环境是外部环境，在产生指向外部环境反应的同时，不同层级的内部环境也会产生一系列的反应。如应激表达为战斗或逃跑，心肌可能处于有氧运动甚至无氧运动水平，心肌细胞和心脏都会有剧烈的电学信号、化学信号及力学信号改变。设计外部环境的刺激，来改造人体的内部环境，从而影响反应，这是预防医学、营养学和康复医学惯用的技术路径，区别在于预防医学常用生物刺激、营养学常用化学刺激，而康复医学常用物理刺激。如前所述，这样的思路也是与分子生物学高度吻合的。

第四节　人体的三个网络和三种环境

思考这样一个问题：把其他系统完全剔除掉，哪个系统还能展现身体内外真正的形状？Vesalius 在 1584 年就给出了答案：神经系统、循环系统、筋膜系统。神经系统是对机体生理活动起主导作用的系统。今天，我们已经能够用注塑技术制造出"血管人"；有功能细胞的地方就需要有筋膜支持，筋膜网络是当然的全身系统（图 1-4-1）。所以，我们今天的答案依然与Vesalius 在 1584 年给出的答案一致。

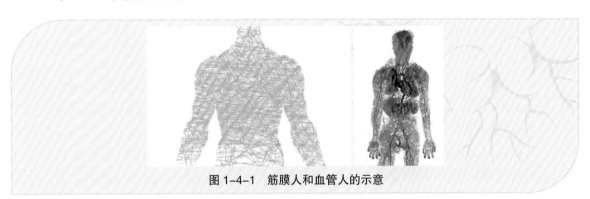

图 1-4-1　筋膜人和血管人的示意

从进化论的角度来看，全身性系统一定是非常重要的，其重要性体现在神经网络能够传递电信号，血管网络能够传递化学信号，筋膜网络能够传递力学信号。今天的研究告诉我们并不是这么简单。神经网络除了传送电信号，更主要传送化学信号，对细胞非常重要的递质往往通过轴浆正运输来传送，靶器官分泌的神经营养因子等往往通过轴浆逆运输来传送（图 1-4-2）。血管网络传递激素、营养物质、氧气、二氧化碳和代谢废物等化学物质，同时也把心脏搏动产生的机械能传输到全身（图 1-4-3）。从筋膜的角度来看，这对维持筋膜的柔韧性是有意义的；从功能细胞的角度来看，这对维持细胞的功能也是非常有意义的，内脏松动术就非常看重这种能量。筋膜传递力学信号，但筋膜类似半导体，会有压电效应在筋膜上发生，一些没有血供的组织，如椎间盘、半月板等获得营养就与压电效应相关。因此，这三个全身网络之间传递的信息有交叉，三个网络也纠缠在一起，来保证细胞的表达功能。

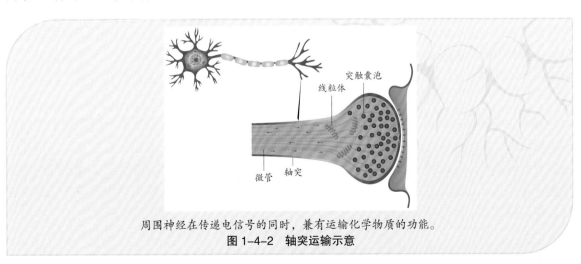

周围神经在传递电信号的同时，兼有运输化学物质的功能。

图 1-4-2　轴突运输示意

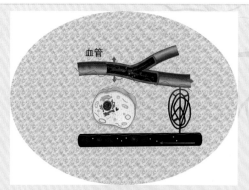

细胞周围的血管不仅会改变细胞周围的化学环境，而且会通过血管的搏动向细胞传递力学信号。

图1-4-3　血管传递力学信号示意

环境与主体之间的关系主要表现为交换信息。从个体层面来看，外部环境的信息（刺激）要作用于主体，这必然要经过内部环境，所以内部环境不仅可以直接刺激其承载的主体，而且可以使来自外部环境的信息放大或变小。比如，僵硬的筋膜可以使包埋于其中的本体感受器敏化，从而诱发肌肉的反射性收缩，或使伤害感受器敏化，导致痛觉过敏。因此，在明确三种信息和其对应三种网络协同构成人体内部环境的同时，我们更应该深入地认识每一种网络和信息。

第五节　电学环境与神经网络

长期以来，生理学喜欢通过电信号来解释人体的功能。我们习惯于用电信号来理解腺体、骨骼肌、心肌和平滑肌的功能。因为神经控制了人体的绝大部分结构，只有头发、指甲、关节软骨和髓核等少数结构没有被神经支配。

以电信号构建功能控制模型，神经系统就成为核心，神经元就是基本功能单位。人体就可以看作一个神经元的简易模型。我们的躯干就是细胞体，上肢、下肢和头就是突触，我们的内脏就可以看作各种各样的细胞器。

神经元活化的标志是产生动作电位，否则神经元就处于静息状态（极化状态）。动作电位随着突触传递就产生了信息（实际上静息状态也代表着一种信息），加之神经元在神经系统的不同位置，有着不同的连接，就能表达复杂的信息，如枕叶的神经元活化可能就是光刺激的结果；大脑皮层的4区和3/1/2区各对应着一个倒立的人，手有手的代表区，脚是脚的代表区。同样的神经元放在不同的地方，功能就不一样。

动作电位形成的物质基础是神经元细胞膜上的离子通道。通常静息状态下细胞膜上的门控离子通道是关闭的。神经元细胞膜内外的电位表现为"内负外正"，被称为极化状态。当细胞膜受到阈上刺激时，细胞膜上的门控离子通道便开放。细胞内的钾离子进入细胞外，细胞外的钠离子进入细胞内，细胞内外的电势差由负变正，称为去极化。去极化就形成动作电位，动作电位随着细胞膜扩布，电学信号就可以由神经元的胞体传递到轴突的末梢，从而形成电信号的传递（图1-5-1）。

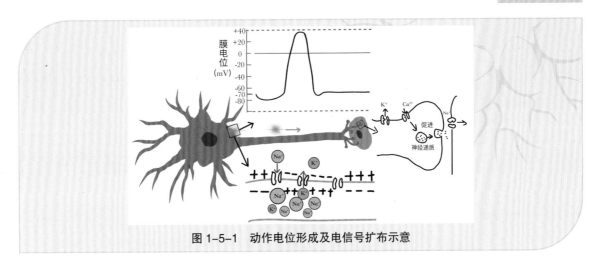

图 1-5-1　动作电位形成及电信号扩布示意

电信号传递的是特定的阈上刺激。现在，根据对刺激敏感的类型把离子通道分为电压门控离子通道、化学门控离子通道和机械门控离子通道。电压门控离子通道对细胞膜内外的电势差变化非常敏感，当极化状态的电势差变小到一定程度时，这类离子通道就会开放，实现去极化。因此，这类离子通道采集的是电势差的变化，重复经颅磁刺激就是通过改变神经元周围的电势差来活化神经的；化学门控离子通道对细胞膜周围的化学物质变化非常敏感，最常见的是神经递质的变化，如节前纤维释放的乙酰胆碱可以使节后纤维活化，这类离子通道采集的是化学信号的变化，临床应用的抗焦虑药、抗抑郁药和局麻药就是通过改变化学信号来调节神经元的；机械门控离子通道对机械刺激敏感，如身体内普遍存在的压力刺激和张力刺激就可以激活这类离子通道，这也是康复医学以运动的手段治疗疾病的物质基础。

大脑皮层由不同功能的神经元搭建，研究神经元码放规律的叫神经构筑学。根据神经构筑学的研究，大脑皮层具备了人体的四种功能：感觉（颞叶、枕叶、顶叶）、运动（额叶后部）、内脏（岛叶、扣带回）、认知（额叶前部）。至此，我们突然发现大脑皮层就储存了我们全部的功能信息，通过神经就可以调节感觉、运动、内脏和认知功能。

神经构筑学还发现相邻的功能柱之间有密切的信息交流。比如，3/1/2 区和 4 区之间就有密切的信息交流，这很符合功能的原理：运动是对刺激的反应，刺激是从感觉通道进入中枢神经系统的，感觉区和运动区相邻便于信息交流（图 1-5-2A）。这一原理是非常有用的，足在中央旁小叶的投射区与控制内脏的扣带回相邻，因此，足的运动和感觉可能会影响内脏功能（图 1-5-2B、图 1-5-2C）。实际上，这也符合我们前面讲的环境与主体关系的原理：环境一定会影响主体。因此，从神经系统来看，如果把运动看作研究的主体，其周围的认知、感觉和内脏作为环境一定会影响运动，这极大地拓展了瘫痪的干预方式。

皮层是人体最高级的中枢，实际上他没有低级中枢更重要。这可能出乎很多人的意料，但符合逻辑。因为低级中枢控制着一些基础功能，比如脑干比皮层低级，脑干病变可能会影响患者的生命中枢，危及患者的生命安全。所以，对于正常人来说，发展高级功能可能对未来很重要。但对患者来说，基础功能对维持生命的完整性更重要。皮层下的中枢除了没有认知功能，感觉、运动和内脏功能都具备，比如脊髓的前角控制运动、后角控制感觉、侧角控制内脏（图 1-5-3）。

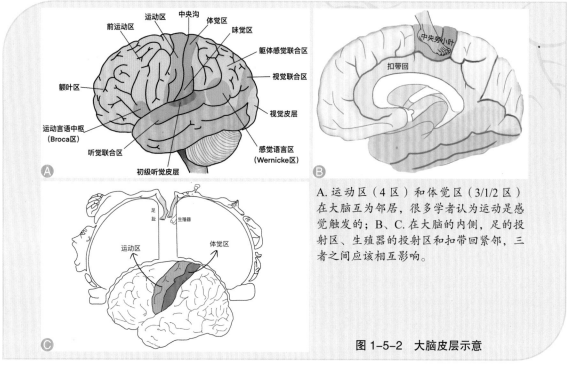

A.运动区（4区）和体觉区（3/1/2区）在大脑互为邻居，很多学者认为运动是感觉触发的；B、C.在大脑的内侧，足的投射区、生殖器的投射区和扣带回紧邻，三者之间应该相互影响。

图1-5-2 大脑皮层示意

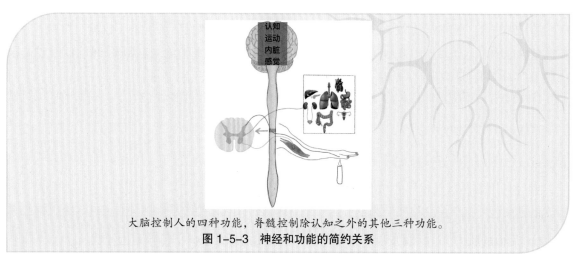

大脑控制人的四种功能，脊髓控制除认知之外的其他三种功能。

图1-5-3 神经和功能的简约关系

一、运动的神经控制

由图1-5-1可知，电信号会转换为化学信号然后再转换为电信号进行传递，加之神经元是多突触联系，并非像我们想象的仅是直线传导，而是有可能呈放射状，甚至信号中断或形成反馈环路进行传导。虽然神经解剖学试图用辣根过氧化物酶法、放射自显影神经追踪法、病毒示踪法、数字荧光图像仪和形态定量研究法、流式细胞技术、神经影像技术、电子显微技术等，来研究神经元之间的信息传递，但从中枢到效应器完整的锥体系和锥体外系的神经解剖学通路很难形成。到了神经生物学和神经病学的层面，为了解释功能和功能障碍，不得不把神经解剖学有关神经元之间的片段串联起来，形成了所谓的传入通路（传入神经）和传出通路（传出神经）的概念，以方便人们理解电刺激（或经颅磁刺激）大脑皮层运动区为什么可以诱发肢体的运动。为了便于理解运动的神经控制，下面仅讨论骨骼肌的控制通路。

运动首先是运动神经系统的功能表达，运动神经系统可以分为锥体系和锥体外系两部分。皮层4区或6区的神经元接受感觉区的刺激或服从认知的决定会形成电信号，传导电信号的轴突向下会在延髓的背侧形成交叉，被称为锥体，这就是锥体系的由来（图1-5-4）。

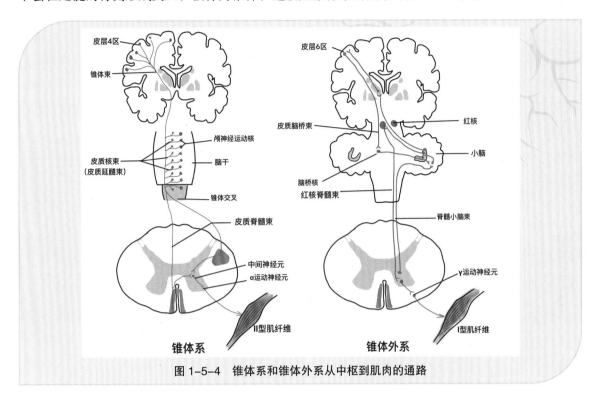

图1-5-4　锥体系和锥体外系从中枢到肌肉的通路

但是，随意运动只是动作里面很小的一部分，运动目的的实现首先需要锥体外系的支持，只有锥体外系较锥体系先兴奋，使控制稳定的肌纤维先收缩，随意运动才能后续产生。皮层4区或6区的神经元被感觉区的信号反射性激活（以前认为4区控制随意运动、6区控制反射性运动，现在认为，锥体系和锥体外系的皮层并不泾渭分明），电信号向下传导，与纹状体系和小脑脑干系这两个主要的皮层下锥体外系中枢联系（纹状体系主要控制躯干前部的肌肉，小脑脑干系主要控制躯干后面的肌肉），沿着皮层下锥体外系中枢发出的纤维束向下传导到达脊髓。一般认为，锥体系和锥体外系的通路似乎是止于脊髓，在脊髓二者的连接是否具有特异性？锥体系和锥体外系对周围神经的影响是否可以区分？在骨骼肌层面二者的支配是否具有特异性？这些问题对康复医学来说具有重要意义，因为康复是从外周来影响中枢的，只有建立广义的锥体系和锥体外系的概念，我们才能理解运动训练针对的是哪部分神经。

脊髓前角有 α、β、γ 三种运动神经元，一般认为 β 运动神经元是一种中间神经元，起联系其他两种神经元的作用；α 运动神经元与梭外肌联系，主要传送随意运动的信息；γ 运动神经元发出的轴突主要支配骨骼肌的梭内肌，对维持肌紧张有重要作用。因此，从功能控制的角度来看，锥体系控制随意运动，应该和脊髓前角的 α 运动神经元联系更密切，锥体外系控制反射性运动应该与脊髓前角的 γ 运动神经元联系更密切。

一般认为，周围神经不分锥体系和锥体外系，但周围神经麻醉发现利多卡因虽然可以阻断患者的随意运动，但是并不降低基础肌张力，提示锥体系和锥体外系对周围神经的影响依然是分开的。梭外肌被分为Ⅰ型肌纤维、Ⅱ型肌纤维，肌学的研究发现，Ⅰ型肌纤维的激活阈值低，适宜做耐力性工作（如姿势维持、长时间重复动作）；Ⅱ型肌纤维激活阈值高，主要承担爆发力性工作（如"战斗或逃跑"）。

至此，从功能的角度出发，可以构建一个从皮层到效应器的锥体系和锥体外系运动控制通路，但是对于这两个通路的功能分类还有很多争论，这种争论影响了神经控制理论与生物力学的对接。一般认为，锥体系控制随意运动、锥体外系是锥体系的辅助系统，主要控制反射性运动，但进一步的研究也发现，节律性运动（比如步行）和极为熟练的运动也是锥体外系控制的，锥体系控制的随意运动可能包括需要更多注意资源的运动，如追求力量、速度和技巧的具有挑战性的一类运动以及应激状态下的战斗和逃跑；锥体外系可以完成很多熟练的不需太多注意资源的随意运动和反射性运动，但主要是为随意运动提供稳定支持（图1-5-5）。

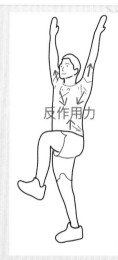

根据牛顿第三定律，肢体要想输出一个力实现运动目的，必须首先由身体的其他部分提供一个反作用力。

图 1-5-5　躯干与肢体的力学关系

二、运动与感觉

随意运动的主要目的是"战斗或逃跑"，受到任务、环境和执行者的自身条件限制，环境的多变性决定了随意运动的多变性。侦查环境的多变性主要是感觉神经系统的功能，视觉、听觉、前庭觉以及躯体深浅感觉都会参与到这个活动中来，所以，感觉是运动的始动因素和动态调控的基础，没有感觉就没有运动。

认识感觉与运动的关系还需要鉴别刺激与知觉的关系。刺激是作用于人体的物理的、化学的、生物的和精神的客观存在。比如，微生物的感染就是一种客观存在的刺激，一般不会在皮层形成知觉，但这并不标志着微生物刺激不在我们的身体形成感觉，我们的免疫系统可能就会感知到微生物带来的一些化学信息（从细胞生物学的角度来看，每个细胞都能够感受环境，这是细胞存在的基础），因此，刺激一定会形成感觉。感觉包括皮层外其他器官、细胞对刺激的识别和皮层的识别，皮层的识别在心理学上称为知觉。临床所谓的感觉检查，实际上评估的是皮层对刺激的知觉，知觉的缺失可能并不影响皮层下中枢反射性运动的形成，因此，临床所谓的感觉缺失并不一定影响运动。

感觉神经的周围感受器包埋在筋膜等胞外基质中，这些胞外基质的硬化会使环境刺激改变，从而使感觉变异，引发反射性反应改变。比如，气候性疾病就可能与此相关，肌张力增高也可由传入冲动增加所致（神经外科医师就用切断脊神经后根的方法来治疗痉挛）。感觉敏化除了可能与筋膜韧性增加有关，感觉神经的自发放电也是临床常见现象，细胞膜稳定剂能够降低感觉敏化的程度，也证明了感觉神经自发放电的客观存在。

感觉缺失会损伤反射弧的完整性，反射弧的支离破碎会使反射性运动形成困难，临床表现为反射性运动不能及时为随意运动提供合适的反作用力。

也可通过感觉训练来提高运动。比如，临摹字画很多时候就是在培养本体感觉；搏击对视觉有很大的依赖，武术家失明之后需要提升本体感觉的功能来实现对周围机械振动的辨别；飞行员操控飞机对前庭感觉的依赖很大；Cohen LG 发现，给瘫痪手施加体感刺激可以促进手运动功能的恢复。

三、运动与认知

根据感觉神经接受的刺激、旧有信息储备和自身的功能状态，大脑皮层会对刺激作出概括、分类和判断，从而作出选择运动的认知。认知功能除了需要大脑的"硬件"支持之外，"软件"才是最重要的。人与人之间认知的差异主要体现在"软件"的差异，即世界观和方法论的差异。这种差异会导致我们对同一刺激作出中性、正性或负性的认知，这样的认知又会影响运动和内脏甚至感觉等其他功能。或者说，我们所看到的运动、内脏和感觉的问题，背后都有认知影响的因素。

行为即认知，当神经损伤患者开始训练时，能非常明显地观察到认知对运动的影响。临床最常见的是担心跌倒导致的错误运动甚至不运动。如用手去扶周围的支撑物、坐位时足放在膝关节的前面、低头看脚等。卒中后抑郁焦虑可以导致很多感觉和内脏功能的异常，感觉和内脏的异常又会影响运动。躁狂是临床常见的另一种认知状态，常表现为攻击和对自身运动能力的高估，需要积极治疗，以避免对患者的次生伤害。

四、运动与内脏

运动需要耗能耗氧，心肺是直接支持运动的内脏；能量来自消化系统，携带氧气需要造血器官的支持，耗能耗氧产生的代谢废物需要肝肾的处理和排泄；运动可能增加微生物侵入人体的机会，故运动还需免疫系统的支持。协同以上脏器需要内分泌系统、神经系统提供复杂的信息支持。因此，运动（特别是锥体系控制的战斗和逃跑）是控制人体的开关。

所以，从神经控制的视角来看，运动除了受运动神经控制，还必须受到内脏神经系统的支持。内脏的中枢至少包括扣带回、脑岛、下丘脑、松果体、杏仁体和垂体；脑干发出人体大部分的副交感神经，小脑也与内脏功能密切相关；脊髓侧角是控制内脏功能的下级中枢，$T_1 \sim L_2$ 的侧角发出人体的交感神经，$S_2 \sim S_4$ 节段的侧角发出副交感神经（图 1-5-6）。一般意义上的运动神经和内脏神经合成所谓的传出神经，因此，神经系统不同层级的损伤都可能导致内脏的问题，运动或者瘫痪的背后一定有内脏神经系统的身影，但内脏神经系统在神经康复中的价值一直被忽视。

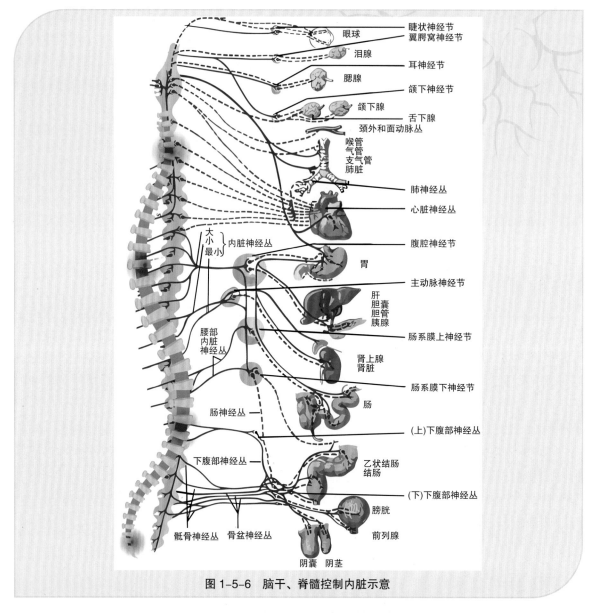

眼球
睫状神经节
翼腭窝神经节
泪腺
耳神经节
腮腺
颌下神经节
颌下腺
舌下腺
颈外和面动脉丛
喉管
气管
支气管
肺脏
肺神经丛
心脏神经丛
腹腔神经节
胃
主动脉神经节
肝
胆囊
胆管
胰腺
肠系膜上神经节
肾上腺
肾脏
肠系膜下神经节
肠
(上)下腹部神经丛
乙状结肠
结肠
(下)下腹部神经丛
膀胱
前列腺
阴囊 阴茎

大
小
最小
内脏神经丛
腰部
内脏
神经丛
肠神经丛
下腹部神经丛
骶骨神经丛 骨盆神经丛

图 1-5-6　脑干、脊髓控制内脏示意

　　一个脑出血的患者，出血量较大，很快进入深昏迷，对痛觉刺激没有反应，不会形成认知产生随意运动。但临床可见到患者血压飙升、阵发性房颤，应激性血糖升高、应激性的消化道出血、便秘和尿失禁等，此时还可伴有甲状腺激素、糖皮质激素、盐皮质激素或肾上腺髓质激素等内分泌的异常，以及炎症因子的异常表达。所以昏迷的人体也会对刺激作出反应（此时的反应是应激的表现形式之一），实际上当刺激作用于神经系统时，无论是否产生认知，都会发生反应，此处的反应一定包括内脏反应。

　　但直接控制内脏的神经并不是上述神经系统，而是分布于胸腹腔筋膜内的内脏神经节，这些神经节所包含的神经元的数目多于脑，体现了内脏功能对于人体的重要性。植物状态的患者保留了内脏功能，又说明内脏功能的原始性和独立性。

　　运动与内脏的紧密联系还可以从运动对内脏的影响来证实，有氧运动可以提高心肺功能、改善消化功能、增强免疫，但瘫痪患者的心肺功能、消化功能和免疫功能都会下降。

五、神经信号的不纯粹性

神经电信号的简单性，使电信号成为理解神经功能的工具，但现在的研究提示，神经系统的主要信号并不是电信号，而是化学信号。我们习惯用电信号来解释运动，但动作电位的跨间隙传播需要递质和调质，神经营养因子、激素也参与信号传导级联。因此，化学信号的改变会影响动作电位，从而导致肌肉瘫痪。比如，抑郁症的表现之一就是疲乏无力。

神经递质是神经元之间，以及神经元与效应细胞之间传递信息的化学物质，为突触前神经元合成，可通过突触间隙，作用于突触后膜，产生突触后电位。神经元之间的递质种类丰富，主要有胆碱类（乙酰胆碱）、单胺类（去甲肾上腺素、多巴胺、5- 羟色胺）、兴奋性氨基酸类（谷氨酸、天冬氨酸）、抑制性氨基酸类（γ- 氨基丁酸、甘氨酸、牛磺酸）、神经肽、嘌呤类等。比如，多巴胺是锥体外系中的一种重要递质，乙酰胆碱对维持意识清醒、学习和记忆起重要作用。传出神经末梢释放的递质主要有乙酰胆碱、去甲肾上腺素等；内脏神经的节前纤维、副交感神经的节后纤维、支配汗腺和骨骼肌的交感舒血管纤维和躯体运动神经等释放乙酰胆碱，大部分交感神经的节后纤维释放去甲肾上腺素。

除了神经递质，神经元分泌的化学物质可以影响自身功能和周围邻居，神经元的邻居（如神经胶质细胞、效应器细胞）分泌的化学物质也会影响神经元，康复医学已经找到了影响这些细胞的方法。

可见，神经系统受到刺激，会引发体内化学信号的复杂改变，这种改变会影响神经系统对肌肉的控制，瘫痪也是化学信号异常的表现之一。

神经系统传递信息的不纯粹性，还表现在力学信号对神经系统的影响。长期以来，我们认为力学信号对神经系统的影响不大，特别是被颅骨紧密包裹的大脑基本不受外界力学信号的影响，其实不然。儿童的颅压波动在 4 ~ 10 cmH_2O，成年人的颅压波动在 8 ~ 18 cmH_2O，超过这个范围，高颅压和低颅压都会影响脑和脊髓的功能表达，这说明神经元需要适宜的力学刺激。并且临床发现脑脊液压力随着心跳和呼吸波动，这为康复提供了一个影响脑、脊髓力学信号的接口。

周围神经也需要适宜的张力和压力。日常生活活动、劳动和体育运动都会给予周围神经张力和压力刺激。神经可以被拉长，也可以被压迫，一般认为，周围神经在 8% 的应变范围内不会阻断神经的静脉回流，长时间或高强度的压迫会损伤周围神经。

中枢神经内胶质细胞的数量是神经元的 10 倍，胶质细胞合成的从中枢神经到周围神经被覆的大量的结缔组织被膜，都需要适宜的力学信号刺激。神经损伤包含了神经元周围的结缔组织的损伤，运动减少会减少结缔组织和胶质细胞需要的力学信号，损伤垃圾清运能力降低，神经损伤会诱发结缔组织的过度表达，即形成所谓的神经瘢痕。

第六节　力学信号和筋膜网络

筋膜是以胶原蛋白为主要成分的立体生物支架，为功能细胞提供了住所，为需迁移的细胞提供了道路，为血管、淋巴管、神经提供了通道，为组织液提供了承托，为力学信号的传递提供了物质基础。

筋膜由成纤维细胞产生。成纤维细胞在人体不同的地方有不同的称谓。比如，在神经系统被称为大胶质细胞（小胶质细胞是免疫细胞），在骨骼被称为成骨细胞（破骨细胞是免疫细胞）。筋膜在传递力学信号的同时，也很容易受到损伤，免疫细胞处理破损的筋膜，成纤维细胞修复筋膜，筋膜在损伤和修复的矛盾运动之中保持平衡。如果平衡向正的方向移动，筋膜就功能强大，或者个体正在发育；如果平衡向负的方向移动，个体可能在疾病或衰老之中，功能就在退化。因此，决定筋膜功能状态的主要是成纤维细胞，成纤维细胞受到力学信号和化学信号的控制，力学刺激的不足或过量，化学信号的失衡，组织液的淤滞，都会降低成纤维细胞的功能。

一、三大筋膜理论体系

目前世界多以肌筋膜为例来研究筋膜，主要有三大理论体系。

（一）Thomas 的筋膜理论

美国的 Thomas W.Myers 在其编写《解剖列车》中描述的筋膜体系，在中国影响最为深远，其核心思想包括：①筋膜网袋是装着肌纤维（功能细胞）的立体网络，力/能量在这个立体网络中沿线传播；②筋膜网络是一个张拉结构，能够有效地把压力转化为张力分散到全网；③认为筋膜的硬化可能是区域性的，提倡的治疗筋膜硬化的方法是手法牵拉筋膜。

（二）Schleip 的筋膜理论

德国的 Robert Schleip 是筋膜学界的另一个大咖，代表作为《运动筋膜学》，其核心思想包括：①筋膜通过变形来缓冲/传递能量；②运动可以有效地维持并提升筋膜的功能（《运动筋膜学》从该角度分析了很多运动，稍后我们以寸拳为例来介绍这一思想）；③在筋膜中发现了成肌纤维细胞，解释了筋膜基础张力的形成机制。

筋膜兼具柔性（可变形性）和韧性（物体在塑性变形或断裂前吸收能量的能力），合称柔韧性。正常的筋膜需要一定的变形能力，也需要一定的吸收/传递能量的能力（筋膜可看作是个换能器，可以把动能和弹性势能相互转换），这就需要筋膜在变形的同时具有一定的基础张力以抵抗变形。科学家研究了筋膜基础张力后发现，活体筋膜的基础张力和尸体筋膜的基础张力差距很大，提示基础张力具有生物活性，但筋膜不受神经支配（筋膜上有大量的神经分布，但神经支配的是可兴奋细胞，筋膜只是大分子物质），成肌纤维细胞形成了筋膜的基础张力。

成肌纤维细胞是介于平滑肌和传统的成纤维细胞之间的过渡性细胞，可以缓慢收缩，但不受神经支配，因此，随意收缩和反射性收缩均与其没有关系。它比任何肌肉收缩速度都慢，且需要持续 100 ~ 240 s 才有效果（与刺激的频率、强度、方式有关），收缩持续时间可达 480 s，甚至更久。

成肌纤维细胞存在于健康的筋膜中，其密度取决于身体的运动强度和生理活动，在身体的每个部分都不一样，个体差异也很大，一般毛细血管附近密度较大。之所以这样，是因为成肌纤维细胞受力学信号和化学信号控制，在毛细血管周围可以最有效地接受相应的化学信号和力学信号。比如血管的搏动可以为成肌纤维细胞提供力学刺激；血液的流速越快，可以刺激血管内皮细胞产生越多的一氧化氮（nitric oxide，NO），NO 可舒缓成肌纤维细胞，但 NO 极不稳定，所以成肌纤维细胞多分布在毛细血管周围。现在还知道，组胺、催产素、pH 趋酸可刺激成肌纤维细胞收缩，去甲肾上腺素、乙酰胆碱、血管紧张素、咖啡因都对成肌纤维细胞无效。

虽然 Schleip 发现的成肌纤维细胞对认识肌筋膜的基础张力有巨大的突破，但这样的认识也阻碍了我们对肌筋膜基础张力的认识。细胞生物学的研究发现，所有的细胞都有细胞骨架，即微管、微丝、中间丝。没有细胞骨架，细胞不能维持其物理形状，会影响细胞器正常工作。细胞骨架除了为细胞膜提供支撑，还通过黏附斑与筋膜相连，筋膜传递的力学信号可以通过细胞骨架传递到核膜的核纤层，从而为力学信号影响细胞器和细胞核提供物质基础（图 1-6-1）。更重要的是，细胞骨架主要由肌动蛋白构成，可以使耗能收缩。因此，也可以向筋膜网络传递机械力，在宏观上表现为筋膜张力。临床上对于冠脉痉挛的患者局部给予硝酸甘油可以即刻扩冠，就是应用了硝酸甘油在体内转化为 NO，NO 可以使血管平滑肌细胞内的细胞骨架松弛的机理。因此，产生筋膜基础张力的并不仅是成肌纤维细胞，所有与筋膜相连的细胞，包括神经元、成纤维细胞都会通过细胞骨架影响筋膜的韧性。

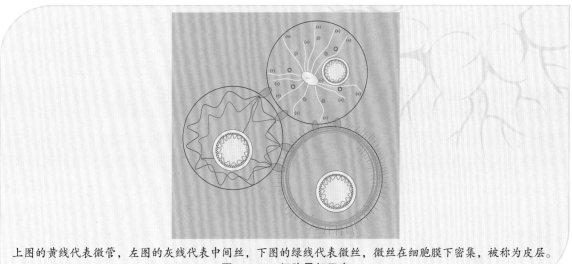

上图的黄线代表微管，左图的灰线代表中间丝，下图的绿线代表微丝，微丝在细胞膜下密集，被称为皮层。

图 1-6-1　细胞骨架示意

因此，要改善筋膜的柔韧性可以通过力学刺激的方法，也可以通过调节化学信号的方法来进行。很多筋膜康复技术都局限在力学刺激的方法，但筋膜可能对化学刺激更敏感。比如，通过骨骼肌的无氧运动来调节体液的 pH；通过有氧运动增加血流速度，使血管内皮产生更多的 NO；通过认知行为疗法来调节患者心理，从而使生活事件的刺激引发更趋良性的反应。这些方法可能都会改变肌筋膜的基础张力。

肌痉挛问题一直困扰康复医学，从筋膜学的视角出发，增加痉挛肌肉局部血液流速，就可以通过增加 NO 来降低相关细胞的细胞骨架的收缩，从而降低肌筋膜张力。这不仅可以直接降低张力，而且可以增加筋膜的柔性，还可以减少附着于筋膜上感受器的兴奋，从而减少肌肉的反射性收缩。如何增加痉挛肌肉的血流速度，自然是让肌肉进行无氧运动，这大大超出了传统康复的思维。实际上，痉挛肌并不是优势肌。痉挛多数因上位中枢对下位中枢的失抑制所致，或控制痉挛肌肉的锥体外系存在功能障碍，神经控制存在障碍的肌肉肯定不是优势肌。所以剪刀步态的患者进行髋内收肌的无氧运动可以缓解剪刀步态。

（三）Stecco 筋膜体系

用力学刺激的方法来调节内分泌是物理治疗的梦想。Stecco 的筋膜体系帮助我们实现了这个梦想，这就是我们要介绍的第三个筋膜体系。该体系的代表作为《筋膜手法治疗内部功能失调》，核心思想包括：①人体可以分为若干个节段，每个节段都能完成矢状面、冠状面、轴面的运动，每个节段的每个方向的运动都配布有相应的肌群。因此，每个节段都相当于一组发动机，都能产生力／能量。人体没有单一节段的运动，运动是所有节段协同完成的，筋膜网络可以整合这些发动机向一个方向输出力（图1-6-2）。②力／能量在每个节段中趋向于线性传递。因此，每个节段的每个方向上都有矢量集中点，这些矢量集中点可以通过解剖观察到，也是临床筋膜损伤的好发部位，被作者称为协调中心（center of coordination，CC）点、融合中心（center of fusion，CF）点。③旋转肌群使能量的传导还可以通过螺旋方式进行，螺旋传导发生在CF点构建的螺旋线上（寸拳就充分应用了能量的螺旋传导）。④体壁肌肉既能产生躯干运动，也能保护体腔内器官不受压迫损伤，主要的机制在于内脏器官的筋膜和体壁筋膜是一个张拉整体，内脏的应力增高会分散到体壁，或激活体壁肌肉来保护脏器（杂技运动员、体操运动员、武术运动员的高难度动作不会轻易损伤娇嫩的内脏）。⑤内脏应力传导的靶点是体壁肌肉的矢量集中点，呼吸和消化器官有相应的CC点和CF点，循环和泌尿有相应的CC点和CF点，内分泌腺（腺垂体、甲状腺、胸腺、肾上腺、胰岛、性腺）、造血器官和免疫器官（扁桃体、脾脏）也在颈腔、胸腔、腹腔、盆腔有相应的CC点和CF点，因此可以通过调节筋膜点来调节化学信号。⑥Stecco研究了结缔组织病的代表疾病——硬皮病，这是一种免疫紊乱、内分泌紊乱、应激、退变、感染、创伤、淋巴水肿和精神刺激都可导致的一种病理改变。病因不同而病理相似的原因就在于化学信号的紊乱，这会使成肌纤维细胞作出反应，外观看到的就是硬皮病，定位可能在皮肤下，也可能在黏膜下、内皮下，肌筋膜下或神经外／束／内膜下甚至髓鞘，这就解释了临床数量巨大的疾病的功能成因。

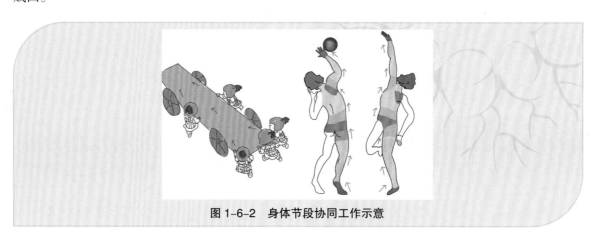

图1-6-2　身体节段协同工作示意

　　把身体分为若干节段，运动时每个节段的肌肉都会通过收缩贡献能量，就像古人驱动一段原木撞击城门，不能理解为是最前面的一组人的力量撞开了城门，而是所有人共同努力的结果。

二、寸拳的奥秘

　　三大筋膜学体系使我们对运动的理解超越了传统的生物力学。比如，传统认为主动肌发力产生运动，而筋膜学认为最后输出的力是运动链上的所有发动机共同工作的结果。举重的成绩绝不是伸肘肌群的力。传统从矢状面、冠状面、轴面来分析运动；解剖学发现肌肉并没有沿着正矢状面、正冠状面、正轴面配布，绝大部分肌肉的走行是斜的；纺织学发现只有把线纺成螺旋状的绳子，线的强度才会被放大。

寸拳实践了以上筋膜理论。该拳法因李小龙而被全世界认识，其威力可以在 1 寸左右的距离击碎一块薄薄的木板。根据物理学原理，要击碎木板需要很大的能量（$E = 1/2\ mv^2$），拳头的质量（m）是恒定的，要获得足够的能量需要拳头获得足够大的速度（v），要获得足够大的速度需要给拳头足够长的冲刺距离，但寸拳的冲刺距离可以忽略不计，不能靠速度来获得能量，寸拳通过筋膜将全身力量集中到手部，从而获得巨大能量。

寸拳的口诀：力从地上起，拳从心中发，节节能发劲，攻守寸位间。说明寸拳这种筋膜运动之所以不需要冲刺就能获得巨大的能量，是因为训练后的运动员可以把对侧 – 足踝膝髋、盆腰胸颈、同侧 – 肩肱肘腕，这些串联的发动机输出的功集中于手，寸拳的魅力由此展现（图 1-6-3）。这一现象只能用筋膜传递能量来解释，同时也提示筋膜对运动具有重大的影响，筋膜运动风靡世界亦不足为怪。

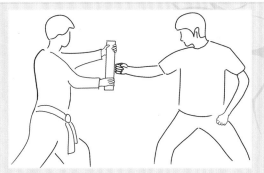

拳头和木板之间只有约 1 寸的距离。搏击术认识到暴露给对手的身体面积越小，被击中的风险越小，寸拳通过斜冠状面的运动，而且配合各个节段的主动旋转，实现能量在螺旋筋膜链之间的高效流动，不仅降低了被击中的风险，而且强化了螺旋输出。

图 1-6-3　寸拳演示示意

这也帮助我们理解了骨骼肌为什么要斜着走行。比如，踇长伸肌和踇长屈肌均起于腓骨、止于踇趾远节趾骨底。这引起了很多人困惑，因为踇趾相对于其他四趾毫无疑问是足部更强大的结构，需要同样强大的支持。用适应的原理来看，似乎踇趾的肌肉起于胫骨更为合适。但筋膜学发现螺旋筋膜链更有助于力学量的传递，提示肌肉斜着走行才能在矢状面和冠状面的运动中都形成螺旋，从而实现串联发动机的协同工作，所以人体的肌肉很少有正向配布的。

三、筋膜学与细胞生物力学

虽然筋膜学的研究帮助我们更好地理解了运动，但筋膜学多从力学角度来认识筋膜，也限制了筋膜学的发展。筋膜网络是个生物支架，从细胞生物学，特别是从细胞生物力学的角度来认识筋膜，更有助于学科的发展。

筋膜支撑功能细胞，功能细胞通过黏附斑与筋膜上的胶原蛋白连接，这不仅把功能细胞固定在筋膜上，而且能把力学刺激传递到胞内。

黏附斑由一系列蛋白质构成，其中最重要的是细胞膜上的机械受体——整合素。整合素跨越细胞膜，外与胶原蛋白结合，内与细胞骨架连接，从而奠定了把力学信号从胞外传入胞内的物质基础（图 1-6-4）。

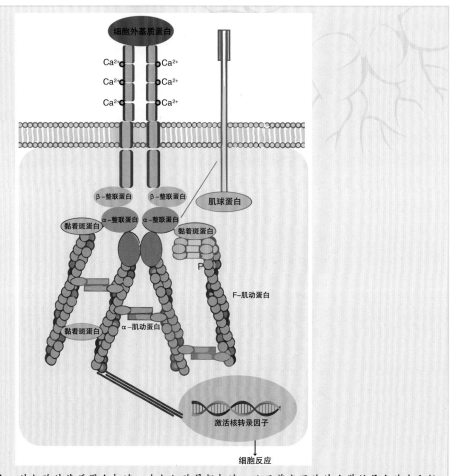

整合素是一种跨膜蛋白，外与胞外基质蛋白相连，内与细胞骨架相连，从而奠定了胞外力学信号向胞内和核内传递的结构基础。

图 1-6-4　整合素连接功能示意

力对所有细胞都是非常重要的，胞质中复杂的化学反应，除了需要酶催化外，底物之间通过布朗运动相互碰撞也是必要的。力学刺激可使底物之间动能增加，加速了布朗运动，降低了化学反应的难度。

细胞骨架是维持真核细胞基本形态和内部结构有序性的重要结构，主要包括微丝、微管和中间丝三种结构成分。微丝也称肌动蛋白丝，对细胞的多种运动尤其是细胞表面有关的运动是十分重要的。微管具有动态不稳定性，这种特性使它一直处于迅速地重建状态。微管从细胞核附近的中心体抛出后遇到合适的目标并结合而变得稳定，微管就不再分解了。在细胞有丝分裂时中心体建立两极纺锤体，确保细胞分裂过程中的对称性和双极性。因此，中心体还把筋膜与细胞核联系在一起。在三类细胞骨架中，中间丝最为坚韧和耐久，直径介于微管和微丝之间，主要功能是使细胞在被牵伸时能经受住机械力的作用，同时在核被膜下形成核纤层。

细胞骨架使细胞具有一定形状。同时，细胞骨架也是胞内重要的力学信号传导结构。丰富的力学信号提醒细胞需要增加活力,不能"躺平";相反,运动减少,细胞层面的力学刺激也会大幅减少,细胞接收到的信息就是"躺平"。

细胞骨架还是胞内重要的物质运输通道(前面讲到的轴浆运输就是通过神经轴突中的微管实现的)。微管是最粗的细胞骨架,微丝最细,中间丝介于其间。同时微管也是运输速度最快的通道,大约相当于宏观社会的高速公路,中间丝就相当于省道,微丝相当于乡村公路,这是非常重要的。进入胞内的物质,除了做布朗运动,很多物质需要进入特定的细胞器。比如,脂肪要进入线粒体,就需要细胞骨架定向运输;核糖体合成的蛋白质要到达内质网或高尔基体进行修饰,也需要通过细胞骨架进行运输;内质网合成的脂质要到达细胞膜,还需要细胞骨架进行运输。在细胞世界,经常讲的"细胞因子"就是在胞内合成的蛋白质,经细胞骨架运输到细胞膜,然后再从细胞膜进入细胞间隙,向临近的细胞传递信息。

再生医学发现细胞的培养需要干细胞和生物支架。生物支架就相当于机体内的筋膜,生物支架的刚度决定了干细胞的分化方向。当生物支架的弹性模量在 0.1 ~ 1 MPa 时,干细胞向中胚层细胞分化;弹性模量在 1 ~ 6 MPa 时,干细胞向内胚层分化;而弹性模量大于 6 MPa 时,干细胞失去定向分化能力。有学者发现当生物支架的弹性模量与脑、肌肉、骨组织的弹性模量一致时,可以诱导骨髓间充质干细胞分别向成神经系、成肌系、成骨系分化。这说明力学环境可以影响干细胞的基因表达,改善胞外结缔组织的力学性能,有助于干细胞在损伤修复中发挥作用。

胶原蛋白通过黏附斑与细胞内的细胞骨架相连,细胞骨架与中心体相连,中心体与细胞核的核纤层毗邻,筋膜学就由宏观走向了微观。现在知道,运动表征了生命的活力,"躺平"向细胞传递的信息是死亡。宏观的运动使细胞接收到的信息是适应运动,是拼搏。

针对筋膜进行的干预,传统筋膜学给予的方法多是一些被动手法治疗或牵伸,细胞生物学提供了新的干预方法。现在有一种观点认为,脑卒中的功能恢复并不是受限于神经元的不可再生,而很可能是脑损伤后胶质细胞的过度增生阻断了轴突连接的通路(神经元不可再生,但突触可以再塑)。要解决这个问题,化学信号毫无疑问是重要的,但是力学信号也不能忽视,大脑被坚硬的颅骨包裹,向大脑传递力似乎是不可能的,脊髓也有类似的限制。实际上内脏虽然很多时候在体表可触及,但向内脏筋膜传递合适的力学信号也是困难的。

骨质疏松的研究帮助解决了这个问题。

研究发现,用白喉毒素靶向消融小鼠 70% ~ 80% 的骨细胞后,在非负重情况下这些小鼠的骨质流失将不再发生,提示包埋于骨皮质中的骨细胞在骨质疏松中起着重要的信息级联作用,抗骨质疏松需要影响骨细胞。但目前的抗骨质疏松药物多是从成骨细胞和破骨细胞的角度来设计的,骨细胞被包埋于骨基质中,所以缺乏影响骨细胞的方法。

在研究骨质疏松与力学信号的关系时发现,应力、应变的最大值与骨形态没有直接联系。目前还没有找到能够启动或终止骨细胞力学反应的特定力学参数。进一步的研究发现,骨组织液的液流增加能显著增加新骨形成。也就是说,施加在骨骼上的应力和应变不一定能够改善骨质疏松,但骨细胞周围组织液的流动加快可以改善骨质疏松。这一系列发现很有临床意义。

这是美丽的千岛湖,每一个小岛都可以看作一个细胞,湖水就像是组织液,"湖水"的流动会向细胞传递丰富的信息。比如,冲刷小岛周围的土壤。

现在知道,血管内皮对血流的剪切力敏感,呼吸道内皮对气流的剪切力敏感,剪切力增加可以使血管内皮细胞和呼吸道内皮细胞产生更多的 NO。如果骨细胞对液流的剪切力敏感的话，那么神经元和神经胶质细胞也可能对脑脊液循环产生的剪切力敏感，内脏的功能细胞也可能对组织液流动产生的剪切力敏感（图 1-6-5）。现在知道，这些细胞都需要适宜的力学环境，但不知道如何去解析这个力学环境。

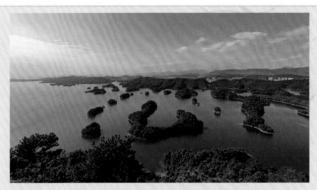

图 1-6-5　岛与水之间的相互作用

当然，组织液流速的提高还伴随着功能细胞代谢环境的改善，血管搏动增强传递到细胞内部的能量增加也可导致生化反应难度的降低。这些机制的耦合协作，带来了血管内皮功能的改善、骨细胞功能的改善、神经元和神经胶质细胞功能的改善、成纤维细胞功能的改善、内脏细胞功能的改善。这些剪切力可以用有氧运动来量化，即心肌的收缩需要达到有氧运动，但不能进入无氧代谢的水平（运动是一柄双刃剑，有氧运动可以活化身体机能，心肌的无氧代谢增加了猝死的风险）。心脏有氧运动驱动的组织液的流速能为功能细胞提供合适的剪切力。因此，颅骨内的神经元、椎管内的神经元和内脏细胞都可以通过有氧运动来提供合适的力学刺激。

四、筋膜的损伤

和血管、神经相比，筋膜是个全身网络，并且从受精卵着床开始，细胞就需要筋膜的支持和调节。因此，筋膜是人体主要传送力学信号的网络。力学信号从生命开始到结束都在动态地影响着每一个细胞，甚至当功能细胞全部凋零之后，筋膜网络形成的"干尸""木乃伊""皮革"依然能抵抗外力。筋膜接受力学刺激，并通过网络传递力学刺激的过程中，必然伴随着机械损伤，也就是说筋膜的损伤在时时刻刻发生着。

减少人体的运动（比如制动）并不会避免筋膜的损伤。因为这就涉及筋膜损伤的另一个机制，即美拉德反应（Maillard reaction），亦称非酶棕色反应。因为该反应会导致有机质外观上出现褐色变甚至是黑色变（如退变椎间盘就呈现褐色变）。美拉德反应的本质是羰基化合物（还原糖）和氨基化合物（氨基酸、多肽、蛋白质）间的反应，又称羰氨反应。羰氨反应是一个非酶反应，他告诉我们筋膜的退化与基因无关。美拉德反应与以下因素有关：美拉德反应是一个热反应，即温度的提升可以加速美拉德反应进行。时间因素是美拉德反应的另一个促成因素（食品的长时间储存可以发生美拉德反应）；人体是个偏碱性的环境，这种环境适宜发生美拉德反应（pH 降低可以抑制美拉德反应）。筋膜网络是人体更新较慢的一个大分子结构，长时间存在于我们的身体，会发生美拉德反应；剧烈的长时间运动会使局部的温度升高，会加速美拉德反应，有试验发现，马的跟腱温度升高 1℃，就会增加跟腱断裂的风险。

损伤与自由基的相关性也被广泛关注。在线粒体电子传递的过程中形成的自由基是生命能量代谢过程中必不可少的一环。当自由基过多时，会攻击我们的细胞膜、细胞器、蛋白质、DNA、脂肪、多糖，参与美拉德反应，引发损伤，损伤的结果是会在身体内启动免疫反应，以清除损伤结构。

因此，筋膜网络的损伤是必然的，制动不能避免损伤的发生，要避免损伤成为疾病，就需要提高成纤维细胞的修复功能。或者说损伤导致疾病，预示着成纤维细胞修复和损伤的平衡向负方向进行。逆转负方向平衡的答案是减少损伤并提高成纤维细胞的修复功能。

从宏观生物力学我们知道，个体必须遵守力学规律；从细胞生物力学我们知道，细胞在自觉遵守力学规律，生物学效应是在力学支持和监控下表达的，高高在上的基因表达要遵守力学规律，纷繁复杂的生化反应必须有力学刺激才能高效进行。因此运动是必需的，活动就是活着就要动，只不过运动必须遵守力学原理，比如 Mcgill 在《腰背维修师——医师没有告诉你的脊柱保健秘诀》中强调的避免损伤的生物力学规律。

但是，筋膜网络主要受化学信号控制，筋膜网络要正常传递力学信号，必须有适宜的化学环境才能实现。比如一定浓度的 NO、一定浓度的性激素、合适的 pH 值，这些条件的获得依赖于筋膜的邻居，特别是成纤维细胞和肌纤维。以肌少症为例，当骨骼肌纤维萎缩，即发生肌少症时，成纤维细胞功能下降，肌筋膜网络损伤和修复的矛盾运动向负方向进行，于是出现腱鞘炎、肌腱断裂、椎间盘突出、半月板/盂唇损伤、韧带断裂、关节囊损伤等。通过无氧运动抑制或逆转骨骼肌的萎缩，让骨骼肌充分发挥其自分泌和旁分泌作用，利用骨骼肌提供的化学信号，来提升成纤维细胞的功能，进而修复筋膜的损伤。这是瘫痪康复的一个重要的接口。

五、筋膜信号的不纯粹性

筋膜天生为传递力学信号而生，但筋膜本身还受化学信号控制，因此，筋膜传递力学信号的功能与化学信号耦合。比如进入更年期，性激素水平下降导致成纤维细胞的功能被抑制，表现为修复和损伤的负平衡，筋膜退变加速，甚至循证医学证据表明，雌激素替代治疗可以减少绝经女性膝关节置换的比率。

无论是美拉德反应还是传递能量过程中带来的损伤，都会导致筋膜的硬化。生物支架的硬化会导致功能细胞力学环境的变化，从而影响功能细胞的功能表达，针对筋膜的治疗也可以改善内分泌腺体的力学环境，从而影响机体的化学信号。

对于神经元及其突触来说，筋膜硬化会导致电信号形成和传播的变化。因此，筋膜网络虽然不受神经支配，但是作为神经的邻居，会影响神经的功能表达。胶质细胞一度被认为和筋膜一样仅对功能细胞起支持和连接的作用。但现在研究发现，胶质细胞起着形成血-脑屏障、分配营养物质、分泌多种神经活性物质的作用。胶质细胞还含有大部分神经递质受体、神经肽受体、激素受体和神经营养因子受体、离子通道、神经活性氨基酸亲和载体和细胞识别分子。因此，当脑或脊髓损伤时，胶质细胞的功能也处于应激状态，这种状态伴随化学信号的紊乱，会导致胶质细胞的功能异常，从而影响神经功能恢复。这应该是瘫痪康复的又一个接口。

第七节　化学信号和血管网络

从电生理学的角度来看，人体的细胞可以被分为可兴奋细胞和不可兴奋细胞。可兴奋细胞包括神经元、肌纤维和分泌上皮细胞，受电信号调控，电信号的形成和传递又依赖化学信号。其他细胞为不可兴奋细胞，自然不受电信号控制，调控这类细胞的主要是化学信号和力学信号。人在神经系统开始发育之前没有电信号，这时基因控制生命发育可能主要是通过化学信号。因此，化学信号可能是人类最基础的内环境。

化学信号是一个很大的概念。内分泌腺分泌的激素，神经系统产生的递质、调质，胶质细胞和神经支配的靶器官分泌的神经营养物质，免疫器官（胸腺、脾脏、扁桃体和淋巴结等）和免疫细胞产生的免疫因子，外分泌腺和肝脏产生的酶，消化系统吸收的营养物质，呼吸系统控制的 O_2 浓度、CO_2 浓度和体液的 pH 值（后者与肾脏等也密切相关），肾脏和皮肤参与的水盐代谢，细胞代谢的中间产物和代谢产物，都参与构成人体的化学环境。

生命体以化学网络的形式来控制细胞，也就是多种化学信号共同控制一个细胞，一种化学信号可以在多个器官的靶细胞表达，比如 NO 可以影响筋膜系统、心血管系统、免疫系统、神经系统，这些系统的细胞自然不是只受 NO 的调节，这样的复杂性使基础研究和临床的变异性很大。

临床从这些视角来研究瘫痪，为我们打开了很多窗口，但治疗又不一定是简单地从窗口接入，而是要对这些接入点进行相关性评估，要试错，这样才能确定接口。比如，心室内皮细胞、血管内皮细胞、血管平滑肌细胞都可合成 NO，血流的剪切力可能促使血管内皮细胞合成 NO，有氧运动会加快血液的流速，临床综合应用以上信息，需要首先评估有氧运动与筋膜张力的相关性，才能确定有氧运动是否是某个疾病的接口。

一、激素

激素是化学信号的代表，其在体内数量极微但效能极高。由内分泌腺的分泌上皮细胞分泌的激素进入血液，随血液循环到达靶细胞，与靶细胞细胞膜上的激素受体结合，影响细胞质内的化学反应，甚至影响细胞核内基因的表达，宏观上我们就可观察到人体的生理变化。

分泌上皮细胞（腺上皮细胞）是分泌激素的主要细胞，同时神经细胞也能分泌激素。比如下丘脑整合内脏神经系统的信息和激素分泌信息，分泌神经垂体激素、抗利尿激素、催产素、黑素细胞刺激激素释放激素，经轴浆运输到达神经垂体（神经垂体实际上是由下丘脑的神经内分泌细胞发出的无髓轴突和胶质细胞构成），然后进入血液循环，来调节腺垂体。因此，下丘脑分泌的神经垂体激素（如促甲状腺激素释放激素、促肾上腺皮质激素释放激素、促性腺激素释放激素）从命名来看可以被简称为"释放激素"。神经垂体的前方是胎儿期来自颈腔的腺垂体，腺垂体分泌调节下颌内分泌腺的促甲状腺激素、促肾上腺皮质激素、促性腺激素、生长激素和催乳素，这些激素从命名来看可以被简称为"促激素"。"释放激素"是"促激素"的上位激素，"促激素"又是甲状腺激素、肾上腺激素和性激素等的上位激素。这个复杂的系列轴被称为"下丘脑–垂体–甲状腺轴""下丘脑–垂体–肾上腺轴""下丘脑–垂体–性腺轴"等（图 1-7-1）。

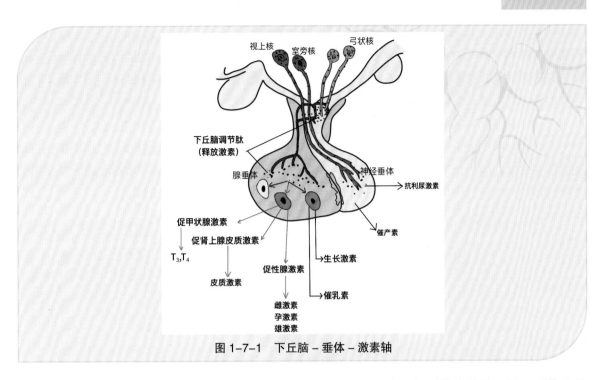

图 1-7-1　下丘脑 - 垂体 - 激素轴

神经垂体并不是严格意义上的腺体，只是下丘脑所分泌激素的暂时储存结构。神经垂体内的激素经过静脉到达腺垂体，腺垂体才是严格意义上的分泌腺，能够分泌"促激素"等激素。

（一）甲状腺包含着渺小的甲状旁腺

胎儿时期腺垂体进入颅腔之后，颈部的内分泌腺就剩下甲状腺和甲状旁腺，甲状腺分泌甲状腺素和降钙素，甲状旁腺主要分泌甲状旁腺激素（图 1-7-2）。

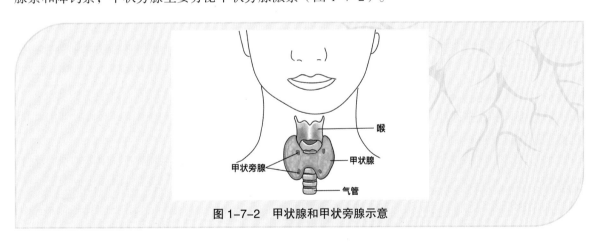

图 1-7-2　甲状腺和甲状旁腺示意

甲状腺素由酪氨酸和碘合成，能促进物质和能量代谢，促进发育，提高神经系统的兴奋性。人体在寒冷和情绪紧张时，甲状腺素分泌会增加，从而使新陈代谢加快，产热增加，适应寒冷环境；甲状腺素直接作用于心肌，可使心肌收缩力增加，心率加快，适应"战斗或逃跑"。因此，寒冷刺激和有氧运动可能有助于提高甲状腺功能，这是甲状腺康复的一个接口。

甲状腺素与生长激素协同调节人体的生长发育，婴儿甲状腺素分泌不足，影响骨骼、生殖器官的发育，同时，神经元的树突、轴突、髓鞘和胶质细胞的生长也出现障碍。甲状腺素可提高成人神经系统的兴奋性，甲亢患者的某些表现类似躁狂，甲减患者的某些表现类似抑郁。

甲状腺分泌的降钙素和甲状旁腺分泌的甲状旁腺激素共同调节机体的钙磷代谢。甲状旁腺激素促使血钙水平升高，血磷水平下降，具体是通过促进肠道对钙的吸收，动员骨钙入血，并促进肾小管对钙的重吸收和磷的排泄。相反，降钙素的作用就是降低血钙，具体也是作用于肠道、骨和肾小管，只不过是恰恰和甲状旁腺激素的作用相反。

（二）肾上腺是个典型的应激腺体

肾上腺的皮质部和髓质部都是内分泌腺。肾上腺髓质在交感神经的支配下（不受垂体的直接调节）分泌肾上腺素，肾上腺素是儿茶酚胺类激素，合成的底物是酪氨酸，如果底物充足，激活交感神经就可以促进肾上腺素分泌，激活交感神经的方法就是应激（图1-7-3）。

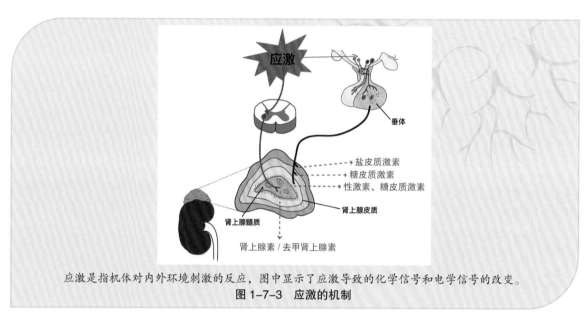

应激是指机体对内外环境刺激的反应，图中显示了应激导致的化学信号和电学信号的改变。

图1-7-3 应激的机制

根据Cannon的应激学说，人体遭遇恐惧、疼痛、失血、脱水、缺氧、暴冷暴热和剧烈运动时会激活交感－肾上腺髓质系统，肾上腺素和去甲肾上腺素的分泌量会大大增加，从而使神经系统兴奋、呼吸加快加深，心肌收缩力增加，心率加快、血压升高，血糖升高、血中游离脂肪酸升高，消化系统和泌尿系统的血管收缩以减少供血，骨骼肌血管舒张以增加血供，这些机制协同使机体适应紧急情况。

肾上腺素是目前已知最强效的强心剂，适用于心脏停搏时的心肺复苏。对于一般的心肺功能障碍，如心力衰竭、直立性低血压、呼吸衰竭、动力器官功能低下所致的构音障碍，通过有氧运动来激活交感－肾上腺髓质轴，从而产生更多内源性的肾上腺素。这是一个安全而高效的接口。

肾上腺皮质合成激素的底物都是类固醇，但每层含有的酶不同，导致合成的激素不同，最外层分泌盐皮质激素（代表是醛固酮），中间层分泌糖皮质激素（代表是氢化可的松），最内层分泌性激素和糖皮质激素。在应激反应中肾上腺髓质分泌增加的同时，糖皮质激素分泌也相应增加。肾上腺皮质的分泌功能主要受垂体的调节，但盐皮质激素的分泌还受血管紧张素调节。

糖皮质激素主要促进蛋白质分解和肝糖原异生，对抗胰岛素使血糖升高，促进脂肪向心性沉积，刺激骨髓产生更多的红细胞、血小板、中性粒细胞，抑制淋巴组织增生，使嗜酸性粒细胞减少，使肾上腺素和去甲肾上腺素降解减慢，使血管平滑肌对去甲肾上腺素的敏感性增加，降低毛细血管的通透性，促进肾小球滤过水。因此，糖皮质激素也是一个典型的应激激素。

盐皮质激素的主要生理作用是促进肾小管重吸收钠而保留水，并排泄钾（应激状态下发生低血钾的原因之一），它与下丘脑分泌的抗利尿激素、肾脏分泌的肾素共同维持体内水、电解质平衡。高渗、低血容量、低血压、精神刺激、创伤、甲状腺激素/糖皮质激素/胰岛素缺少时，抗利尿激素分泌增加。

综上所述，应激会显著影响人体的内分泌。在应激状态下，甲状腺激素、肾上腺髓质激素、肾上腺皮质激素、催乳素、胰高血糖素等都会升高，这类激素也被称为应激激素。相反，性激素、生长激素会受到抑制，从而引发临床可见的功能改变。临床上，无论是脑卒中、外伤、手术、疼痛，都会伴随应激，也必然影响患者的功能，如内脏、认知和运动。因此，在调节患者的应激时除了平衡交感神经和副交感神经，还应考虑提升非应激激素的水平。这是康复未被重视的一个接口。

（三）胰岛素和胰高血糖素："神仙不打架"

应激需要耗能，机体除了通过肾上腺激素调节血流、增加分解代谢来保证供能外，还通过胰岛分泌的胰岛素和胰高血糖素来保证供能，因此胰岛功能障碍，会导致应激功能障碍，表现为运动功能障碍。

胰高血糖素主要是促进糖原分解和糖异生，目的是让更多的葡萄糖进入血液，以保证血糖的供应。通过血液进入组织液的葡萄糖要进入细胞内，主要依赖胰岛素的作用。因此，单纯从血糖的角度来看，胰岛素和胰高血糖素似乎是拮抗的，胰高血糖素促进糖原、脂肪、蛋白质分解为葡萄糖，而胰岛素促进糖原、脂肪、蛋白质的合成（因此，糖尿病患者的合成代谢受抑制，糖尿病患者的修复功能降低，退变加速）。如果从代谢的角度来看，二者是协同的。研究发现，在普通人群中胰高血糖素升高，可以促进胰岛素的分泌增加，胰高血糖素促进分解代谢，胰岛素促进葡萄糖在细胞层面的利用。运动应激时，胰岛素保障细胞的供能，同时胰高血糖素可使心肌细胞内的 cAMP 含量增加，促进心肌收缩。

（四）性激素是个全身激素

性激素是由性腺、胎盘、肾上腺皮质等分泌的甾体激素，分雌激素、雄激素和孕激素，随血液到达靶器官，可以直接穿过细胞膜进入细胞内，与胞内受体或者核受体结合，发挥生物学效应。

雌激素的靶组织包括子宫、输卵管、阴道、乳房、垂体、下丘脑、松果体、肾上腺、胸腺、胰脏、肝脏、肾脏、膀胱、尿道、骨骼、肌肉、皮肤等，对中枢神经系统和外周器官具有复杂效应，基本功能是生殖和维持第二性征，可促进蛋白质合成，减少碳水化合物的利用，保水保钠，维持钙平衡。虽然雌激素是固醇类激素，但雌激素的衍生物属于儿茶酚胺类化合物，能与儿茶酚胺等神经递质竞争有关的酶，从而相互制约调控，形成神经系统与内分泌系统之间的桥梁。

孕激素是雄激素、雌激素、肾上腺皮质激素等生物合成的重要中间体，在体内与雌激素保证了月经和妊娠的正常进行，可降低子宫、输卵管、血管和消化道平滑肌的兴奋性，促使水钠排出、升高体温等。雄激素由睾丸、卵巢和肾上腺分泌，可促进全身的合成代谢，影响人的须发、喉结和中枢神经系统等。

可见性激素具有促进合成代谢的作用，合成代谢是修复的基础。人体在无时无刻地进行着损伤与修复的矛盾运动，性激素具有促进这种矛盾运动向正方向进行的巨大作用。性激素分泌的旺盛期，是机体功能水平最高的时期，我们在这个时期完成种族繁衍的基本功能。进入 50 岁左右，无论男女性激素水平都会断崖式下降，以前被称为更年期，即生命由旺盛期转入中老年期。机体会出现三个方面的功能障碍：①神经精神方面，如失眠、潮热、焦虑、抑郁等；②生殖泌尿系统方面，如会阴部的干涩痒痛、尿频、尿急、漏尿、尿潴留、子宫脱垂等；③肌肉骨骼方面，如骨质疏松、肌少症、慢性疼痛等。这三方面功能障碍都可以解释为损伤大于修复，这是退行性改变的基础。康复医学服务的患者以中老年为主。因此，无论原发病为何，功能障碍都是在该背景下展现的。即便是年轻患者，也应该考虑到应激会抑制性激素的分泌和表达。调节性激素可能是一个需要关注的接口。

（五）激素与钙磷代谢

皮肤分泌的维生素 D_3、甲状腺分泌的降钙素和甲状腺素、甲状旁腺分泌的甲状旁腺激素、雌激素等共同来调节体内的钙代谢。波长为 270 ~ 300 nm 的紫外线照射皮肤后可使皮肤中的胆固醇转化为维生素 D_3，这种激素能够增加肠壁对钙磷的吸收，并通过肾小管增加磷的再吸收，升高血钙血磷水平，促进生长和骨骼钙化。降钙素在"钙应急期"（儿童生长期、妇女妊娠期和哺乳期）升高，抑制破骨细胞，减少体内钙由骨骼向血中的迁移，增加尿钙、尿磷的排泄，抑制胃肠道转运钙，从而使血钙血磷降低，起到促进骨骼发育和保护骨骼的作用。甲状旁腺激素主要动员骨钙入血，促进肾小管对钙的重吸收和磷酸盐的排泄，故能升高血钙，降低血磷。

钙是人体储量最大的金属元素，大部分形成人体的刚体结构——骨和牙齿。钙离子是形成动作电位的离子之一，参与传导神经信号；作为第二信使参与肌肉收缩；作为凝血因子参与凝血过程；参与神经递质、激素的合成。钙离子通常与细胞内的钙调蛋白结合，激活多种酶的活性，如凝血酶、蛋白酶、脂肪酶、淀粉酶和腺苷三磷酸（adenosine triphosphate，ATP）酶。因此，很多激素都需要钙离子的帮助才会富有活性；钙离子还调控生殖细胞的成熟和受精，精子DNA的最前端是一个由钙组成的顶体，顶体刺穿卵细胞才会受精。磷在骨骼、牙齿和血液中与钙具有一定的比例关系，几乎参与人体所有的生化反应。比如，磷酸基团是构成第二信使的重要部分、是核酸的基本成分、是ATP的基本成分。人体中的许多酶也都含有磷。

钙磷的重要性反映了维生素 D_3 的重要性，恰恰现代人因为晒太阳少，导致维生素 D_3 的缺乏，从而使钙磷代谢出现问题。长期卧床的患者维生素 D_3 的缺乏更是必然的，可能会影响肌肉的兴奋 - 收缩耦联，从而使其功能低下。这也是没有被康复实践充分重视的一个接口。

（六）激素的效应细胞

激素的靶细胞很多是全身性的，如甲状腺素、胰岛素、糖皮质激素、性激素和维生素 D_3。但也有一些是特定的：下丘脑分泌的"释放激素"的靶器官是腺垂体，腺垂体分泌的"促激素"的靶器官分别是甲状腺、肾上腺皮质和性腺，催乳素的靶器官是乳腺，胰高血糖素的靶细胞是肝细胞。肽类激素的受体多在细胞膜上，但类固醇激素是脂溶性的，可以轻而易举地穿过细胞膜，因此，其受体多在细胞质内或核膜上。激素（以及我们即将讨论的其他第一信使）的功能障碍可以是其本身的问题，也可以是受体敏感性的问题，比如，糖尿病可以是胰岛素的分泌不足，也可以是胰岛素受体的敏感性下降，即所谓的胰岛素抵抗。细胞膜受体本质是一种蛋白质，受体的问题可能是其他第一信使的问题。比如，胰岛素抵抗可能是甲状腺素、糖皮质激素或性激素的问题。提示康复应该关注第一信使的底物以及靶细胞的分布，形成新的对功能障碍的解释，然后应用第一信使与刺激的关系和第一信使与底物的关系来设计康复方案，使患者的化学环境尽可能恢复平衡。

二、神经递质

第一信使除了激素，还包括神经递质、细胞因子等。神经递质是神经元之间或神经元与效应器细胞之间传递信息的化学物质，通常由神经元合成，在突触间隙释放，作用于突触后膜的相应受体来传递信息。

神经递质的种类繁多，研究比较清楚的包括以下几种。①乙酰胆碱：由卵磷脂中的胆碱合成，是中枢神经元和周围运动神经、副交感神经之间传递兴奋信息的主要递质，参与学习记忆和觉醒的维持，参与感觉和运动功能；②去甲肾上腺素：在中枢主要存在于对人的觉醒具有重要意义的网状结构附近，参与觉醒，升高血压，对抗抑郁，提高学习与记忆，在外周主要引起交感兴奋，适应应激；③多巴胺：主要分布在中脑的黑质和基底节，是锥体外系的重要递质，对运动的发起和结束具有重要意义，如帕金森病、亨廷顿病、躁狂等都可能与多巴胺有关。多巴胺还可以调节垂体功能，并能抑制心血管活动，使心率、血压下降。去甲肾上腺素和多巴胺都是儿茶酚胺类递质，都由酪氨酸合成；④ 5- 羟色胺：在脑干的中缝核由色氨酸合成，外源性的 5- 羟色胺（肠道的益生菌合成大量的 5- 羟色胺）不能通过血 – 脑屏障。5- 羟色胺主要调节内脏活动和躯体运动，被称为人体的"快乐素"，缺乏时我们会有抑郁等负性情绪和睡眠障碍；⑤谷氨酸和天门冬氨酸是中枢神经系统最丰富的兴奋性递质，γ- 氨基丁酸是最重要的抑制性递质，谷氨酸和 γ- 氨基丁酸协同控制人的思维和情绪，其缺乏会有焦虑情绪、睡眠障碍、注意缺陷多动障碍和惊厥。三者均由谷氨酰胺转化而来，因为谷氨酸不能通过血 – 脑屏障，肠道吸收的谷氨酸在骨骼肌转化为谷氨酰胺方能通过血 – 脑屏障进入大脑，并且运动可以促进脑内的谷氨酸转化为 γ- 氨基丁酸，这是运动控制大脑的物质基础之一，是脑功能康复的一个重要接口（图 1-7-4）。

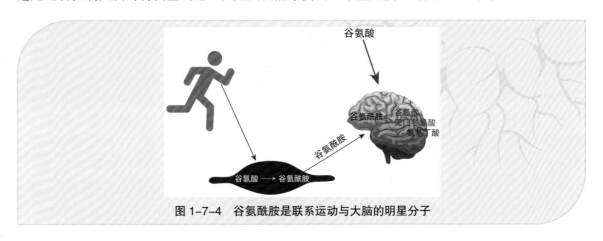

图 1-7-4　谷氨酰胺是联系运动与大脑的明星分子

谷氨酸必须在骨骼肌内转化为谷氨酰胺，方能穿过血 – 脑屏障进入大脑，骨骼肌合成谷氨酰胺的能力又与运动密切相关。

还有一类在神经元之间传递信息的物质，不能直接触发细胞的功能，但能够调节神经递质，被称为神经调质。神经调质的数量巨大，因此，人类对自身神经系统的化学信号只是认识了冰山一角。

三、细胞因子

细胞因子是指在免疫原（抗原）、丝裂原或其他刺激诱导下，由功能细胞合成的一类具有广泛生物活性的小分子蛋白质，通过结合相应的受体调节"邻居"细胞。其可分为白细胞介素、干扰素、肿瘤坏死因子超家族、集落刺激因子、趋化因子、生长因子等。

白细胞介素是由淋巴细胞、单核细胞等产生，主要调节白细胞间的相互作用。干扰素是病毒感染的细胞产生的一种能够干扰另一种病毒感染和复制的物质；集落刺激因子可刺激造血干细胞或分化不同阶段的造血细胞，形成不同的细胞集落。肿瘤坏死因子因最初发现其能够造成肿瘤组织坏死而得名，后来发现其还能调节免疫、参与发热和引发炎症。趋化因子具有诱导附近反应细胞定向趋化的能力，比如诱导免疫细胞进入感染部位。1950年，培养分离细胞时发现，没有动物血清的刺激，大多数培养细胞无法复制自身的DNA，因此也不能增殖。动物血清中刺激分离细胞增殖的物质被称为生长因子。生长因子指来源于血小板、表皮细胞、成纤维细胞、神经（神经胶质细胞和神经支配的靶器官）等的多肽类物质，能调节特定靶细胞的分裂、基质合成和组织分化。

从一个器官来看，在生物支架上除了构筑了大量的特定功能细胞（如中枢神经中的神经元、骨骼肌中的肌纤维、皮肤和腺体中的上皮细胞），还必须配布有成纤维细胞和免疫细胞。一旦生物、机械和化学因素导致损伤发生，受损细胞就会分泌细胞因子，通过趋化因子吸引免疫细胞来消灭侵入的微生物，并处理受损的细胞和被破坏的分子，这就形成所谓的炎症。在免疫细胞处理损伤形成炎症的过程中，免疫细胞之间通过白介素、肿瘤坏死因子等配体及细胞表面受体相互作用来协调彼此的功能。如果损伤较大，免疫细胞也会分泌趋化因子。如果累及血管，凝血因子首先被激活，局部血流处于高凝状态，纤维蛋白原大量转化成纤维蛋白。血小板被纤维蛋白拦截下来，血小板会像抗洪时填决口的沙袋一样去填充破损的血管，协同成纤维细胞修复血管。成纤维细胞接到趋化因子的命令会十万火急地从周围赶来，并且成纤维细胞的功能表达在血小板释放的生长因子的刺激下会显著增加，实现止血。成纤维细胞也会根据免疫细胞的细胞因子修复损伤的生物支架，并且释放细胞因子诱导功能细胞修复。如胶质细胞可以诱导神经轴突修复，成纤维细胞也可以诱导上皮细胞修复皮肤和黏膜。损伤会导致血液内细胞的消耗，这些细胞在被消耗的同时会释放细胞因子，诱导骨髓产生相应的血细胞，骨髓在造血过程中会产生大量的集落刺激因子，来协调造血干细胞之间的工作。血小板和白细胞寿命都很短，它们和成纤维细胞协同修复损伤，这个过程需要数量巨大的细胞，大量的细胞有条不紊地进行修复，主要靠细胞因子来协调。

合成蛋白质并运输到胞外，是所有有核细胞的基本功能之一，不只是腺体细胞具有这种功能，每一个有核细胞都具有旁分泌和自分泌功能。细胞合成蛋白质的功能与细胞的代谢状态和细胞核的数量相关。以肌纤维为例，很多肌纤维有1个以上的细胞核，最多的肌纤维有200个细胞核，标志着肌纤维有强大的合成蛋白质的能力。比如，肌纤维能合成神经营养因子（brain-derived neurotrophic factor，BDNF），肌纤维合成神经营养因子的能力与肌肉的收缩相关，Gómez-Pinilla发现大鼠7天的跑轮运动使比目鱼肌中的神经营养因子显著增加。所以，一些学者认为肌肉是人体重要的内分泌器官，也是人体重要的免疫器官，这为人体打开了一个重要的窗口——肌少症。骨骼肌的无氧运动是逆转肌少症的重要接口，当然这种方法可以有效地影响神经和筋膜，具体机制与细胞因子密切相关。

细胞核的意义在于指导蛋白质的合成（图1-7-5），因此，多核细胞、分叶核细胞在生理状态下都具有较强的合成蛋白质的能力，这些蛋白质一部分为细胞自身使用，一部分出胞作为信使影响其他细胞，或者构成胞外基质。

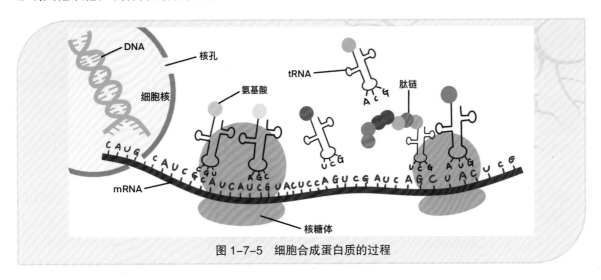

图 1-7-5　细胞合成蛋白质的过程

细胞因子广泛地作用于全身，组成了一个复杂的细胞因子网络，对我们理解人体的功能具有重要意义。诱导细胞因子产生的刺激包括生物刺激（如疫苗注射、补充益生菌等）、物理刺激和化学刺激，这又成为康复医学的接口。

四、三类信使

激素、递质和细胞因子是体内异常庞大的一个化学信号体系，真实的化学信号体系要更复杂，还包括胞内和细胞核内的化学物质。为了方便人们理解化学信号的控制体系，科学家把化学信号分为第一信使、第二信使和第三信使。

凡由细胞分泌的调节靶细胞生命活动的化学物质统称为第一信使，又称细胞间信息物质，包括激素、神经递质、细胞因子、淋巴因子和化学诱导剂等。其中激素在环境刺激下，由腺体上皮细胞分泌，然后进入血液循环，随血流到达全身，但只能作用于有其相应受体的靶细胞，调节某些生理反应的速度，本身不能提供反应过程的能量和底物，也不能启动新的代谢反应。神经递质由神经元产生，通过轴浆运输到达突触间隙，调节相邻神经元或效应器细胞的功能。所有细胞都分泌细胞因子，以便通过受体或离子通道与相邻的细胞交换信息。因此，第一信使都携带有环境信息，其功能是把环境信息带到细胞。

第二信使是胞内信号分子，包括钙离子、环腺苷酸（cyclic adenosine monophosphate，cAMP）、环磷酸鸟苷（cyclic guanosine monophosphate，cGMP）、肌醇三磷酸（inositol triphosphate，IP3）、甘油二酯（diacylglycerol，DAG）、花生四烯酸及其代谢产物等。这些非蛋白类小分子是第一信使作用于靶细胞后在胞内产生的信息分子，通过浓度变化应答第一信使，调节细胞质中酶的活性和非酶蛋白的活性，从而在细胞信号转导途径中行使携带和放大信号的功能。其传递信息的方式一般有两种。一是直接作用：钙离子直接与肌钙蛋白结合，引起肌肉收缩；二是间接作用：第二信使活化蛋白激酶，诱导一系列蛋白质磷酸化，即把磷酸基团加在蛋白质的氨基酸上，磷酸基团的添加或去除对许多生物学效应起着"开关"作用，当信息到达时发生蛋白质磷酸化，并使下游的蛋白质依次发生磷酸化，形成磷酸化级联反应，当信号减弱时能去磷酸化，从而失去活性。磷酸化和去磷酸化使蛋白质的结构发生变化，进一步引起蛋白质的活性变化。1971 年和 1994 年的诺贝尔医学奖的获得者发现，肾上腺素会刺激肝细胞把糖原转化为葡萄糖，但必须借助于细胞内的环磷酸腺苷，环磷酸腺苷是人类发现的第一个第二信使。第二信使控制细胞内的生命活动，包括葡萄糖的摄取和利用、脂肪的储存和移动、细胞产物的分泌、细胞的生存/增殖/分化，形成第三信使，并向细胞核内传递信息。

在细胞质内磷酸化的蛋白如果能进入细胞核与核酸结合，就能把细胞质内的信息传递到基因上，称为核蛋白，即第三信使。细胞核贮存了生命的遗传信息，但DNA的修复、复制和表达均需要大量的蛋白质，如各种组蛋白、DNA合成酶类、RNA转录和加工酶类、各种起调控作用的蛋白因子。

可见，第一信使把环境信息传递给第二信使就可以影响细胞的功能，第三信使是第二信使控制的级联反应的产物，可以进一步把核外信息向细胞核内的基因传递，更高级地影响生物学反应，控制生命的萌发、盛开和结束（图1-7-6）。因此，基因是生命的原始密码，但生命并不仅仅受基因控制，而是受基因和环境双重控制。环境对基因的表达影响巨大，比如，当营养和运动环境改善时，一个民族的平均身高可以大幅度提高，但身高肯定是与基因密切相关的；基因相同的同卵双胞胎生活在相同的环境中，但最终在性格和健康方面会有较大差异。表观遗传学研究认为，基因并没有决定了生物体的全部功能，DNA的修饰、组蛋白的修饰、染色质的重塑、非编码RNA等基因的环境改变，也可以导致细胞或个体间可遗传性状的改变。因此，基因也受环境调控。从康复医学的角度来看，改变环境因素来调节第一信使，从而影响第二信使、第三信使和基因，是一个重要的接口。

环境通过信使分子作用于基因，从而影响细胞的功能表达。

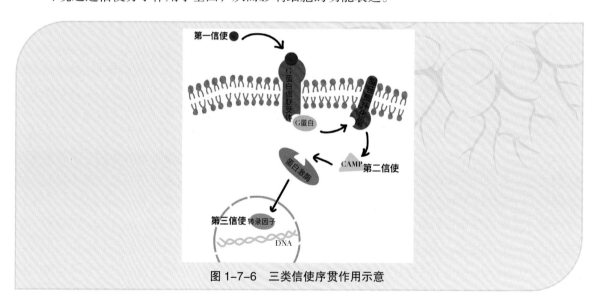

图1-7-6　三类信使序贯作用示意

五、血管网络

人体分泌和输送化学信号的方式大致有四种。①内分泌：激素由内分泌腺体的上皮细胞分泌，进入组织液，再经血液循环到达靶细胞。②旁分泌：细胞分泌的局部化学介质进入组织液，绝大多数通过扩散作用于附近的靶细胞。③自分泌：分泌细胞和靶细胞为同类或同一细胞。④神经突触及其靶细胞分泌：是神经细胞与靶器官之间交换信息的化学信号，神经元分泌的神经递质随着轴浆运输到达突触间隙，然后与突触后膜上的受体结合，传递信息。靶细胞分泌的神经营养因子通过轴浆逆运输到达神经元，传递靶细胞对神经元的反馈信息。因此，血管网络只是运送化学信号的通道之一，人体还通过微管等细胞骨架来运输化学信号。

激素、递质、细胞因子的区分并不像前面所述那样泾渭分明，现在知道所有的细胞都具有分泌功能。比如，成骨细胞可以分泌骨钙素，骨钙素可以影响胰岛；肌肉也具有内分泌功能。内分泌腺和其他细胞分泌的影响远隔部位细胞的化学物质，都需要首先进入组织液，然后经血管网络运输到靶细胞。内分泌腺体的上皮细胞不仅产生激素，也会产生细胞因子。细胞因子可能系自分泌或旁分泌，旁分泌的细胞因子可能影响邻近的细胞，也可能通过突触影响空间距离较远的细胞。比如内分泌腺是传出神经支配的效应器之一，内分泌腺上皮细胞分泌的神经营养因子可以经轴浆逆运输运送到神经元胞体。

此外，消化系统吸收的营养物质构成了生化反应的底物。呼吸系统吸入 O_2 排出 CO_2，以及泌尿系统排出代谢产物、保持水盐平衡，又为机体提供了另外的化学环境。激素、O_2、营养物质和代谢产物都需要血管网络才能敷布全身，因此血管网络是与化学信号伴生的一个重要结构。

心血管本身也是一个重要的内分泌器官，能够分泌促凝和抗凝物质、促血小板聚集和抗血小板聚集物质、生长因子等。这些物质控制血管平滑肌的收缩和舒张，参与血栓形成和纤溶过程，参与机体免疫，并可到达血管外影响靶细胞。比如，心房钠尿肽就是心房肌细胞分泌的可以促进肾脏排钠、排水的一个肽类激素，现在知道头低足高位、中心静脉压升高、身体进入水中可以促进心房肌细胞合成心房钠尿肽，这为康复提供了一个通过影响水盐代谢来调节运动功能的接口。

1980 年，科学家发现乙酰胆碱和缓激肽等多种物质扩张血管需要依赖于血管内皮分泌的某种可扩散物质。后来证明这种物质是 NO，这解释了困惑人们很久的一个问题：为什么炸药的主要成分硝酸甘油能够治疗缺血性心脏病？硝酸甘油代谢为第一信使 NO，NO 可活化细胞质中的第二信使鸟苷酸环化酶，鸟苷酸环化酶可引起血管、气管和胃肠等的平滑肌舒张。

人体内的 NO 由一氧化氮合酶催化 L- 精氨酸脱胍基所产生，目前已知的存在 L- 精氨酸 -NO 合成通路的细胞包括血管内皮细胞、血管外膜的非肾上腺素能神经末梢、血管平滑肌细胞、心室内皮细胞、血小板、巨噬细胞、中性粒细胞、单核细胞、肾上腺髓质细胞、乳腺细胞、肝细胞、胰腺 β 细胞、神经细胞和胃肠道 / 呼吸系统的神经末梢，药物硝酸甘油和硝普钠等硝基血管舒张剂也可在体内产生 NO。调控 NO 释放的刺激包括化学刺激和物理刺激，化学刺激如血管舒张剂，物理刺激如血流对血管的剪切力。

NO 的生物学效应包括：①扩张血管，调节局部组织的血流和血压；②参与免疫调节，T 细胞、B 细胞、单核细胞、肥大细胞、中性粒细胞及神经胶质细胞在受到刺激时均可产生 NO，杀死或抑制微生物及肿瘤细胞；③松弛平滑肌，并参与突触的可塑性的形成和痛觉的调制。同时要注意，大量 NO 产生时，则有神经毒性。

由此可见，血管网络作为一个全身网络，不仅可以运输大量的化学物质，而且会产生具有活性的 NO 和生长因子。

调控血管网络具有重要意义。影响血管内皮功能的重要物理刺激就是血液流速，有氧运动可以有效地提高血液流速。因此，可以影响血管内皮系统分泌 NO 等的抗凝物质和抗血小板聚集物质（图 1-7-7），是内脏康复重要的理论基础。

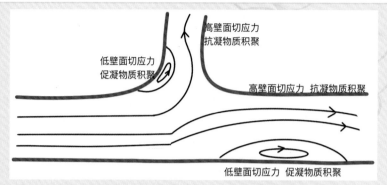

高壁面切应力
抗凝物质积聚

低壁面切应力
促凝物质积聚

高壁面切应力 抗凝物质积聚

低壁面切应力 促凝物质积聚

血液以层流形式在血管内流动，在血管分叉处会形成湍流。层流的剪切力刺激血管内皮产生抗凝物质；湍流附近的血管内皮受到的剪切力小，会诱导内皮细胞产生促凝物质。

图1-7-7　血流作用于血管内皮示意

血管运输营养物质、氧气和激素的能量来自心脏和自身的平滑肌收缩所产生的机械能，这种机械能除了运输血液，还为细胞进行化学反应提供帮助。从原子水平来看化学反应就是使原子最外层的电子为8个、2个或0个，原子之间会主动追求这种稳态，但原子之间见面的机会有限，化学反应发生就困难。实验室里增加反应速度的方法有4个：①通过把固体间反应转化为溶质间的反应，来增加原子间见面的机会；②通过酶把反应物固定在一起来促进反应进行；③通过加热增加布朗运动的速度；④通过玻璃棒"搅拌"或把试管摇一摇等机械方式来增加原子见面的机会。细胞的生化反应要提速增效，也是通过4个机制来实现，溶剂（水）、酶、温度和摇一摇，摇动细胞主要是血管网络（图1-7-8）。当疾病或运动减少使心脏的每搏输出量下降时，血管"摇一摇"细胞的功能也会下降，人体的代谢就会减慢。并且血管网络会把这种机械能传播到几乎每一个角落，包括被颅骨和椎骨紧密包裹的中枢神经系统、被钢筋水泥般包裹的骨细胞。因此，血管网络不仅传递化学信号而且传递力学信号。

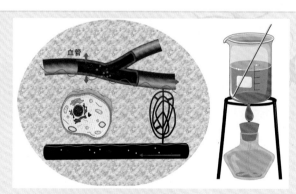

血管

化学实验告诉我们要加速反应进行，可以通过制成溶液、加热、"搅拌"、酶促等方法来实现，生化反应也遵循这个原理。但生化反应往往是可逆反应，要促进可逆反应向正反应方向进行，还需要及时地运走生成物。

图1-7-8　调控化学反应速度的方法

但是血管网络并不是一个全身网络，关节软骨、髓核、内层纤维环、角膜等结构没有血管分布。血管网络可以传递化学信号和力学信号，但血管网络本身也受电学信号控制。当心血管接受的电学信号不足时，心脏和血管的退变加速，表现为心健康水平下降，甚至心衰，同时动脉硬化就会发生。因此，无论是动脉硬化还是心力衰竭的康复，都需要增加运动的强度和量。

第八节　细胞是一个社会

电学信号在神经元和可兴奋细胞之间传播，筋膜通过黏附斑和细胞骨架把力学信号传入细胞内；理解化学信号必须从细胞层面切入。整合这些信息来理解人体和生命都必须借助于细胞生物学，但细胞生物学并没有与康复医学很好地结合，主要原因是细胞生物学本身的复杂性。

实际上，所有新异的知识都必须和旧有的知识挂钩，才能在的大脑中生根发芽。美国科学院前院长 Bruce Albrets 在《细胞生物学精要》一书中讲到复杂的基因转录调控时，把调控因素用"委员会"一词来比喻，就是这个道理。今天，要让习惯宏观世界的康复从业者理解信息量巨大的细胞生物学，也需要这样的处理，即细胞是一个社会。

作为一个社会，主要成员是细胞器和各种分子。

一、细胞核内的基因并不"独裁"

细胞器中最重要的是细胞核，实际上也可以把细胞核看作 DNA 的办公室，既然是办公室就会有门窗，被称为核孔，是蛋白质、核苷酸、mRNA 等出入 DNA 办公室的通道。别看它们都叫 DNA，每个办公室里的"领导"也是不一样的，胰岛细胞里的"领导"和甲状腺细胞里的"领导"就不一样，胰岛细胞可开放的基因保证胰岛细胞合成胰岛素和胰高血糖素，甲状腺细胞可开放的基因保证甲状腺细胞合成甲状腺素和降钙素。细胞核中的"领导"还不止一个，因为所有细胞旁分泌和自分泌会产生很多种类的蛋白质，这些蛋白质的信息都来自 DNA。因此，细胞核是细胞社会的决策机构，输出的是指令。

但基因并不是不食人间烟火的"领导"，染色质中脱氧核糖核酸和蛋白质的质量大致各占 50%，DNA 的复制、修复和表达都需要大量来自胞质的蛋白质，都需要核膜内侧的核纤层从力学信号方面支持，都需要耗能。因此，DNA 是会根据细胞社会的具体情况来表达生命信息的。

染色质是一个相对宏观的概念，在细胞的有丝分裂期称染色体，染色质包括蛋白质支架以及附着于其上的 DNA；DNA 是一个由脱氧核糖核苷酸链构成的大分子，其中有些核苷酸序列携带遗传信息，被称为基因，大量的核苷酸序列并不是基因，或者说基因只是 DNA 分子上的一系列片段（图 1-8-1）。

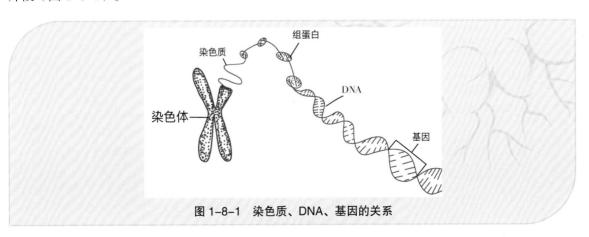

图 1-8-1　染色质、DNA、基因的关系

二、细胞的"工业园区"

蛋白质合成在核糖体上进行。核糖体附着在内质网上，流程大致是这样的：DNA 根据第三信使的信息和力学信号决定开放基因，信使 RNA 把开放基因的信息拷贝以后，从细胞核内来到胞质，与核糖体上的 rRNA 结合，形成蛋白质合成的模板，转运 RNA 根据模板信息把相应的氨基酸运送到核糖体，并根据模板信息排列氨基酸的顺序，从而合成多肽链，多肽链分离出来在氢键等的作用下构象，并经滑面内质网、高尔基体等修饰，形成需要的蛋白质。其中内质网、核糖体、高尔基体等是细胞器，各种 RNA 都是分子，这些细胞器和分子构成了蛋白质合成的工厂和工具。

内质网可能是最大的细胞器，之所以这样称呼，是因为最初发现时见它靠近细胞质的内侧，这可减少信使 RNA 穿梭细胞核和核糖体的距离。内质网分粗面内质网和滑面内质网，粗面内质网主要负责外输性蛋白的合成、加工和转运，在分泌含氮激素的细胞中相对发达。滑面内质网与粗面内质网相通，在不同细胞、同一细胞的不同发育阶段或不同生理时期，滑面内质网的形态、数量和分布均不同，表现出不同的功能特性。如睾丸间质细胞、卵巢黄体细胞和肾上腺皮质细胞中有大量的滑面内质网，与其合成类固醇激素有关；肝细胞中丰富的滑面内质网与其解毒功能有关；肌细胞中丰富的滑面内质网特化为肌质网，通过储存和释放 Ca^{2+} 调节肌肉收缩。

内质网与细胞膜之间分布有高尔基体，高尔基体中的酶主要有糖基转移酶、磷酸酶、磷脂酶等。高尔基体的主要功能包括：①将内质网合成的蛋白质糖基化，分拣和运输蛋白质到细胞特定的部位或分泌到细胞外；②合成一些分泌到细胞外的多糖；③内质网合成新的细胞膜需转运至高尔基体，高尔基体对转运来的新膜进行修饰，整合到细胞质膜上。

核糖体被称为细胞质中蛋白质合成的机器，由 rRNA 和蛋白质构成，附着在内质网上，也可游离于细胞质，功能是按照信使 RNA 的指令将 DNA 的遗传密码转换成氨基酸序列，并构建蛋白质聚合物。

可见核糖体、高尔基体、内质网与蛋白质合成、修饰等密切相关，这是细胞社会的支柱产业，动物细胞内合成脂肪、多糖的场所也在这些地方，因此，内质网、核糖体和高尔基体构成了人体细胞的工业园区（图 1-8-2）。

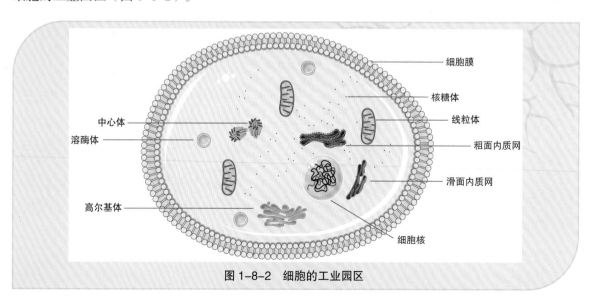

图 1-8-2　细胞的工业园区

三、细胞的"发电厂"

如同宏观社会一样，所有产业都需要耗能。人类社会的标准能源是电能，细胞社会的标准能源是 ATP，产生 ATP 的场所是线粒体。一般来说，细胞代谢越旺盛，线粒体数量就越多，差异可达 10 倍之巨，但大多数哺乳动物的成熟红细胞没有线粒体。线粒体是糖、脂肪和氨基酸最终氧化释放能量的场所，释放能量的方法是三羧酸循环和氧化磷酸化，结果是在利用这些物质获取能量的同时还产生了一些中间代谢产物，使其参与细胞分化、信息传递、细胞凋亡等过程，并有调控细胞生长和细胞周期的能力。

四、细胞的"运输系统"

在细胞社会，细胞内外、细胞器之间有频繁的物质交换，这就需要依赖运输系统，细胞内的运输系统最重要的是微管。

微管是由细胞核附近的中心体发出的辐射状的中空管子。中心体包含着由 γ 微管蛋白组成的成百个环状结构，每个 γ 微管蛋白环都是微管生长的起始点，α β - 微管蛋白二聚体以特定的方向添加到 γ 微管蛋白环上，导致每个微管负极 α - 微管蛋白都埋在中心体内部，正极 β - 微管蛋白朝向外部。一旦微管开始形成，其正极就开始不停地增加蛋白亚基，直到微管碰到一个细胞器或蛋白质分子并结合，其正极就变得稳定，不再解聚，如果微管没有结合到靶标，微管就迅速解聚。中心体在细胞中不停地、试探性地抛出微管，使微管被维持在一种组装和解聚的动态平衡中，以保证中心体和细胞器、受体、离子通道等建立联系。

微管蛋白只是提供了一条高速公路，执行运输的主要是马达蛋白（相当于汽车）。目前，已经发现了几十种马达蛋白，具有极性的微管蛋白和马达蛋白结合，使微管能够向特定的方向运输物质。比如，供分泌的蛋白质在胞体合成，顺着轴突运到轴突末端，微管的正极指向轴突的末端，沿着这些有方向的轨道，神经轴突中的驱动蛋白执行轴浆正运输；下级神经元或者效应器合成的供分泌的蛋白质，可经轴突逆向运输到神经元胞体，动力蛋白执行轴浆逆运输。微管和马达蛋白使轴浆正运输或逆运输的效率大幅提高，每天可在微管内移动 10 cm，这比物质的布朗运动的速度要快很多个数量级。

五、细胞骨架

微管执行运输物质的功能除了马达蛋白耗能，还必须获得稳固的支撑，这和宏观力学中讲的牛顿第三定律是一致的，为细胞提供支架作用的主要是中间丝。

中间丝由纤维蛋白构成，有很强的抗拉性和抗压性，在承受压力和张力的细胞中含量丰富，在绝大多数动物细胞中都可见到，是布满细胞质的网络，包围着细胞核，并且在细胞膜的外侧和细胞核的内侧加强为桥粒和核纤层，从而极大地增强了细胞膜和核膜的机械强度。

桥粒使细胞膜从外表面与另一细胞相连，可以分散作用于细胞的机械应力。核纤层会影响细胞分裂和组织修复，特定核纤层蛋白的缺失与某些类型的早衰相关，患有早衰症的儿童皮肤发皱，牙齿毛发脱落，十几岁就会患上严重的心血管疾病。

中间丝网络增加了细胞膜和细胞核膜的机械强度，使力学信号可以传递到胞内和核内。

微管、中间丝和微丝，被合称为细胞骨架。下面看看对运动有特别意义的微丝，即肌动蛋白丝。

六、肌动蛋白丝与肌小节

微丝虽然和微管的蛋白不一样，但微丝和微管具有很多相似的地方。比如两者都有极性，都存在组装和解聚的动态不稳定，都能产生细胞运动等。在大部分真核细胞的细胞膜内侧，肌动蛋白丝结合交联蛋白形成一个网络，被称为细胞皮层，支撑起细胞膜，并在中间丝的基础上进一步强化了细胞膜的机械强度，也为微管运输物质提供了支撑。微丝通常比微管更细、更短，但数量要比微管多很多，其在细胞内很少孤立存在，总是相互交联成束和网，因此比微管更有韧性。

微丝第二个重要的功能是产生细胞运动。比如，免疫细胞在趋化因子引导下穿过血管壁在组织间隙爬行、细胞膜的胞吞作用、细胞膜在有丝分裂过程中一分为二、生长中的轴突对生长因子作出反应爬向突触靶点、小肠微绒毛的运动和肌肉的收缩，都是微丝收缩的结果（但呼吸道纤毛的运动、精子鞭毛的摆动是微管运动的结果）。现在讨论的运动，需要特别关注肌纤维中微丝的运动。

骨骼肌纤维是由许多成肌细胞融合而成的巨大单细胞，成肌细胞的细胞核仍留在肌纤维中（肌纤维中可多达 200 个细胞核），但大部分的细胞质来自肌原纤维，肌原纤维的直径为 $1 \sim 2 \ \mu m$，几乎和成肌细胞等长。肌纤维中的肌原纤维串联，每个肌原纤维又由串联的肌小节组成，肌小节由肌动蛋白丝和肌球蛋白丝以高度有序的方式组装。肌球蛋白丝位于肌小节的中央，肌动蛋白丝的正极锚定在一个被称为 Z 盘的结构上，然后从两端向中央延伸，并与中央的肌球蛋白丝重叠（肌动蛋白丝并不直接连接），因此，肌纤维收缩是两端的肌动蛋白丝相对于中央的肌球蛋白丝滑动，但不改变两种丝的长度。一次收缩完成之后，肌球蛋白的头部和肌动蛋白丝完全脱离，肌肉就松弛下来。

一根肌球蛋白丝约有 300 个头部，每个头部每秒可完成 5 次附着和脱离循环，使肌球蛋白丝和肌动蛋白丝可以 $15 \ \mu m/s$ 的速度相对滑动，使 1 个肌小节可在 $0.1 \ s$ 内从完全伸展的 $3 \ \mu m$ 变为完全收缩的 $2 \ \mu m$。

肌纤维中的肌小节是相互串联的，整个肌肉的收缩通常在 $0.1 \ s$ 内完成。相互串联的肌小节能耦合同步收缩主要依赖于电信号和化学信号。以人类的骨骼肌为例，传出神经的电信号通过突触间隙换能后，化学信号在肌纤维的细胞膜上激发一个动作电位，动作电位传播到横小管，然后顺着横小管到达其包绕的肌原纤维，激活肌质网。肌质网是特化的内质网，含有高浓度的钙离子，内质网兴奋使其上的离子通道开放，大量的钙离子进入胞质中。钙离子与细胞质中的肌钙蛋白结合会引发其形状改变，肌钙蛋白的形状改变又使覆盖肌球蛋白头部的原肌球蛋白移动位置，暴露肌球蛋白头部，从而使肌球蛋白丝与肌动蛋白丝结合，启动收缩。可见，骨骼肌收缩是电信号和化学信号协同作用的结果（图 1-8-3）。

在平滑肌和心肌中，也存在类似的肌钙蛋白与钙离子结合使肌球蛋白头部暴露的机制，并且这个机制可以被多种信号所启动，如肾上腺素、5 - 羟色胺、前列腺素以及其他胞外信号。

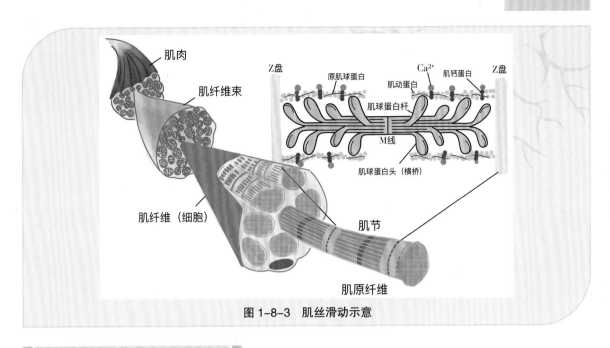

图 1-8-3　肌丝滑动示意

七、细胞社会的"警察"

宏观社会有警察来处理违法事件，细胞社会由溶酶体和过氧化物酶体来执行"警察"的职能。

溶酶体是分解从外界进入细胞内的或细胞内多余的及不合格的蛋白质、核酸、多糖等大分子物质的细胞器，也可处理细胞内不需要或者淘汰的细胞器，可见溶酶体具有溶解或消化功能。一旦溶酶体膜破损，其内的水解酶逸出，将导致细胞自溶。

过氧化物酶体含有包括过氧化氢酶在内的几十种氧化酶，可以通过这些酶氧化很多毒素，机体 25% ~ 50% 的脂肪酸在过氧化物酶体中氧化，尿酸氧化酶可将体内的尿酸进一步氧化去除。

八、细胞社会的"国界"

细胞器在微管的辅助下移动，细胞质在细胞内也处在运动状态，但细胞膜使细胞内的环境相对稳定，细胞靠细胞膜来区分胞内和胞外，从而使细胞成为机体最基础的功能单元。

细胞膜是脂质双分子层，成夹心饼干样的排列，疏水的烃尾在脂质双分子层的中央，亲水的头部在细胞内外接触富含水的胞质和组织液，这样的结构使细胞膜可以分割细胞内外，同时又保证与胞质和组织液中的水融洽相处。

细胞膜在保证细胞内相对独立的同时，又成为沟通细胞内外的结构，很像现实生活的边防口岸。首先脂类物质，如性腺和肾上腺分泌的甾体激素、脂肪酸可以容易进出细胞膜；其次细胞膜上有 50% 质量的膜蛋白，这些蛋白可能是转运蛋白（如离子通道、钠钾泵）、连接体（如整合素）、受体和酶，它们虽然质量占比很高，但数量占比并不高，因此看起来就像镶嵌在枣糕上的枣（图 1-8-4）。膜蛋白具有选择性，比如离子通道有钾离子通道、钙离子通道、钠离子通道等；整合素内接细胞骨架外接胶原蛋白，传递力学信号；受体把第一信使的信息传入胞内；酶也可以响应细胞外信号而催化细胞内的化学反应。

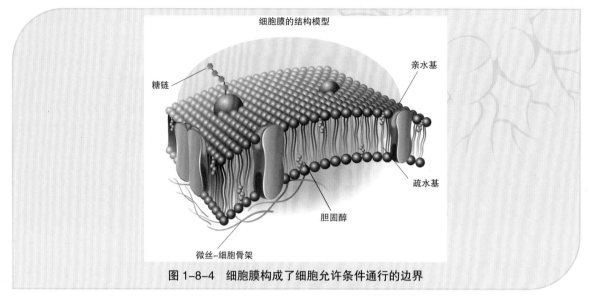

图 1-8-4   细胞膜构成了细胞允许条件通行的边界

第九节   人体也是一个社会

生命开始于受精卵，受精卵分裂增殖，在集成、高效完成某些复杂任务的逻辑驱使下，生命体由细胞进化出了组织，组织由一些形态相似、功能相近的细胞和细胞外基质组成，人体有上皮组织、结缔组织、肌肉组织和神经组织四大组织。生命开始由单兵作战变成集成作战。在更高要求的逻辑驱使下，几种不同组织交互结合形成器官，具有内在功能联系的器官构成系统，人体有九大系统，这九大系统构成了一个社会。

在这个社会中，生殖系统赋予生命最基本的信息——遗传物质。我们生命力最旺盛的时期就是性激素水平较高的年龄段（性成熟到更年期前），也是完成生育最适合年龄段，因此，也有学者认为，生命最基本的目的就是把自己的基因遗传下去。

根据弗洛伊德的理论，性属于本我的范畴，要实现本我，需要自我来成就，即个人能力是保证本我实现的基础，相当于一个社会的物质生产能力和文化生产能力，这主要依赖于我们的神经系统和运动系统。运动系统可以使我们获得物质资料，神经系统可以使我们更高效地获得物质资料、获得更高品质的物质资料，并由此衍生文化。

然而生命的运营需要能量，这就需要消化系统；从营养物质中提取化学能需要氧气，这就需要呼吸系统；运输营养和氧气需要交通，这就需要循环系统；排出代谢废物需要泌尿系统；保卫以上系统不受微生物的侵袭，需要军队，镇压体内的细胞反叛，需要警察，这就是免疫系统。免疫系统非常敬业，常常潜伏在第一线，即皮肤和黏膜之下，皮肤和黏膜构成了人和外界的屏障。这个庞大的体系需要协调，需要我们在应激时能"战斗或逃跑"，在静好时能修身养性，这就不仅是神经系统所能协调的，还需要内分泌系统，需要第一信使、第二信使和第三信使，需要筋膜系统传递的力学信号。

从社会学的角度来看，运动不只是神经控制的结果，还是基因表达和遗传的需要，是消化、呼吸、循环和泌尿系统支持的结果，是免疫系统保卫的结果，是信号系统协调的结果，更是环境刺激的结果。

第十节　细胞生物学揭示的生命规律

细胞生物学研究环境作用于细胞之后的细胞反应，是目前生命科学微观之极致，这种微观认知迥异于目前占统治地位的医学思维——用还原论从局部思考问题，还是用系统论来讨论问题。因此，在图景式了解细胞生物学之后，用系统论的方法来认识生命的规律，可以使细胞生物学的理论在康复医学中更容易理解。

一、位置决定想法

在社会学领域经常讲位置决定想法，即对同一个问题，处在不同位置的人有不同的见解。

在人体中也有类似的现象，比如前面讲到的，神经元可以看作一个二进制的数据处理器，但不同位置的神经元功能差异很大，不同 Brodmann 分区的神经元功能不一样，基底节的神经元和小脑脑干的神经元虽然都控制锥体外系，但功能差异依然很大，比如，基底节损伤的步态往往是弯腰步态，小脑脑干损伤常表现为挺胸凸肚步态（图 1-10-1）。

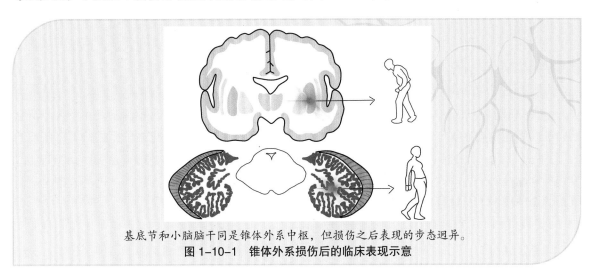

基底节和小脑脑干同是锥体外系中枢，但损伤之后表现的步态迥异。
图 1-10-1　锥体外系损伤后的临床表现示意

从发育学的角度来看，干细胞分化更是遵循了位置决定功能的原理，实际上每个细胞都是一个化工厂，但这些化工厂发生的化学反应是不同的。现在知道其中的一个原因是支持干细胞的基质刚度不一样，导致传递到细胞核内的力学信号不同，进而使可以开放的基因不同，从而导致酶不同。

同一类组织放在不同的位置，功能也是不同的。同为上皮细胞，肾上腺和甲状腺分泌的激素是不同的；同为神经元，上位中枢的神经元和下位中枢的神经元的功能是不同的；同为骨骼肌，位于躯干的骨骼肌和位于肢体的骨骼肌的特征差异很大。这些都是因为他们的"邻居"不同，获得的信息就不同，开放的基因就不同，表达的功能也就不同。

位置决定想法背后的意思是环境影响功能。

二、功能由主体和环境共同决定

从电学信号的角度来看，无论是传入信号还是传出信号都需要在中间多次换元才能最终到达靶中枢或效应器，换元的过程往往耦合了换能，并且信号会根据每级神经元的具体情况（如细胞核、线粒体、离子通道及胶质细胞的情况），重新形成电信号和化学信号进行传播。因此，无论感觉、运动还是分泌，其最终结果都不是由感觉中枢、肌肉和腺体决定的，而是由感觉中枢、肌肉、腺体及它们的"邻居"决定。

从力学信号的角度来看，筋膜传递环境力（如重力、支撑面的反作用力）、肌肉收缩力可到达细胞膜，之所以能够到达细胞膜，是因为黏附斑的存在。同时，细胞膜外表面的桥粒可以把力学信号传递到邻居细胞，通过整合素可以把力学信号传递到细胞膜内侧的细胞皮层，通过机械门控性离子通道能够在可兴奋细胞把力学信号转化为电学信号，胞内的力学信号通过中间丝可以影响细胞核内的核纤层，进而影响基因的表达。因此，力学信号并不是一个所谓的宏观问题，更不是一个所谓的局部问题，它会分散。比如，在筋膜网络分配张力和压力，在功能细胞间分配张力和压力，并进一步影响细胞器和大分子。换言之，从力学信号的角度来审视，细胞的功能是由细胞和筋膜介导的力学刺激共同决定的。

从化学信号的角度来看，激素主要影响有其受体的靶细胞；递质直接影响下级神经元或效应器，来自胶质细胞的递质影响其支持的神经元；细胞因子最喜欢影响的就是"邻居"。进一步，第一信使通过受体影响胞内的第二信使，第二信使就可以调节细胞器的功能，第二信使再影响第三信使，第三信使就可以调节 DNA 的修复、复制和转录，从而影响基因的表达。可见，从化学信号的角度来看，细胞和细胞器的功能都是由其本身及其环境决定的。

如上所述，主体的功能是由主体及其环境决定的。

这个规律具有普适性。比如，妇产科学研究发现，把青年动物的子宫移植给老年动物，富有活力的子宫很快会老化。相反，把老年动物的子宫移植给青年动物，老化的子宫很快可以恢复活力，并可以怀孕；再比如帕金森病的研究中发现，给罹患帕金森病的动物移植充满活力的神经元，发现被移植的神经元会"叛变"为含有路易小体的退变神经元。前文提到过的基因的表型也会受环境影响。因此，以前认为的所谓"强势"结构，实际上都受环境控制。

这个规律可以应用到临床，比如，根据 Brodmann 大脑皮层分区，足的皮层投影与扣带回邻近。根据上述分析，足的神经元和扣带回的神经元之间一定有丰富的细胞因子、神经递质、突触联系和力学信号交流，扣带回是重要的内脏中枢，因此足的运动和感觉刺激就能兴奋足的皮层代表区，进而影响内脏，这就为临床找到了一个干预内脏中枢的接口。

膝关节的"邻居"是髋关节和踝关节，从生物力学的角度来看，膝关节的功能是由膝关节及其"邻居"髋关节和踝关节决定的。以伸膝为例，股四头肌固然有伸膝作用，远侧支撑时小腿后肌群都有伸膝作用，如果明白所谓伸膝就是胫骨和股骨的膝关节端同时向后位移，股骨的近端向前位移，那么伸髋的臀肌自然就有伸膝作用，膝关节的功能由髋关节和踝关节决定也就很好理解，这就为临床找到了很多康复的接口，膝关节骨折的修复可以通过训练髋关节和踝关节来实现，肩袖损伤的修复可以通过运动肩胛骨、胸、颈和肘来实现。

这个规律进一步拓展：如果主体损伤，不宜或不能对其进行直接刺激，那么对主体的邻居进行刺激是合适的。比如，脑卒中偏瘫，可以通过训练神经的邻居（肌肉）来康复；对于脊髓损伤导致的四肢瘫或截瘫，既可以通过神经的邻居（肌肉）来诱导脊髓再塑，也可以通过意念运动，活化脊髓的"邻居"（大脑皮层）来诱导脊髓再塑。对于所有接受血供的细胞，组织液是其近邻，通过有氧运动改善组织液的循环，就可以改善细胞的功能。这就为临床找到了一个干预神经中枢的接口。

三、化学反应需要溶剂、加热、"搅拌"、酶促和产物被消耗

医学发展到现在，最成功的毫无疑问是药物。无论内科、外科和康复科的医师都离不开药物，这样的场景实际上是由人体的特点决定的——细胞是一个化工厂。即便一些细胞不需要合成激素和递质，这些细胞也需要合成大量的蛋白质供自己使用（自分泌）或向邻居传递信息（旁分泌），当然很多细胞还需要合成脂质、多糖，自然还有很多分解代谢。比如，大部分细胞都需要进行三羧酸循环，所以细胞的生化特征是细胞最显著的特征之一。

中学的化学，老师是这样让无机化学反应快速发生的：把固体变成溶液，并把不同的溶液放进一个烧杯，然后给烧杯加热，同时用玻璃棒"搅拌"，很可能还放一些酶，反应就迅速发生了……

细胞内的化学反应和化学老师演示的化学反应很类似，也需要溶剂、加热、"搅拌"和酶促。

水是生命之源，因为生化反应几乎都是在水中发生的。水是氢原子和氧原子通过共价键形成的，由于氧原子远远大于氢原子，水分子中共价的电子偏向氧原子一侧，因此，水分子具有极性。这使水分子很容易和其他有极性的化学基团形成氢键，氢键是分子间化学键，并不改变分子的构成。因此，碳酸氢钠溶于水还是碳酸氢钠，但碳酸氢钠溶液可以使反应物转化为离子，会使碳酸氢根离子和钠离子更自由，便于进行化学反应。当身体脱水时，生化反应的速度会大幅下降。

体温是细胞内化学反应的基础条件之一，升高体温，人体代谢率会提升，即细胞内的化学反应加速了。化学反应需要一定的温度主要是因为反应底物之间需要接触才能发生反应。布朗运动是增加底物接触的方法之一，温度升高，底物获得的热能增加，布朗运动的速度就增加，接触的概率增大，反应就容易进行。布朗运动是大千世界发生变化的基础之一，几乎所有的化学反应都依赖于布朗运动。

在人体内"搅拌"也是存在的，只不过把玻璃棒换成了筋膜和血管。筋膜和血管传导机械能进入细胞内包括细胞核，这种机械能可以增加细胞质的运动，从而使底物接触的概率增加，使反应容易进行，这一条件是非常有意义的。比如，大脑被坚硬的颅骨包裹，很多人认为大脑是不运动的，但腰穿时发现，颅压会小幅波动。所谓颅压是脑组织对颅壁的压迫产生的，如果脑组织是静止的，颅压应该是恒定的，但实际上颅压会随着心跳、呼吸、咳嗽、肢体运动而波动。当颅压长期明显升高时，颈静脉甚至会怒张。因此，也可以认为，当静脉回流的后负荷增加时，大脑内的组织液回流受阻，脑组织就会肿胀变大；反之，大脑的体积就会变小。当人在吸气相时胸腔内压会达到最小，最有利于静脉回流，此时大脑的容积最小；在呼气相时胸腔内压会达到最大，颅压也会达到最大，大脑的容积也达到最大。

这是非常有意义的，首先，脑神经元的化学反应也类似于化学反应中玻璃棒"搅拌"，如果脑神经元发生生化反应都有玻璃棒"搅拌"的因素，那么全身所有的细胞进行生化反应，"搅拌"都是一个基础条件。骨骼肌的收缩使肢体、躯干壁部和骨骼获得玻璃棒效应，心跳使血管可以达到的每一个细胞获得玻璃棒效应，呼吸使内脏（包括颅脑）获得玻璃棒效应。其次，降低颅内结缔组织的刚度一直是康复的一个追求，但一直没有可以信赖的方法。目前，通过有氧运动改

善呼吸的频率和深度，增加组织液流动时对胶质细胞的剪切力，是调节颅内结缔组织的一种方法，并且心健康水平的提升使右心房对组织细胞的虹吸作用增加，从而使损伤垃圾和代谢废物清运加速，减少了结缔组织增生包裹损伤垃圾的需求，因此也是调节颅内结缔组织的一种方法。如果脑损伤后脑内结缔组织的过度增生是阻碍脑细胞再塑的原因，那么有氧运动就是一个非常重要的接口。

酶控是体内生化反应的又一个特征，体内绝大多数的生化反应都需要酶的参与，这主要是因为酶可以捕捉底物，从而使底物之间接触变得更容易。

人体内的生化反应还有另一个特点，就是可以双向进行，即在以上条件控制下可以由底物向产物的方向进行，也可以因产物浓度增加从而由产物向底物的方向进行，所以要使生化反应向产物方向进行，就需要不断地消耗产物，使产物成为下一个化学反应的底物。人体的生化反应是链式反应。因此，要使细胞内的化学反应不断地进行下去，需要驱动每一个化学反应链，这实际上就是促进细胞的代谢，细胞的代谢越旺盛，展现的生命力越强。对骨骼肌来说，无氧运动是最高的代谢水平；对其他器官来说，有氧运动可使身体达到安全的最高代谢水平。因此，无氧运动和有氧运动是康复医学调节代谢常用的接口。

四、牢记生命力的总开关

在生物力学里面，有一个"运动的活化作用"的概念，即运动可以使我们的神经系统更敏捷，循环系统和呼吸系统更强大，消化功能更好，免疫系统更强，内分泌系统更优化等。运动的活化作用很久以来无法做出细节上的回答。在19世纪，人们还普遍相信动物具有一种活力，那是造成动物独特性质的主要原因。所谓细胞的活化作用，可能与此一脉相承。

有关细胞运营机制的深入研究，使人们认识到生物体仅仅是个化工厂，所谓的"活化、活力、生命特质"，反映的就是细胞内一系列链式化学反应的效率。我们今天用生命力一词来概括，生命力除了需要底物（比如营养物质）和能量之外，通过上节的讨论发现，加热和"搅拌"也是基础条件。

正常人体的温度在一个特定范围内波动，影响体温的因素之一是运动，即运动可以使体温升高，当然运动也可以使"搅拌"增加。比如，运动可以使骨骼肌及其周围细胞的"搅拌"增加，还可以使心血管系统功能增强，使呼吸加深加快，这又可以使大脑、内脏和骨骼的"搅拌"效应强化。

前文提到，大脑几乎储存了我们全身的信息，激活全身信息的总开关就在4区，即控制随意运动的皮层，该功能区的意义并不在于发动随意运动，而在于应激，即消耗注意资源完成"战斗或逃跑"，而一般的随意运动，比如散步、接听电话这样熟练的随意运动控制，就不需要大量的注意资源，辅助运动区6区，甚至中枢模式发生器也可以独立控制。

4区通过电信号让我们的意志得以表达，让我们在复杂的环境中得以生存和发展，同时4区通过体温和力学信号驱动了人体这个化工厂，以支持我们的战斗和逃跑（图1-10-2）。上升到哲学的层面，战斗和逃跑是人与环境信息交流方式，是人适应环境的必需动作。当丧失随意运动，比如瘫痪，比如所谓的静养，都会使生命力大幅下降。但仅对战斗和逃跑理解到这个层面是不够的！

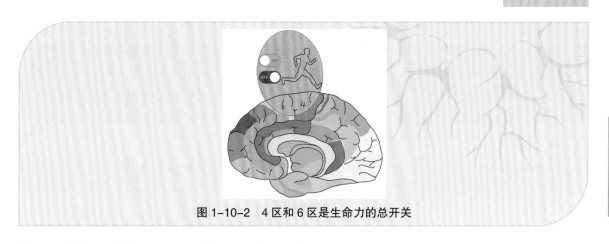

图 1-10-2　4 区和 6 区是生命力的总开关

五、有氧运动、无氧运动与生命力

所有肌肉，包括骨骼肌、心肌，甚至平滑肌都应该有有氧代谢和无氧代谢。所谓有氧代谢是指肌肉的能耗可以通过葡萄糖及脂肪的有氧分解来满足。所谓无氧代谢是指肌肉的能耗是通过糖的无氧酵解来实现。因为红细胞没有线粒体，肯定是通过糖酵解来供能。因此，人体在静止状态下甚至睡眠时也有无氧代谢，也会产生乳酸，此时的血乳酸浓度大致为 1～2 mmol/L，随着运动强度的增加血乳酸的浓度会缓慢增加，但人体会通过循环清运等手段不使局部产生酸中毒的强烈不适，但当血乳酸浓度升高到 4～6 mmol/L 时，局部乳酸堆积，就会感觉肌肉局部酸困、烧灼感，运动能力开始受限，心肺功能支持运动感觉吃力。因此，血乳酸是衡量运动强度的一个有效指标。血乳酸在 2 mmol/L 以下，标志着运动强度低；血乳酸在 2～4（运动水平不同，个体差异很大，也可是 6）mmol/L 时，是中高强度运动，也称有氧运动；血乳酸大于 4～6 mmol/L 时，为高强度运动，也称无氧运动。血乳酸浓度与最大心率储备的百分比是一一对应的，美国心脏协会认为动员 70% 的储备心率是有氧运动和无氧运动的分界点，临床用动员储备心率（220- 年龄 - 静息心率）的 40%～70% 为有氧运动（美国运动医学会认为是 50%～70%）。因此，有氧代谢和有氧运动、无氧代谢和无氧运动并不是两组对应的概念。

但是无氧代谢对于心肌来说，很容易超出泵血能力的安全边界。在康复医学的范畴，不会去追求心肺的无氧运动，有氧运动就是人总体做功能力的标杆，标志着平静状态下的泵血已经不能满足身体对氧气的需求，需要动用储备心率（220- 年龄 - 静息心率）的 40%～70%。因此，从提升心肺功能和兼顾运动安全出发，康复训练应首选有氧运动（图 1-10-3）。

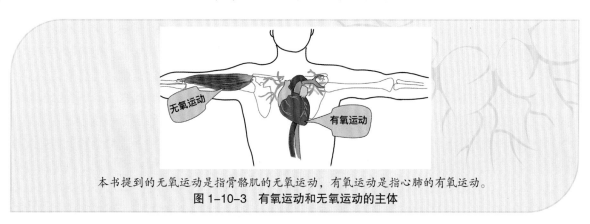

本书提到的无氧运动是指骨骼肌的无氧运动，有氧运动是指心肺的有氧运动。
图 1-10-3　有氧运动和无氧运动的主体

骨骼肌自然也分有氧代谢和无氧代谢，骨骼肌输出功率提高可以实现骨骼肌局部的乳酸堆积，即进入无氧代谢，此时也可以称为某骨骼肌的无氧运动。骨骼肌的无氧代谢不会引发危及生命的事件，且可以把靶骨骼肌纤维的代谢水平提到最高，从而实现对抗肌少症和强化骨骼肌功能的目的。锥体系控制需要消耗大量注意资源的战斗和逃跑，往往能够使运动的主动肌达到无氧运动的水平。要强化锥体系的能力，实现骨骼肌的更高、更快、更强和运动技巧的提升，强化骨骼肌合成蛋白质的能力，康复训练首选无氧运动。

　　可以进一步从功率的角度来理解有氧运动和无氧运动。有氧运动标志着心肌的功率在一个安全的高水平，但有的骨骼肌的功率可能达到最大，也可能还比较小。无氧运动是指靶骨骼肌的功率达到最大，但肯定不能所有骨骼肌的功率同时达到最大，可能只是一个肌群的功率达到最大，且此时心肌的功率可能很大，也可能功率只是较静息高一点点，根本达不到有氧运动水平。比如，写字写到手酸，心肌的代谢水平是很低的。康复训练可以以骨骼肌的无氧运动为形式，通过提高运动的速率，减少动作之间转换的间歇，实现心肺的有氧运动。

　　还需要进一步从能量供应的角度来理解有氧运动和无氧运动。肌肉含有较多的线粒体，在平静状态下也会燃烧血液带来的葡萄糖和脂肪酸，生成 ATP，以完成收缩之外的其他功能。加之肌酸（可为食物来源）可以在肌酸激酶的作用下接受 ATP 的磷酸，形成肌酸磷酸，成为骨骼肌、心肌、脑等高耗能器官的供能物质，因此肌浆中含有一定量的 ATP-CP（creatine phosphate，CP，肌酸磷酸）。故 ATP-CP、糖酵解、有氧代谢是肌肉的三种供能方式（无氧代谢只能以葡萄糖为底物进行，糖酵解就是无氧供能，骨骼肌和心肌的有氧代谢多以脂肪酸为底物进行），运动时三种供能方式一直在为肌肉供能，只是某种供能方式可能在某个时间段占据主导地位。无氧代谢除与运动强度有关外，还与身体的供氧能力有关。同样的强度，心肺功能强大的人骨骼肌可能就是以有氧代谢的方式供能；心肺功能较弱时，骨骼肌可能就是无氧代谢为主；血管堵塞时，无论肌肉是否收缩，肌纤维都会很快转换为无氧代谢。以骨骼肌为例，放松时可能就是糖、脂肪酸有氧代谢，并结合 ATP-CP 进行供能；运动强度较大时，前述供能模式只能维持数十秒，即血流带来的葡萄糖和脂肪酸以及储存的 ATP-CP 不能满足供能，肌肉除了继续以上模式供能之外，开始分解肌糖原为葡萄糖参与供能。运动持续可使肌肉消耗较多的血液中的葡萄糖，有导致血糖降低的可能，为了维持血糖，肝糖原开始分解入血，以保证肌肉供能。一般来说，如果有氧运动超过 15 min，一方面，肝糖原供能也不能满足运动的需要，身体开始启动糖异生机制来保证供能，骨骼肌周围的脂肪就会大量入血，一些氨基酸也开始参与供能；另一方面，如果运动强度太大，或者身体供氧能力受限，虽然底物供应充分，但氧气供应不能满足需求，骨骼肌的供能就开始"加入"无氧代谢（无氧代谢在线粒体外进行，有氧代谢必须有线粒体参与，因此二者并不矛盾），对葡萄糖的依赖增加。如果骨骼肌需要强大的血流支持，心肌的动员大幅增加，但冠脉供给心肌的血流不能满足心肌对氧气的需求，心肌也可以进入无氧代谢水平，但这是临床需要限制的。无氧代谢虽然供能效率低，但可以保证骨骼肌和心肌即刻产生大量的能量，保证了运动目的的实现。因此，心肺的有氧运动中有可能合并有骨骼肌的无氧运动，骨骼肌的无氧运动中也包含着骨骼肌的有氧代谢。低强度运动可以消耗能量，不会刺激胰岛细胞分泌胰高血糖素，对于降低血糖是有益的，可能会因为血糖的降低，使我们产生饥饿感，有助于增加食欲，但不会减肥。减肥需要糖异生机制参与，需要有氧运动的水平达到 15 min 以上，但骨骼肌的有氧代谢不会刺激肌肉储备大量的肌糖原，增加细胞器的效果也是受限的。因此对抗肌少症的效果有限，促进肌肉合成蛋白质的功能也有限，对抗肌少症的运动首选无氧运动。为叙述方便，本书的有氧运动指动员储备心率 40% ~ 70% 的心肌耗能水平的运动，心肌不适宜长时间进行无氧运动，因此，无氧运动指骨骼肌以无氧代谢为主的运动。

有氧运动和无氧运动也可以从血流速度的角度来理解。运动可以使血流加速，血流加速可以刺激血管内皮分泌更多的抗凝物质，如 NO。有氧运动可以使全身的血流加速，使全身都产生较多的 NO，但无氧运动可以使靶肌肉的血流加速，使骨骼肌局部的 NO 浓度最大化。因此，有氧运动对抗全身的动脉硬化是有益的，但对局部的相关病变还需要辅以局部骨骼肌的无氧运动。

有氧运动和无氧运动还可以从对骨骼的影响来理解。肌肉是骨骼的环境，肌肉的收缩一定会影响骨骼，运动可以改变骨骼的塑形，这是一个生活经验性的认识。于是科学家就想知道，到底是应力、应变还是应变能，可以改变骨质疏松的骨骼重塑。要增加局部的应力和应变，肯定是最大阻力训练。首选无氧运动，增加应变能可以通过无氧运动来实现，也可以通过振动来实现。但实验结果发现这些物理量与骨骼重塑没有相关性。进一步的研究发现骨细胞周围组织液的流动速率与骨骼重塑成正相关。要提高骨细胞周围组织液的流速，可以通过有氧运动来提高心脏的每博输出量，每博输出量增加预示着右心房舒张期的负压增加；负压增加预示着右心室对静脉回流的虹吸作用加强；静脉的回流加速，预示着组织液的流速加快。因此，有氧运动是抗骨质疏松的首选方法，无氧运动不一定能够对抗骨质疏松。

六、蛋白质是生命现象的承载者

细胞内有 4 种主要的小分子物质，分别是氨基酸、单糖、脂肪酸、核苷酸。相应地，细胞内也有 4 种主要的大分子物质，相对应的是蛋白质、多糖、脂肪、核酸（DNA/RNA）。在细胞这个化工厂内，主要发生的就是这些小分子物质与大分子物质之间的合成与分解反应，以及一些交叉反应，如蛋白质的糖基化、磷酸化等。在这些物质和这些反应中，毫无疑问最重要的是蛋白质以及蛋白质的合成与分解。

细胞生物学在研究一个细胞的电学特性、化学特性、力学特性时，实际上都是在研究蛋白质的劳动成果。绝大部分酶都是蛋白质，这是机体控制化学反应速率的主要手段。信使分子以蛋白质为主，离子通道、受体和细胞膜上的泵都是蛋白质，这构成了细胞的信息网络。运动使生命具有更多的主动性和竞争力，运动是蛋白质的功能表达，肌肉的收缩依赖肌动蛋白和肌球蛋白，细胞的运动依赖肌动蛋白、微管蛋白，轴浆运输依赖微管蛋白、肌球蛋白，细胞器的运动依赖微管蛋白，力学信号的传递依赖胶原蛋白、弹性蛋白、肌动蛋白、微管蛋白等。在免疫系统中，蛋白质是抗体、趋化因子等的主要组分，微生物产生的毒素、抗原也主要是蛋白质；细胞核内 DNA 的复制、转录、修复和破坏都需要蛋白质的辅助。因此，蛋白质几乎参与了所有的细胞功能。

蛋白质能表达如此复杂的功能，主要的原因是蛋白质的种类异常的丰富。人体有 20 种氨基酸，每个蛋白质分子含有 30 ~ 10 000 个氨基酸，绝大部分蛋白质有 50 ~ 2000 个氨基酸，也就是说理论上可以有 2 100 000 种蛋白质。这种天文数字般的多样性正适合生命来表达复杂的功能。比如，在新冠病毒诞生之前，人体没有新冠抗体；注射新冠疫苗之后，人体就增加了一种新的蛋白质，人体以后还可以增加很多的蛋白质，人体形成新蛋白质的潜能巨大。

目前科学家分析了 20 000 多种蛋白质，蛋白质数目巨大使其适合表达复杂的生命现象，有足够多的储备来应对未知疾病的挑战。就像今天生活中使用的二维码，任何一个事物都可以赋予一个二维码，不需要担心二维码不够用。同时每个细胞都有上千种蛋白质，并且绝大多数是微量蛋白质，这使临床很难知晓每个患者的蛋白质变化，使用特定的蛋白质来解决复杂的临床问题存在很多困难。因此，蛋白质是生命现象的承载者，要应用这个规律，需要结合康复的背景来进一步思考。

蛋白质从何而来是问题的关键。DNA 根据环境信息开放相应的基因，基因决定信使 RNA。信使 RNA 从细胞核来到核糖体，根据基因信息把转运 RNA 运送来的氨基酸翻译成多肽链，多肽链构相并经修饰形成蛋白质。这里有几个关键点需要注意：一是蛋白质的合成依赖细胞核，多核细胞要比只有 1 个细胞核的细胞有合成蛋白质的优势；二是合成蛋白质需要底物和能量，细胞要具有获得底物和能量的优势，才能有合成蛋白质的优势；三是合成蛋白质的细胞器要动态可调，比如线粒体可以增加，内质网也可以增加。符合这些条件的是骨骼肌纤维。

骨骼肌纤维由成肌细胞融合而成，但融合后的肌纤维并没有消融掉细胞核。据统计 1 个肌纤维可以有 200 个细胞核。200 个细胞核自然有 200 个细胞核的用处，就是形成大量的信使 RNA。战斗和逃跑时，机体会关闭其他耗能器官（如性腺、消化系统、泌尿系统）的供血，以保证骨骼肌获得大量的血液，从而获得大量的能量、氧气和氨基酸。并且肌肉是个典型的用进废退的器官，肌肉体积在运动刺激下增加，主要是通过增加肌糖原、肌红蛋白和细胞器来实现的，比如线粒体、内质网会增加，微管、微丝等细胞骨架也会增加。

自然，所有的细胞都会分泌蛋白质，但肌肉合成蛋白质的能力是异常出众的，肌肉中骨骼肌是合成蛋白质的主力军，在骨骼肌中长肌可能是合成蛋白质最强的。长肌纤维可达几十厘米，含有大量的细胞核，是执行战斗和逃跑的主动肌。进行战斗与逃跑时，肌纤维的代谢率会急速增加，会为机体提供大量热量，使细胞的温度升高，"搅拌"增加，会合成大量蛋白质，使细胞内的酶增加，进一步增加化学反应的速率。代谢增加会使链式反应中的生成物的浓度下降，从而使化学反应得以循环进行。这就使我们再次回到了上一节的主题：4 区是生命力的总开关。

因此，很多学者认为，肌肉不仅是一个运动器官，而且是一个内分泌器官（图 1-10-4），是一个免疫器官。要发挥肌肉的这些作用，需要用细胞生物学的理论来分析运动。

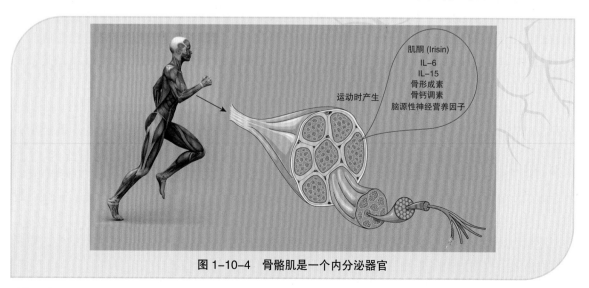

图 1-10-4　骨骼肌是一个内分泌器官

骨骼肌的分泌功能在一定范围内与运动强度相关，骨骼肌分泌的化学物质可以影响与其相邻的成纤维细胞、免疫细胞、神经元，也可以通过血液循环系统影响远隔部位的器官。

七、筋膜的硬化主要是化学反应的结果

虽然身体内结缔组织的刚度有大有小，但疾病使身体筋膜的刚度增加。比如，肿瘤细胞周围的基质刚度较正常组织的基质刚度高；风湿病导致晨僵，骨科术后的活动度障碍，也都提示筋膜的刚度增加。

衰老也使筋膜的刚度增加。老年人的关节活动度会下降，老年人筋膜缓冲能量的能力也会下降，这些问题都与更年期之后，性激素水平下降、运动减少、心肺功能下降（NO 水平下降）等相关。

筋膜也被称为胞外基质，主要由成纤维细胞分泌的胶原蛋白和蛋白聚糖组成。其中胶原蛋白提供组织的抗拉强度，蛋白聚糖填充在胶原蛋白之间，通过结合水分子，提供抗压强度。筋膜的硬化既包含了胶原蛋白的改变，也包含了蛋白聚糖的改变。因此，筋膜的抗压和抗张能力均会下降，基质损伤的风险增加，进而可损伤功能细胞。

哺乳动物约有 20 种不同的胶原蛋白，占动物体内蛋白质质量的 25%，是含量最多的蛋白质，常见的类型包括 I 型、II 型、III 型、V 型、XI 型。其中，肌腱、成年人皮肤以 I 型胶原蛋白为主，关节软骨以 II 型胶原蛋白为主。典型的胶原蛋白分子为长而坚挺的三股螺旋结构，三条胶原蛋白多肽链彼此缠绕成像绳子一样的超螺旋结构（图 1-10-5）。若干胶原蛋白分子组成胶原纤维，其他胶原蛋白可以修饰胶原纤维的表面，使胶原纤维相互连接或与基质的其他组分连接。这很像人工纺绳，绳子除了要纺成螺旋状外，组成螺旋的每股细绳之间还会有横向的连接，这大大加强了绳子的强度。纺织学发现，单纱或缕纱的强度总是小于其横断面内各根纤维的断裂强度之和，但合股反向加捻时，股线的强度一般高于各股单纱强度之和。因此，肌原纤维这样的结构非常适合传递能量。

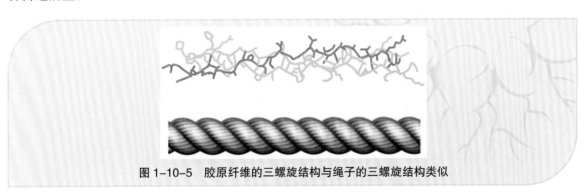

图 1-10-5 胶原纤维的三螺旋结构与绳子的三螺旋结构类似

蛋白聚糖是由一个核心蛋白和一条或多条糖胺聚糖共价连接而成的糖蛋白，由于糖胺聚糖分子具有极性，可以与水分子之间形成氢键，因此高度亲水。在致密结缔组织如肌腱和骨中，蛋白聚糖含量很小，但在关节软骨、髓核、眼球中含量很高。

胶原蛋白和蛋白聚糖都是由成纤维细胞分泌的蛋白质，成纤维细胞的活性状态决定了筋膜的功能状态。筋膜作为黏弹性组织会在传递机械能的过程中因摩擦（有黏性就必然有摩擦）而把机械能转化为热能（热力学第二定律：能量从一种形式转化为另一种形式并不是 100% 做有用功，总有一些能量会以热能的形式散失），热能会增加系统的无序性，作为内能会损伤筋膜本身，因

此日常生活中筋膜的损伤是必然的。

筋膜对抗损伤的秘密在于成纤维细胞的修复。成纤维细胞在不同的部位有不同的称谓，比如在骨组织中被称为成骨细胞，在神经系统被称为胶质细胞。康复医学直接干预成纤维细胞是困难的，但干预成纤维细胞的"邻居"是可行的。成纤维细胞的"邻居"之一就是结缔组织，通过形形色色的运动使结缔组织接受丰富的力学信息，就可以影响成纤维细胞。如通过有氧运动就可以增加中枢神经系统结缔组织的运动和包埋在骨基质中的骨细胞的运动；成纤维细胞的"邻居"之二是功能细胞，比如肌腱处的成纤维细胞的"邻居"就是肌纤维，改善肌纤维的功能就可以改善成肌纤维细胞的功能，这就是肌少症中通过无氧运动增加肌腱强度的原理；成纤维细胞的"邻居"之三就是其周围的信号分子，比如性激素、NO等，增加这些物质的浓度就可以改善结缔组织的刚度，比如闭口呼吸就可以通过气流冲击鼻窦，使鼻窦黏膜产生更多的NO，从而使下呼吸道的筋膜张力下降，改善肺间质的状态。

针对筋膜刚度增加，传统的一些降低刚度的方法都是基于生物力学的原理设计的——胶原纤维具有张力顺应性。如牵伸、关节松动术、神经松动术、振动等，临床疗效并不显著，特别是远期疗效欠佳，主要可能与筋膜硬化的原因有关。目前研究发现，筋膜硬化还与美拉德反应有关。美拉德反应是羰基化合物和氨基化合物经过复杂的历程，最终生成棕色甚至是黑色的大分子物质的一系列非酶黑变反应，又称羰胺反应。如食物在加热时变成褐色或黑色的反应，就是美拉德反应。人体结缔组织的退变也包含有美拉德反应的因素，比如椎间盘退变就可以观察到髓核和纤维环的褐色改变（图1-10-6）。美拉德反应异常复杂，温度是美拉德反应最显著的影响因素之一。一般情况下，美拉德反应速度随着温度的上升而加快，这可以解释长时间高强度运动导致的结缔组织的损伤。试验发现马的跟腱的温度升高1℃，就可以增加跟腱断裂的风险，因此人体需要有氧运动，但并不适宜长时间的有氧运动。时间过长、pH升高、辐射、金属离子等也可以诱导美拉德反应。美拉德反应的原理提示：要延缓筋膜退变，改善筋膜张力，重要的是改变美拉德反应进行的化学环境。比如，无氧运动可以降低肌筋膜周围的pH。这是康复的一个很重要的接口。

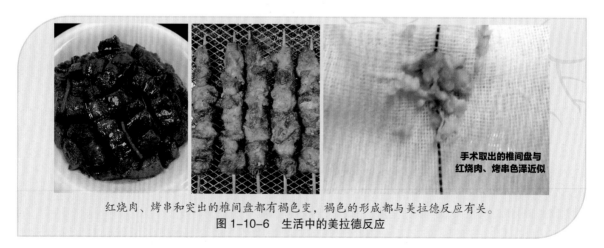

手术取出的椎间盘与红烧肉、烤串色泽近似

红烧肉、烤串和突出的椎间盘都有褐色变，褐色的形成都与美拉德反应有关。

图1-10-6　生活中的美拉德反应

八、能量、物质和信息

宏观社会的控制是通过能量、物质和信息来实现的。如经济学中常用一个国家或地区的发电量（或耗电量）来标志该地区经济的活力，甚至用卫星记录下的夜间灯光指数来评估经济的活力。这就是基于能量对社会活动影响的表达。非能量的物质也可以表征经济的活力和系统中该节点的重要性。一个地区的物质流动越丰富，该地区的经济的活力越强，一个部门获得的物质越多，其在社会生活中就越重要。信息更是社会控制的基础工具，决策、文件、会议、法律、道德、文化、技术、艺术、教育等都是信息控制社会的例证。

研究发现，能量、物质和信息也是生物控制的3个要素。

在人体中，血流代表了能量。血流丰富的地方都是人体重要的地方。比如在人体遭遇重大危机时，心、脑、肾作为重要器官，需要优先保证供血，当心、脑、肾的供血无忧时，为保证顺利完成战斗或逃跑，骨骼肌会在交感神经的调节下获得大量的血供，提示从适应环境这个最基本的进化目的来说，骨骼肌是个重要的器官。

从物质的角度来看，人体由海量的原子构成，原子有追求最外层电子为0个（H）、2个（He）或8个（其他原子）稳态的趋势，形成分子又必须遵守整体电中性原理，因此原子间通过共用电子或得失电子形成分子。在化学上，共用电子的化学键被称为共价键，"抢夺"电子之后形成的化学键被称为离子键，共价键和离子键都是分子内键，化学反应的本质就是化学键的重组，共价键和离子键的重组标志着将形成新的物质。虽然人体内的原子数量巨大，但人体内的元素是有限的，H、O、C、N四种元素占到生物体质量的96.5%，这些元素通过共价键形成分子，但H与O、N之间原子核大小差距较大，它们通过共价键形成的分子，电子云偏向O、N的方向，因此这样的分子具有极性，O端或N端表现为负电，H端表现为正电，一个分子的O端或N端容易与另一分子的H端形成异性相吸，这种分子间的力被称为氢键。但H与C之间通过共价键形成的分子，电子云相对处于二者的中间位置，不能形成分子间的氢键。具有氢键的分子，易通过电荷吸引溶于水等具有氢键的溶剂之中。分子间的静电吸引力除了氢键还包括范德华力，被称为分子间化学键。分子内化学键的重组需要突破能量势垒，产生新的物质可能需要耗能，我们能够认识其威力，分子间化学键也颇具"威力"，比如我们用手搓不掉的污渍，用水一泡可能就搓掉，就是氢键的效力。氢键和范德华力使分子结合在一起，才形成宏观可见的物质，分子间化学键的重组不会形成新的物质，但会改变物体的形状，比如水通过氢键结合在一起，抽刀断水能破坏一部分水分子间的氢键，所以"抽刀断水水更流"；用牙齿咀嚼一块饼干，就是用机械力破坏了分子间连接，但没有形成新的物质；饼干被胃酸破坏，是破坏共价键或离子键，就形成了新的物质。所以，从能量的角度来看，物理变化和化学变化都是在用能量破坏或形成化学键。

在细胞这个化工厂中，发生着合成反应（吸收能量）和分解反应（释放能量）。实际上，这两种反应都有能量势垒，即发生化学反应前必须首先获得一定的能量。比如，一张纸燃烧能释放能量，但前提是需要使纸拥有达到燃点的能量，这就是突破能量势垒。在细胞内，发生化学反应首先需要破坏分子之间的氢键、范德华力。因此，化学反应需要一定的温度、需要筋膜和血管通过运动提供的"搅拌"、需要水这种溶剂，这些基础条件可以使分子摆脱分子力的束缚而快速运动起来，降低化学反应的能量势垒，增加底物分子见面的机会。快速运动的底物使酶可高度选择性地捕捉到特定的底物，进一步降低特定底物间反应的能量势垒。但是分子力的改变并不形成新的物质，进一步反应需要打断分子内的离子键或共价键，破坏这些键需要大量的能量，因此往往需要消耗ATP。

由食物分子氧化所释放的能量，首先被暂时储存起来，当需要生产细胞必需的小分子和大分子时，这些能量以活化载体分子的形式提供。细胞内最重要的活化载体分子包括三磷酸腺苷（ATP）、还原的烟酰胺腺嘌呤二核苷酸（NADH）、还原的烟酰胺腺嘌呤二核苷酸磷酸（NADPH）。化学反应要打破共价键和离子键往往需要这些标准能源的高能磷酸键提供化学能，因此，从能量的角度来看，细胞很像一个换能器，在不断地转换着机械能、热能和化学能。

其中线粒体是个能标志细胞代谢水平的换能器，在线粒体内糖和脂肪酸携带的化学能被一步一步释放，驱动电子链传递，把化学能转化为电能，最后再把电能转化为高能磷酸键中的化学能，从而形成标准能源 ATP，这个过程被称为三羧酸循环。线粒体提供大量标准能源的同时，又为细胞这个化工厂提供大量化工原料，其数量可以随着代谢水平的增减而增减。

ATP 相当于细胞内的可移动电源，当这个电池里面的电能被消耗之后，ATP 就变成 ADP，ADP 迅速进入线粒体再充电，再变成 ATP，ATP 少量被线粒体使用，大量进入胞质中被细胞器使用。人体内一个 ATP 分子离开线粒体到变成 ADP 返回再充电，大约需要 1 min，为了保证供能，细胞内 ATP 的浓度约为 ADP 的 10 倍。如果充电活动停止，ATP 水平下降，细胞内的电池被用完，细胞便死亡，氰化物就是通过阻断线粒体充电引发细胞死亡。

细胞内的化学反应必须是不平衡的，即生成物必须被消耗，能量必须源源不断地输入，链式反应方得以无穷地进行下去，生命才能生生不息。如果某个环节反应物和生成物的浓度相当，那么反应就会停止，细胞就会死亡。所以，能量是驱策无序成为有序的基本力量，要让我们的身体保持有序，我们的代谢必须达到一定的水平，这就是宏观上讲的体能。体能首先可以表现为心肺功能，要达到特定水平的心肺功能需要通过 4 区控制的力量、速度型运动来实现，这也是对抗现代社会流行的代谢综合征的基本原理：摄入能量，消耗能量，让身体有序。这是康复的一个很重要的接口。

物质代谢越活跃，细胞的活力越强，比如，可兴奋细胞获得的神经营养因子越多，功能会越强；细胞的自分泌和旁分泌越强，自身的功能越强大，其受惠的邻居的功能也会被调速；研究也发现，使用频率、强度的增加也会使细胞拥有更多的物质，比如，用无氧运动来对抗肌少症，肌纤维的肌糖原和细胞器数量都会增加，自分泌和旁分泌也会增加。

对细胞内的小分子物质（单糖、脂肪酸、氨基酸、核苷酸）和大分子物质（多糖、脂肪、蛋白质和核酸）的研究构建了细胞生物学的主流，这也是还原论时代对生命的基本认识。从康复医学的角度来看，物质和代谢水平相关，让身体、器官、细胞保持可持续的高水平的代谢，细胞内的物质才是和谐的、丰富的。

从宏观角度来看，运动减少，特别是 4 区控制的战斗和逃跑的减少，向细胞传递的信息相当于"躺平"，就会引发身体各个系统的退化，这种信息是很多老年病的原因之一，比如高脂血症、高尿酸血症、糖尿病等，康复医学要高度重视这个接口——不让细胞"躺平"，身体就会恢复活力。

细胞膜使细胞具有独立性，但是只有独立性的细胞是没法生存的，细胞在保持独立性的同时必须能够向内外传递信息，因此，细胞膜兼具了独立性和联系性。细胞膜的内外都是以水为溶剂的溶胶，为保持细胞的独立性，细胞膜被设计为脂质，这样可溶于水的胞内胞外物质被一层脂质膜隔开，使细胞具有独立性。同时，细胞膜为脂质双分子层，脂质分子的头端可溶于水，而尾端不能溶于水，双分子的尾端相接，而头端面向胞内胞外，因此，细胞膜和组织液、细胞质能和谐相处。为保持联系性，细胞膜上镶嵌了大量的蛋白质，这些跨膜蛋白质约占细胞膜质量的 50%，可以被分为 4 类：受体、酶联受体、离子通道、转运蛋白。受体和第一信使结合，可以激活细胞内的信号通路，肾上腺皮质激素、性激素、甲状腺激素这些脂溶性物质以及小分子的 NO 可以穿越细胞膜直接进入细胞质与受体结合；还有些受体不是激活信号通路，而是在胞质内表达酶活性；细胞外化学信号、电学信号、力学信号的改变可以激活相应的离子通道，分别被称为化学门控离子通道、电压门控离子通道、机械门控离子通道，在可兴奋细胞中，离子通道可以把胞外的化学信号、电学信号、力学信号转化为电信号来传递信息；转运蛋白可以通过耗能将物质进行胞内胞外的转移，从而改变胞内胞外的化学环境。细胞还可以通过胞吞胞吐来获得物质或排出物质，实际上，这都是细胞和环境交流信息的方式。

细胞外的环境信号可以通过信号通路影响细胞核或者直接到达细胞核影响基因的表达，DNA 在信使的辅助下，选择基因、转录基因、表达基因，基因的表达是信息传递的又一重要方式。

能量、物质、信息是三个相互区别又互相兼容的控制生命的概念，能量必须通过物质来表达（如分子键、糖、脂肪、ATP），能量的增减也是一种信息，物质是能量的载体，物质的多寡也是一种信息，信息可通过能量来表征，也可通过物质来表征。

参考文献

[1] VARADARAJAN S G, HUNYARA J L, HAMILTON N R, et al. Central nervous system regeneration [J]. Cell, 2022, 185(1): 77-94.

[2] JIA Y, MAO C, MA Z, et al. PHB2 Maintains the Contractile Phenotype of VSMCs by Counteracting PKM2 Splicing [J]. Circ Res, 2022, 131(10): 807-824.

[3] SUAREZ-RODRIGUEZ V, FEDE C, PIRRI C, et al. Fascial Innervation: A Systematic Review of the Literature [J]. Int J Mol Sci, 2022, 23(10): 5674.

[4] LI R, LI D-H, ZHANG H-Y, et al. Growth factors-based therapeutic strategies and their underlying signaling mechanisms for peripheral nerve regeneration [J]. Acta Pharmacol Sin, 2020, 41(10): 1289-1300.

[5] SCHUSTER R, YOUNESI F, EZZO M, et al. The Role of Myofibroblasts in Physiological and Pathological Tissue Repair [J]. Cold Spring Harb Perspect Biol, 2023, 15(1): a041231.

[6] YAN Y S, QU Z, YU D Q, et al. Sex Steroids and Osteoarthritis: A Mendelian Randomization Study [J]. Front Endocrinol (Lausanne), 2021, 12: 683226.

[7] LEI H, LIU J, WANG W, et al. Association between osteocalcin, a pivotal marker of bone metabolism, and secretory function of islet beta cells and alpha cells in Chinese patients with type 2 diabetes mellitus: an observational study [J]. Diabetol Metab Syndr, 2022, 14(1): 160.

[8] BARBUTI P A, BARKER R A, BRUNDIN P, et al. Recent Advances in the Development of Stem-Cell-Derived Dopaminergic Neuronal Transplant Therapies for Parkinson's Disease [J]. Mov Disord, 2021, 36(8): 1772-1780.

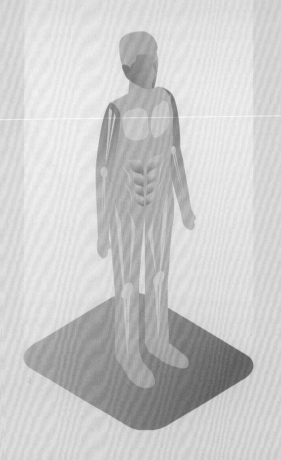

✔ 第二章
回到宏观

细胞的生物学反应是基于细胞的环境刺激，要让细胞表达丰富的生物学效应，必须改变细胞的环境，细胞的环境变化往往源自外部环境的改变。特别是对于康复医学来说，借鉴细胞生物学，并不是发展很多直接改变细胞的方法，而是发展通过宏观的刺激来诱导改善细胞功能的方法。所以，我们还必须再次回到宏观的生物力学，来研究宏观的生物力学刺激与细胞生物学之间的多维关系。

✓ 第一节　什么是运动

所谓运动多数是指骨的运动，是骨听从于肌肉的命令的表现，而骨又必须不断地获得一定量的这种命令才能维持自己的形态（否则就会骨质疏松）；肌肉接受神经的命令才能发布命令，而肌肉本身需在获得神经命令的同时获得神经营养来维持自己的形态（否则就会萎缩）；神经冲动受控于大脑，是大脑通过感觉系统听命于环境的结果。许多动物实验证实：环境变得简单，大脑皮质就会变薄。

可见，运动可以分为骨层面的运动、肌肉层面的运动、神经层面的运动和环境层面的运动（图 2-1-1）。这 4 个层面构成邻居关系，可以互相影响，而不是之前所认为的神经控制肌肉，肌肉是神经的"奴隶"，现在要强调的是肌肉也控制神经。

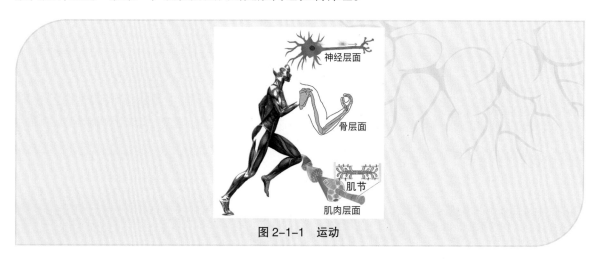

图 2-1-1　运动

骨骼层面的运动、肌肉层面的运动、神经层面的运动，都有形可见，但从本质上讲，运动是人体适应环境的表达之一。

运动和姿势维持是骨骼、肌肉、神经协作的结果，这个结果一定需要适应环境，因此，对运动和姿势的分析需要从骨、肌肉、神经和环境四个方面进行。

一、骨层面的运动

简单来说，骨层面的运动就是产生位移。日常生活中人们描述的运动就是指骨骼产生位移，如矢状面的前屈后伸、冠状面的外展内收、轴面的旋转。理论上人体可以被 X、Y、Z 3 个轴形成的 3 个面所切分，人体的运动可以分为每个面的滑动和绕垂直于该面的轴的转动，比如 X、Y 轴构成冠状面，人体单元可以在这个面内任意方向滑动并绕 Z 轴转动；Y、Z 轴构成矢状面，人体单元可以在这个面内任意方向滑动并绕 X 轴转动；X、Z 轴构成轴面，人体单元可以在这个面内任意方向滑动并绕 Y 轴转动。我们现实看到的运动是三轴三面运动的复合运动，需要用这种规律来分析（图 2-1-2）。我们判断患者是否瘫痪也是以患者能否产生这些运动来评判的，随意运动训练也是参照这个体系来进行的。

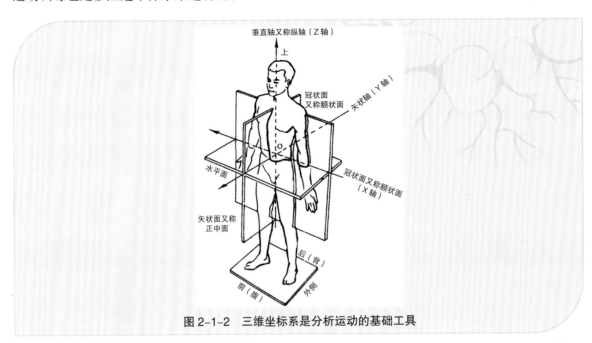

图 2-1-2　三维坐标系是分析运动的基础工具

　　然而，这种肉眼所见也欺骗了我们，骨的运动还应该包括肉眼看不见的关节内的骨的运动和骨通过相对静止来实现的姿势维持。

　　关节松动术的研究阐明了关节外骨运动的同时，被关节囊包裹的关节内的骨骼也在运动。运动形式包括滚动、滑动和转动。滚动是指球在平面内的接触点持续变化的运动，滚动没有轴；转动是指圆柱或球绕固定轴的运动。实际上，构成关节的两块骨之间的运动，不可能有个固定轴。因此，严格意义上来讲，关节内运动是滚动和滑动，所谓滑动是指两个物体相互之间产生平移，以球窝关节的凸面为例，关节内骨滑动的方向往往与关节外骨骼运动的方向相反，也与凸面的滚动方向相反，即所谓凹凸法则（图 2-1-3）。这样就可以保证关节囊不被关节内骨骼的滚动所撕裂。正因为有滑动的存在，表面上看关节凸面的运动受到限制，所以也有学者认为存在转动。这样的研究无疑对临床是有价值的，但研究者反复强调关节内滑动不可以自我产生，需要手法被动产生。从今天的生物力学以及前沿的康复技术来看，这种方法可以改进。

　　滑动和转动一定是人体自己产生的，没有任何人在运动的过程中需要别人来帮助完成关节内运动。我们可以通过兴奋相应肌肉，给患者提供一种任务导向，诱导出滑动。比如，让患者前屈盂肱关节时，可以把我们的一个拇指贴在患者肱骨头后面，让患者肱骨头来触及我们的拇指，就能诱发肱骨头向后的滑动。同时，还可以把另外的几个指头放在患者的腋下，让患者的肱骨头向后运动的同时向下运动，这就产生了主动的关节松动术。德国学者 Christa Lehnert-Schroth 在《脊柱侧弯的三维治疗——一种针对脊柱畸形的物理治疗方法》中介绍了大量的通过手法辅助让滑动变成随意运动的方法，使我们对关节内运动有了新的认识：关节内运动也是肌肉产生的。

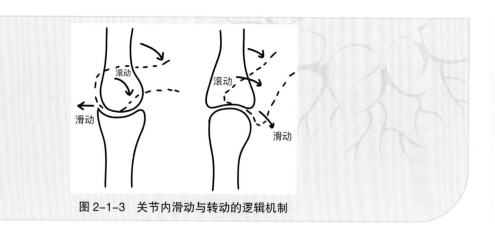

图 2-1-3　关节内滑动与转动的逻辑机制

最直观的骨的运动是产生位移，但是骨同时又是人体的刚性结构，具有重要的支撑作用。在部分骨产生位移时，其余的骨也在积极响应，他们受到肌肉等长收缩的牵张，他们受到重力的作用，他们在为随意运动的骨提供支撑。因此，骨骼的运动是一个运动链的运动，是一个全身的运动。意大利学者 Luigi Stecco 在其著作中把全身分为头节段、颈节段、胸节段、腰节段、盆节段、髋节段、膝节段、踝节段、足节段、肩节段、肱节段、肘节段、腕节段、指节段。该分类体系的躯干部分与一般的解剖相同，但四肢部分的指代与一般的解剖并不相同。比如，肩节段并不指盂肱关节，而是指肩胛 - 胸壁关节中的肩胛骨，肱节段才是指盂肱关节。每个关节往往用远端的那块骨头的运动来代表这个关节。比如，髋关节的代表骨头是股骨，膝关节的代表骨头是胫骨（图 2-1-4）。节段理论的提出是非常重要的，他揭示了运动并不只是产生位移的部分完成的，没有位移的每一个节段都在做功，每一个节段都配备有几台"发动机"，是这些发动机共同工作才产生了宏观的运动效果。比如，举重绝不是肘关节举起的，举重运动员中腰伤很常见，说明腰节段在举重过程中承受了巨大的压力，产生了巨大的主动力，所以最后的结论是：举重是全身所有节段运动的结果。

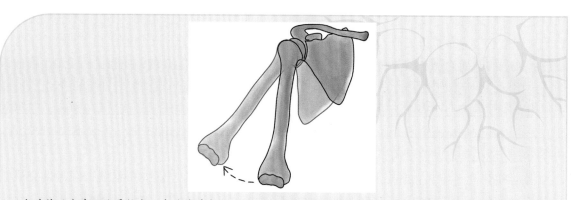

一个关节至少有两块骨构成。在关节学中，一般用远心端的那块骨代表该关节的运动。比如，用肱骨的运动代表盂肱关节的运动。

图 2-1-4　关节的代表骨骼

静态部分的骨实际上也有小幅度的位移，但肉眼所见这些骨在保持某种姿势，比如 Stuart McGill 在其《腰部疾患：循证预防与康复（第 3 版）》用很多实验证明，肢体的运动需要脊柱保持中立位。虽然脊柱中立位并不是一种固定姿势，但椎体在中立位范围内运动时，肉眼所见躯干呈平板状，腰部略前凸。高水平运动员在剧烈的运动对抗中仍能保持这样的姿势，但很多人在肢体运动过程中躯干会发生很大的变形。这种现象提示维持姿势的人体部分产生肉眼可见的位移是一种异常的骨层面的运动。

　　错位和畸形揭示了人体姿势维持部分另一种异常现象：被胶着于某种特定位置的骨关系异常。如扁平足、膝内外翻、脊柱侧弯/旋转、颈轴反张、翼状肩胛、耸肩、圆肩。这些肉眼可见的异常被骨科称为畸形。很多关节松动术专家研究了人体运动过程中肉眼不可见但是被动复位之后运动会改善的一种骨位置异常，被称为错位。如 Mulligan 体系强调肩痛的患者可能有肱骨头向前的错位，向后推送肱骨头可能会改善肩关节的前屈/外展。

　　骨层面的运动多数是可见的，无论是生理意义上的完成任务，还是病理状态下的错位、畸形和误用，都直接或间接可见，为临床评估运动提供了窗口，但骨层面的运动往往是现象（骨骼异常除外），探索现象产生的原因就需要从肌肉层面来认识运动。

二、肌肉层面的运动

　　肌肉层面的运动本质是肌动蛋白和肌球蛋白结合并消耗能量。

　　传统的很多概念对我们影响深远，误导了我们对肌肉层面运动的理解。比如，把肌肉缩短当成肌肉运动的特征，认为只有向心收缩才是肌肉运动。实际上，肌肉收缩与肌肉缩短不是同一概念，肌肉长度变长的收缩叫离心收缩。肌肉长度不变的收缩叫等长收缩，只要肌动蛋白和肌球蛋白结合，消耗 ATP，肌肉就收缩了。步态分析的结果告诉我们，人在走路时向心收缩并不是肌肉主要的收缩形式，离心收缩才是步行过程中肌肉的主要收缩形式。实际上这依然是一个只见树木不见森林的结果。如果把步行过程中维持姿势的静态部分纳入研究视野，那么在步行过程中最主要的肌肉运动形式一定是等长收缩，其次才是离心收缩。在现实生活中，某些情况下甚至向心收缩和离心收缩均没有。比如天安门前站岗的士兵，就只有等长收缩。

　　随意运动需要原动肌来产生，这个基本论述也误导了我们对运动的理解。人生活在地球上，重力时时刻刻作用于人体，所以人体的抗重力肌异常发达，但不能因为这些现象就把重力当作运动的阻力。实际上运动很多时候是重力产生的，完全可以没有原动肌就能形成随意运动。步行的过程就是人体在重力驱动下失去平衡再重新获得平衡的过程，是重力和肌肉协作的过程。重力势能是人体在运动过程中能量转换的一种中介形式，重力也是一种人体控制运动的有效拮抗的来源，没有重力的环境下人体执行目的性运动更费力（图2-1-5）。

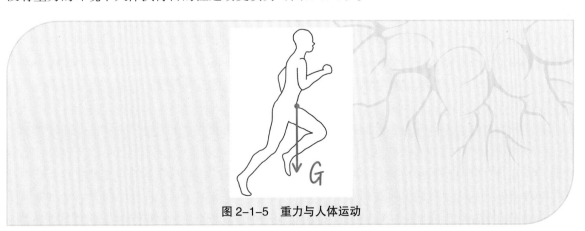

图 2-1-5　重力与人体运动

重力是人在地球上产生运动的重要助力,跑步时重心前移是重力作用的结果。

分析在地球上发生的运动,千万不能忘记重力这个因素,即便在病理状态下,人体依然是要利用重力来形成运动的。一个试验可以帮助我们来理解这个问题:如果一个由东南西北四根拉线的电线杆,被砍断了东面的拉线,突然狂风大作,但是电线杆没有被刮倒,会发现电线杆歪歪地立着。试问,电线杆应该倾向哪个方向?正确的答案是电线杆倾向东方。美国功能解剖学家Lindsay Rowe 将脊柱比喻为四根线拉紧的塔,发现脊柱总是侧弯向肌肉受抑制的那侧。这个规律在德国学者施罗德治疗脊柱侧弯的体系里被充分证实。病理步态里面的臀大肌步态、臀中肌步态、股四头肌步态都符合这个规律,我们可以称之为预置机制,即人体可以把身体的一部分预先放置在瘫痪肌肉的一侧,以期利用重力来和对侧功能较好的肌肉实现拮抗,最终获得平衡(图2-1-6),所以,臀大肌瘫痪表现为挺胸凸肚步态,股四头肌瘫痪可产生膝过伸步态。

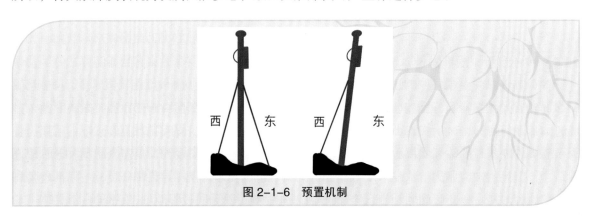

图 2-1-6　预置机制

站立的电线杆总是歪向拉线断掉的那一侧,保留的拉线与电线杆自身的重力形成平衡,而不会歪向拉线还在的那一侧,因为拉线没有收缩功能。

在运动分析时,更关注的是原动肌,但原动肌往往只是随意运动的启动因素,从运动控制的角度来看拮抗肌、中和肌似乎更重要,没有拮抗肌、中和肌就无法完成运动目的。

但从运动的发生来看稳定肌是最重要的,因为随意运动是人体输出一个作用力的过程。根据牛顿第三定律,作用力和反作用力总是同时出现,人体在输出作用力时必须同时提供一个大小相等方向相反的反作用力(图2-1-7)。生物力学的研究发现,似乎人体要比牛顿力学定律更为激进,反作用力总是早于作用力而产生,或者说人体稳定性决定随意运动的质量。因此,从生物力学的角度来看,稳定性训练比目的性运动训练重要。

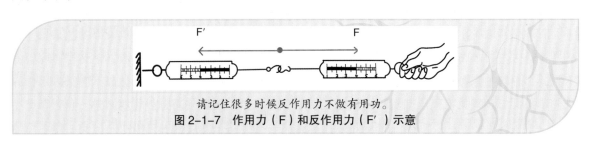

请记住很多时候反作用力不做有用功。

图 2-1-7　作用力(F)和反作用力(F′)示意

要想产生一个作用力就必须首先产生一个反作用力的原理,在人体还有另外一种表达形式,就是利用方向相反的一对作用力来互为反作用力。比如,弓箭手一只手推弓一只手拉弦,推弓之力和拉弦之力都是作用力,他们也可以互为对方的反作用力,从而使弓箭系统成为一个节能系统,这被生物力学称为"射手之弓"（图 2-1-8）。该原理被人体普遍应用。比如，走路时交叉的上下肢同时向前或向后，就可以在躯干的某个定点通过斜链互相提供反作用力，减少了额外做功，提高了身体的效能。

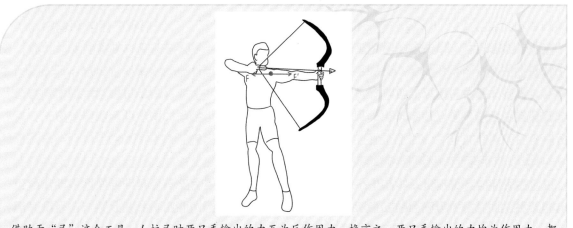

借助于"弓"这个工具，人拉弓时两只手输出的力互为反作用力，换言之，两只手输出的力均为作用力，都做有用功。

图 2-1-8　射手之弓的原理

如果用 Stecco 的运动链来看，即使没有射手之弓，每个节段的肌肉收缩做功都会转化为有效功。人体的运动就像两组人拔河，参与拔河的每一个人都会影响比赛的结果。参与运动的每个节段的肌肉收缩也都会影响运动的结果，这些节段的肌肉之所以会整合成一个具有多级发动机的复杂机械，与肌肉的走行和配布密切相关。前文介绍过，理论上可在矢状面、冠状面、轴面分解运动，但是肌肉很少呈正矢状面、冠状面、轴面走行，而是斜着走行，形成了串联所有节段的螺旋链，在轴面运动特别重要的节段甚至配布有旋转肌群，螺旋不仅使由许多节段构成的人体具有更强的抗张抗压能力（见前述纺织学发现），而且可以把能量最大化为有用功，李小龙用寸拳让我们深刻地认识了这点。

无论是动态部分还是静态部分，只要肌肉耗能做功，就会通过螺旋链转化为有用功，但是从临床角度来看，区分稳定性和随意运动还是有积极意义的。稳定性是生物力学的热词，但到目前为止稳定性没有明确地被普遍接受的定义。Mcgill 给出了一个狭义的稳定性的定义：稳定性是通过相互拮抗的肌群同时收缩来实现的，是一种反射性运动，表现为运动过程中躯干保持不动的能力。以这个定义为支撑点，可以引入 Mcgill 法作为作业治疗（occupational therapy，OT）训练的原则之一。同时，在作业过程中应该把躯干按节段分析，胸节段出现驼背、肩节段出现翼状肩胛、盆节段出现异常旋转等，提示相应的肌肉出现了反射性运动障碍。

在真实运动中并不只有躯干是静态部分，四肢也可以成为静态部分。比如，在步行时的支撑相下肢就是静态部分，完成某个具有挑战性的任务时，上肢也往往以静态部分的形式参与进来提供稳定。因此，稳定性与肌肉位置的关系并不密切，而与肌纤维的类型相关。在肌肉生理学上有许多描述肌纤维类型的名词，其中一组包括红肌、短肌、慢肌、Ⅰ型肌纤维，红肌是指这类肌肉血供丰富，具有很好的耐力；短肌是指这类肌肉多为单关节肌，长度较短；慢肌是指这类肌纤维收缩速度较慢，爆发力较差；Ⅰ型肌纤维是指激活阈值低，线粒体丰富的肌纤维。实际上这是对擅长提供稳定性的肌纤维的不同角度的描述。另一组名称包括白肌、长肌、快肌、Ⅱ型肌纤维。

白肌是指血供相对较差，持久性差，平时不需要动员，擅长执行战斗或逃跑的一类肌纤维；长肌是指这类肌肉多为多关节肌，肌肉长度越长，力臂可能就越长，就会产生大的力量和速度，适应战斗和逃跑；快肌是指这类肌纤维收缩速度快；Ⅱ型肌纤维是指激活阈值较高，只有应激时才能被激活。每块肌肉都有Ⅰ型肌纤维和Ⅱ型肌纤维，都可以执行稳定任务和应激任务，并且随着年龄的增加和运动环境的改变，两种肌纤维可以互相转换。

肌肉无论是通过随意运动来实现运动目的还是通过反射运动来为随意运动提供稳定支撑，都是通过产生"力"来实现的。在生理学中，肌肉通过随意运动消耗注意资源产生的力，被称为"肌力"，通过反射运动使关节暂时变为刚体的力，被称为"肌张力"，但是这两个概念经常被混用，使我们对运动的理解产生混乱，要厘清这些问题，需要进一步从神经的角度来认识运动。

三、神经层面的运动

直接控制运动的神经是传出神经的运动纤维，或称运动神经，只要运动神经产生动作电位，就可以认为发生了神经层面的运动，即便病理状态下肌动蛋白和肌球蛋白不能结合，没有消耗能量。

溯源运动神经，最高中枢在大脑皮层的4区和6区，这些区域的神经元发出下行纤维，一部分来到延髓背侧，在被称为锥体的地方交叉到对侧并换元，这部分纤维被称为锥体系；另一部分纤维从皮层发出，先来到基底节并进行第一次换元，然后继续下行交叉到对侧小脑脑干，而不走行锥体，故称锥体外系。

锥体系和锥体外系纤维继续下行来到脊髓前角，锥体系主要与脊髓前角的 α 运动神经元形成连接。α 运动神经元发出的轴突到达骨骼肌主要支配Ⅱ型肌纤维，这个通路主要完成战斗或逃跑之类的需要消耗注意资源的随意运动；锥体外系主要与脊髓前角的 γ 运动神经元连接，γ 运动神经元发出的轴突到达骨骼肌，主要控制Ⅰ型肌纤维，这个通路主要完成稳定支撑类运动和熟练运动（消耗注意资源很少的随意运动）。

在现实运动场景中，应该是先激活锥体外系。激活锥体外系有几个优势，首先是提供了稳定，提供了运动必需的反作用力，保证了运动的安全，保证了运动的输出；其次是Ⅰ型肌纤维的激活阈值低，容易激活，节约了运动激活的成本；最后是锥体外系不需要消耗注意资源，为同时做几种随意运动提供了可能，从而降低了大脑的负荷，提高了身体的效率。如果以上的配置不能适应环境的需要，就需要注意资源介入，这样便于激活阈值较高的Ⅱ型肌纤维，以提高运动强度、速度和技巧，最大限度适应环境的需要。

可见锥体系和锥体外系都会驱动肌肉产生力，这个"力"既包括肌张力又包括肌力。病理状态下，如果患者表现出最大力量下降、"战斗或逃跑"等随意运动完成困难，病理反射阳性，就可以考虑锥体系障碍；如果患者表现为肌张力障碍、运动迟缓、共济失调、腱反射的减弱或亢进（为什么把腱反射异常归为锥体外系障碍的证据，将在第三章详述），就可以考虑锥体外系障碍。所谓的共济失调有严格的定义，如果患者卧位的四肢各节段的肌力正常，但不能完成持物或步行，且伴有指鼻试验、跟膝胫试验、轮替试验等阳性，即为共济失调。从生物力学来看，共济失调是躯干不能与四肢协同完成运动任务，或Ⅰ型肌纤维不能与Ⅱ型肌纤维配合来执行运动任务。共济失调也可以因为感觉障碍所致，主要是因为反射性运动需要完整的反射弧，感觉障碍时影响传入冲动，故反射性运动形成困难。当然共济失调的患者也不能执行战斗和逃跑之类的任务，与锥体系障碍鉴别的要点在于首先评估锥体外系，如果确定锥体外系障碍，评估战斗和逃跑是没有意义的（表 2-1-1）。临床所见，锥体系和锥体外系的任何地方受损，都可以引发运动障碍，包括周围神经受损，都可以表现为锥体系和锥体外系的问题，肌肉的问题也可以表现为锥体系和锥体外系的问题。比如老年人肌少症，包含有Ⅰ型肌纤维转化为Ⅱ型肌纤维的问题，实际上这是一个锥体系的问题，但目前很多学者误认为是个稳定性的问题，这个问题在第三章会专门来分析。

表 2-1-1　锥体系和锥体外系的区别

项目／类别	第一次换元	第二次换元	控制肌纤维的类型	控制运动类型	作用	损伤后表现
锥体系	在延髓换元	主要与脊髓前角的 α 运动神经元联系	到达肌肉主要控制 2 型纤维	主要控制随意运动	产生力量、速度、技巧以适应应激	肌力下降、病理反射阳性
锥体外系	在基底节、小脑、脑干换元	主要与脊髓前角的 β 运动神经元联系	到达肌肉主要控制 1 型纤维	主要控制反射性运动	产生反作用力以提供稳定，并可控制不需要注意参与的随意运动	肌张力异常、腱反射异常、共济失调

瘫痪可以分为锥体系障碍、锥体外系障碍和二者共病的问题，临床最多见的是锥体系、锥体外系共病问题。

从神经层面明确运动障碍的定位与定性，对通过运动训练来改善功能是很重要的。肌力要通过速度、力量、技巧等消耗注意资源的方法来训练，肌张力要通过支撑相的任务来训练。不需要消耗注意资源的熟练运动的低水平重复，不会增加运动的速度和力量。

在认识运动与神经的关系时，不能忽视靶器官对神经元的营养作用。例如，外周神经损伤后靶器官分泌的神经生长因子经轴浆逆运输可被再生轴突拾取后运输至胞体，从而影响再生轴突的生长方向并滋养神经元。这种现象虽然未在中枢神经修复过程中观察到，但在人类现实生活中，通过运动再塑人脑的结构和功能的例子比比皆是：弦乐器演奏者，左手指的皮质图较右手大；布莱叶（Braille）盲字诵读者（以手指触摸），右手皮质图大于左手。Gómez-Pinilla 研究发现大鼠7 天的跑轮运动使比目鱼肌中的神经营养因子显著增加。可见，运动可以促进靶器官分泌神经生长因子，神经与其支配的靶器官具有相互营养的作用是肯定的，未知的只是靶器官对神经元的营养作用在中枢神经损伤后的影响方式。

四、环境层面的运动

形成反射性运动需要感觉神经传入环境刺激，环境刺激不仅在体内引发大量的反射，而且一部分环境信息会随着传入神经传递到大脑皮层，形成认知，从而决定面对刺激是不屑一顾，是保持安静，还是战斗或逃跑。这就是环境层面的运动——运动是人体对环境的一种反应。无论是现代运动控制理论还是 20 世纪 90 年代出版的《中风病人的运动再学习方案》都特别强调环境的意义。比如，目前的运动控制理论认为环境、人和任务是运动控制的三个要素。所谓骨、肌肉、神经都是"人"这个要素里面的细节内容。环境作用于人，人根据环境确定任务，才会有运动的输出，使环境得到改造，以更适合人的生存与发展，人类社会就是在改造环境和适应环境的循环中建立起来的。

所谓环境是一个与主体相对的概念，主体的周围即为环境，只要环境作用于主体，主体就会做出相应的反应。以人为例，周围的环境可以分为物理环境、化学环境、生物环境、精神环境，这些环境刺激作用于人体，如果上升到大脑皮层，形成认知，就会对环境刺激有所感知。大多数刺激上升不到皮层，因此绝大多数刺激是隐匿的，但人体依然会对此作出反应。比如微生物的侵袭，可能会使免疫系统做出恰当的反应，但患者本人的大脑不会形成是哪种微生物的科学认知，需要借助于医学手段才能在医务人员的大脑皮层形成相应的认知。因此不能把刺激与知觉画等号。知觉的发生也可能晚于刺激。比如，人类知晓"水往低处流"的原因是很多世纪之后，才知道重力是影响运动的重要因素；人类在震惊电闪雷鸣的很多世纪之后，才知道我们自身也能产生电流，而且电流是产生运动的必备条件之一。

在强调了刺激不一定被感知之后，我们对上升到皮层的刺激也必须重新认识。从对运动的影响来看，刺激上升到皮层之后主要通过两方面来影响运动，一是形成任务，二是形成心理。

任务是本人权衡自身和环境之后做出的选择，经过世世代代的进化，运动任务具有很明确的规律性，形成了很多模式，存储在我们体内。接受遗传，并经过后天学习，我们掌握了这些模式。这些模式被运动目的所驱动，康复医学据此形成了任务导向性训练。并且这些模式具有跨种族现象，具有相对明确的正确模式，比如，《中风病人的运动再学习方案》就运用生物力学分析了这些模式的特征。Mcgill进一步分析了在完成这些模式性动作中，躯干的控制要件，把二者结合正是本书要推荐的OT训练的核心。临床所见的瘫痪绝不是神经系统和运动系统功能障碍这么简单，很多患者的问题表现为模式的问题，亦称技巧的问题。识别这些问题，并纠正这些问题，患者的运动能力可以即刻提高，这就是技巧再塑。

然而，对同样的刺激，不同的个体会做出不同的反应，这主要与个体脑内的软件不一样相关，即不同的世界观和方法论导致主体对同一刺激做出不同的反应，这就是心理。心理对运动有巨大的影响，本书开篇用举例的方式讲述了这个问题，在临床上需要识别心理对瘫痪的影响，这往往导致两个方面的问题：一方面是夸大心理问题，认为不能完成运动都是患者恐惧的结果，甚或有时候家属会认为是患者懒惰所致；另一方面是忽视心理问题，治疗师不能识别恐惧对患者运动的影响，甚至很多治疗师缺乏生物力学知识，自己对患者运动时的安全保障也很担心。比如脑损伤患者第一次康复，坐在床边时，往往脚会放在膝关节的前方，这就是患者恐惧跌倒的表现，他认为这样做支撑面更大，会使自己更安全。如果不纠正这一点，想让患者完成床边站起，往往是不可能的，因为站起时正常人也需要把脚放到膝关节后方，这样做才省力。且很多治疗师担心自己把患者摔到，所以不是去纠正患者的错误，而是把患者抱得死死的。这样患者就很难完成站起的任务，实际上很多时候这样的困局并不是患者神经损伤的结果，而是一个心理问题，治疗师没有识别患者的心理问题，所以患者的功能无法表达。

因此，运动是人对环境的一种反应，人必须用这种方式来维持自己的生命，还必须用运动来改造环境使其更适合自我的生存。反过来，运动也是在人类适应和改造环境的过程中形成的，并通过遗传传给子代，但子代必须通过后天锻炼才能启动。这个进化结论要求我们只能服从于自然运动的逻辑规则，在规则的指导下充分发挥其潜力，而不能随意改造这些规则——这些规则就是生物力学努力研究的内容。

第二节　体能与运动

从宏观层面能够认识到瘫痪需要通过神经再塑、技巧再塑和心理再塑来解决，已经使康复有了巨大的进步。但是，忽视体能问题会使患者运动功能的恢复受到限制。

体能（physical fitness）是个和"运动的活化作用"一样朦胧的概念，要讨论体能的问题需要跳出这种神秘论述的束缚。该概念最早由美国学者提出，是指人体适应外界环境的能力。1984年版的《体育词典》认为，体能是人体各器官系统在体育活动中表现出来的能力。可见，抛开那些朦胧的定义，体能可以看作是身体其他系统支持运动系统执行运动任务的能力。从这个整合定义可知，体能不仅是运动系统的能力，还受到其他系统以及营养的支持和制约（图2-2-1）。

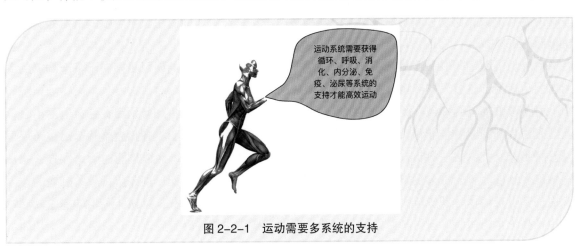

图 2-2-1　运动需要多系统的支持

台湾地区学者把体能分为竞技体能和健康体能，所谓健康体能是为促进健康、预防疾病、增进日常生活工作效率所需的体能。因此体能的概念虽然发端于体育，但是健康领域的问题，同样可以用体能来描述。本书所述体能限定于健康领域的体能，但接下来的讨论依然要借鉴体育界的研究。

体能定义的朦胧导致体能分类的混乱。如果我们把体能定义为身体其他系统支持运动系统执行运动任务的能力，体能可分为肌骨系统体能和支持系统体能。

在体育界，肌骨系统体能常用肌力、肌耐力、速度、柔韧性等来表征；在健康领域，肌骨系统体能依然需要用这些指标来表征。但这些指标降低的背后主要对应的是肌少症、骨质疏松症。因此，评估健康领域的肌骨系统体能就是评估研究对象是否有肌少症和骨质疏松症。如果有，需进一步评估其严重程度。

在体育界，支持系统体能往往用协调性、灵敏性、战术能力、心理能力、心肺功能、营养状态、健康状态等指标来表征；在健康领域，支持系统体能用神经系统评估、心理评估、心肺评估、营养评估、激素水平评估、消化评估、肝肾评估、应激评估、并发症评估来表征。以上内容转换成医学概念，主要是衰老、应激和疾病。

衰老是指由时间推移及其与环境相互作用而引起的分子、细胞和机体结构及功能的随机改变。由于几乎所有的生物都会衰老，所以很多人猜测衰老是由基因决定的。但现在研究发现，人类历史上大部分时间的平均寿命不足 45 岁，进入 20 世纪之后，人类的平均寿命快速增加。目前中国人的平均寿命接近 80 岁，比新中国建国前的平均寿命增加了 1 倍，这并不是国人的基因发生了重大的改变，而是环境变化的结果。也就是说，基因并不是控制衰老的主要因素，基因重要的意义是让个体生存到可以繁殖的年龄，过了繁殖年龄，由于性激素水平的下降，男性和女性都会加速衰老，但并没有刻意让个体衰老的基因。

影响衰老的环境因素包括医疗环境、营养环境和运动环境。从新石器时代到 1900 年，传染病、孕产带来的死亡率和婴幼儿的死亡率都是非常高的，这严重地降低了人类的平均寿命。随着这些问题的克服，人类的寿命大幅增加。目前，影响人类寿命的主要疾病包括心脑血管疾病、肿瘤、创伤等。随着医学技术的发展，这些疾病的死亡率也在快速下降，人类的平均寿命因医疗技术的进步而大幅增加。营养问题包括营养不足和营养过剩，他们都会降低人的预期寿命，比如肥胖和低体重新生儿，其预期寿命都会降低；对啮齿类动物限制热量摄入能够延长寿命并减缓其衰老速率，对非人类灵长类动物限制热量摄入能够延缓增龄相关性疾病的发生，但热量限制对人类延寿的效果存在争议。

以上讨论是基于用死亡率或平均寿命来测量衰老的研究。现在的研究更倾向于基于功能的测量来研究衰老，这就需要从物理学和生物学的角度来重新认识衰老。

宇宙中的所有事物都必须遵循热力学定律，即热力学第一定律（能量既不会产生也不会消亡，但可以从一个物体转移到另一个物体，能量转移前后的总量不变）和热力学第二定律（能量从一种形式转化为另一种形式并不是 100% 做有用功，总有一些能量会以热能的形式散失，增加系统的无序性，即表现为熵增）。因此机体在代谢过程中总会有熵增，现在认为导致衰老的原因只有一个就是熵增，即机体无序性的过度增加。比如从分子水平来看，线粒体产生的能量的同时可以产生大量自由基，自由基可以使蛋白质、多糖、脂质、核酸等受到攻击，从而使分子功能不良，机体中功能不良的分子逐渐积累，这就会导致分子层面的自由度增加。分子层面的自由度增加会导致细胞层面的自由度增加。心肌细胞的自由度过度增加可能会表现为心力衰竭，呼吸功能细胞的自由度过度增加可能会表现为呼吸衰竭，肾小球、肾小管细胞的自由度过度增加可能会表现为肾衰竭，骨骼肌纤维的自由度过度增加可能会表现为肌少症。以此类推，这个机体的分子、细胞、器官、系统的自由度过度增加就是功能意义上的衰老。衰老是损伤累积的结果。

在自然界也发现了一些几乎不会衰老的生命体。比如涡虫和水螅的组织再生能力极强，它们寿命极长，衰老可以忽略不计。不是涡虫和水螅不会发生损伤，实际上损伤怕不怕，关键看修复能力。因此，衰老可以看作一个损伤和修复的矛盾运动过程。减少损伤和提升修复是延缓衰老的两个方面：一方面，摄入能量来维持机体的有序性，同时通过运动来消耗高能电子载体，使线粒体等产生的高能电子载体尽可能转化为有用功，并增强机体的抗氧化能力；另一方面，运动可以通过输入力学信号和改善细胞周围的化学环境，来提高细胞的功能，从而增加损伤修复能力，这就是运动调控衰老速率的机制。

在一个群体中，不同的个体衰老的速度不一样。在个体中，不同器官发育成熟的速度不一样，不同组织再生能力不一样，衰老开始的时间和速度也不一样。细胞生物学研究发现，细胞经过约 40 ～ 60 次群体倍增之后便停止分裂，这种细胞群体倍增的有限次数被称为海弗利克极限（Hayflick limit），海弗利克极限预示着绝大多数生命体的衰老是必然的，但再生能力最大化可以降低衰老的速度。因此，修复能力即再生能力和损伤的动态平衡决定了人体的功能。在发育阶段，再生能力大于损伤，人体的功能持续提高；在成熟阶段，人的再生能力与损伤大致平衡，人体某些系统有短暂的平台期，某些功能还会大幅提高，比如智力（智力使人类具有独特的长寿轨迹）；绝经期一度也称为更年期，这一阶段人体最显著的变化是性激素水平的断崖式下降，这一特征不限于女性，男性同样符合这个规律，这个阶段大致从 50 岁左右开始。从这个时期开始人体几乎所有系统的再生能力都低于损伤，人体形态学的衰老和功能学的衰老开始快速显现，在肌骨系统中，性激素下降使肌少症和骨质疏松开始快速出现。因此，研究这两种疾病既可以很好地揭示衰老现象背后的机制，又能帮助我们理解肌骨系统体能下降的细节，进而实现与宏观生物力学的贯通。

一、肌骨系统体能

（一）肌少症

1989 年，Rosenberg 首次提出肌少症的概念后，引发了全世界很多医学专家的共鸣，相关研究迅猛增加。目前，研究该问题的国际组织包括欧洲肌少症工作组（European Working Group on Sarcopenia in Older People，EWGSOP）、亚洲肌少症工作组（Asia Working Group for Sarcopenia，AWGS）、国际肌少症工作组（International Working Group for Sarcopenia，IWGS）、肌少症、恶病质和消瘦障碍学会（the Society on Sarcopenia，Cachexia and Wasting Disorders，SCWD）、美国国立卫生研究院基金会肌少症项目组等。但到目前为止，这些权威的研究组织对肌少症的定义、诊断和治疗尚未达成共识（《国际功能、残疾与健康分类》之中也没有肌少症这个名词）。因此，当前要使用这一疾病名称，需要从细胞生物学的视角、从康复医学的视角来引用以上机构的研究结果。

整合目前的研究，肌少症包含 5 个方面改变：①骨骼肌瘦质量减少；②脂肪化；③肌肉及其附属结构如肌腱等的强度下降；④最大肌力下降；⑤运动能力下降。

骨骼肌瘦质量减少，毫无疑问是对肌少症的特征性描述，脱离这一条，肌少症的概念不能成立。2018 年，欧洲肌少症工作组建议使用双能 X 线吸收法、生物电阻抗分析、CT、MRI 等来测量肌肉质量，建议使用小腿围、臂围来初筛肌少症。亚洲肌少症工作组 2014 年建议使用低于年轻参考组（同一个民族 20 ~ 30 岁健康人）平均肌肉质量的 2 个标准差作为临界值，使用双能 X 线吸收法建议的临界值为：男 $< 7.0 \, kg/m^2$，女 $< 5.4 \, kg/m^2$。

肌肉瘦质量减少大致包括以下可能的原因：一是内分泌改变，如性激素水平下降（比如雌激素、睾酮水平下降）、生长激素水平下降、甲状腺功能异常、糖皮质激素升高、胰岛素抵抗；二是基因表达改变，肌少症是与年龄相关的疾病，人的骨骼肌质量到 30 岁左右达到高峰，之后每年以 1% 的速率下降，50 岁以后，骨骼肌质量减少的速率每年超过 1.5%；三是运动减少，如久坐的生活习惯、疾病导致的制动；四是营养不良，如恶病质、营养不足、吸收不良；五是细胞层面的改变，如线粒体功能障碍、细胞凋亡、运动神经元丢失。分析以上导致肌少症的因素，首先确认年龄是不可干预因素；其次，基因表达与环境密切相关，则运动减少这种环境改变，成为可以导致或加剧内分泌紊乱、使线粒体功能低下的一个可干预的核心因素。营养因素也是一个可干预因素，但对很多中国人来说，要具体分析患者的情况，最起码一部分人可能是营养过剩。

骨骼肌脂肪化是肌少症另一个重要的形态学改变。要消耗脂肪，需要肌肉的耗能水平达到糖异生水平，脂肪细胞释放脂肪酸进入骨骼肌纤维参与供能。由于细胞膜是脂质膜，脂肪酸可以直接进入肌纤维内部。所以，肌纤维首先消耗其周围的脂肪。肌少症发生脂肪沉积，说明该肌肉很长时间做功水平较低，不能消耗自身周围的脂肪组织。因此，运动水平低下是肌少症的重要危险因素。

肌肉及肌腱强度下降是早期研究就发现的一个肌少症特征，这对解释肌肉骨骼退行性改变导致的损伤是非常有意义的。肌肉骨骼疼痛与损伤密切相关，但研究发现，运动强度与损伤的关系呈 U 形曲线，即高强度运动和低强度运动都可以导致损伤增加，中等强度的运动可以降低损伤的风险。从细胞生物学的角度来看很容易理解低强度运动增加损伤的原因：骨骼肌会通过化学信号和力学信号影响其"邻居"，当骨骼肌功能水平高时，肌肉的附属结构肌腱、筋膜会得到强化，甚至关节囊、韧带、骨骼等邻居的功能也会得到强化；相反，骨骼肌功能水平低下时，临床会看到肩袖损伤、跟腱断裂、肱二头肌肌腱断裂、腱鞘炎、关节囊损伤、韧带断裂、肌肉起止点病、肌筋膜损伤等。因此，肌少症是一个重要的肌骨损伤模型。这可以帮助临床较容易地理解卒中后肩痛：神经功能障碍导致瘫痪，诱发肌少症或导致肌少症加剧，肌少症的发生或加剧可以使肩袖肌群强度下降，表现为冈上肌肌腱、肱二头肌肌腱、肩胛下肌肌腱等肌腱的损伤和韧带、关节囊、盂唇等损伤。因此，卒中患者容易罹患肩袖损伤。但临床追述病史，往往很难找到外伤史。

美国国立卫生研究院基金会肌少症项目组 2014 年建议的最大肌力的临界点为男性握力 < 26 kg，女性握力 < 16 kg，最大肌力下降成为诊断肌少症的重要功能指标。但肌少症是一个全身性改变，通过评估握力的最大肌力，从而作出肌少症的判断，肯定是以偏概全。

肌少症不仅带来最大肌力的下降，而且可以表现为运动功能的下降，临床常用起立—计时起走、6 m 步行测试、400 m 步行测试来评估患者的运动功能。

亚洲肌少症工作组在 2014 年指出有氧运动、耐力运动和抗阻训练等已经被证明可以显著增加肌少症老年人的肌肉质量和力量。2019 年，指出运动和营养是肌少症治疗的主要手段。2018 年，《国际肌少症临床实践指南》指出抗阻训练能有效地改善肌力、骨骼肌质量和运动功能。这些研究虽然强调了运动的意义，但具体的强度需要重新审视。为此，首先需要强调运动既可以给人带来益处，也可以带来损伤。为了克服运动的弊端，目前一般推荐有氧运动。有氧运动是指心肌的代谢高于平静状态水平（平静状态心肌的代谢也是有氧代谢，但不叫有氧运动）且处于有氧代谢的范畴，如果心肌进入无氧代谢，心源性猝死的风险增加。因此一般的有氧运动的概念，突出的是运动时全身的功率输出，与哪些骨骼肌运动、骨骼肌的代谢水平、具体的运动方式都没有关系。其次，肌少症训练的目的首先是增肌。目前研究表明，肌纤维的数量出生时就确定了，运动不能增加肌纤维的数量，肌少症的训练主要是为了增加肌纤维的容积。细胞生物学研究表明，肌纤维内线粒体和肌糖原的变异是很大的，肌纤维功能强大时和虚弱时，线粒体和肌糖原的量相差十几倍。其中肌糖原的增加与骨骼肌的无氧运动密切相关，骨骼肌只有经常耗竭自己的肌糖原，肌纤维才会适应性地增加肌糖原储备，以适应骨骼肌在短时间内大量做功。因此，肌糖原在经常进行无氧训练的骨骼肌会适应性增加。无氧代谢也会促使线粒体的数量增加，促使肌纤维合成蛋白质的能力增加，进而可能适应性地使 RNA、核糖体、内质网、细胞骨架等增加。因此，从细胞生物学的角度来看，骨骼肌的无氧运动是改善肌少症的高效方式。

从运动学的角度来看，实现骨骼肌的无氧运动可以通过提高运动的后负荷，即抗阻训练来实现，也可以通过增加运动速度来实现，增加运动时间即耐力训练也可以达到骨骼肌的无氧运动（但效率低下），所以指南所谓的抗阻训练和耐力训练，都可以看作一种实现无氧运动的方法。骨骼肌的无氧运动可以通过力量、速度和技巧来实现，完全可以不受形式的限制。肌少症是个全身性疾病，所有骨骼肌可能都有不同程度的萎缩，不止肌少症评估时选择的小腿、上肢、腰椎等部位的肌肉萎缩。从康复医学的角度来看，长肌是锥体系控制的重要外周器官，要活化生命力控制中枢，就需要让所有长肌能够经常进行无氧运动。这就需要在坚持一个都不能少的前提下，设计每个节段的运动。

（二）骨质疏松

骨质疏松症是以骨量减低、骨组织微结构损坏，导致骨脆性增加，易发生骨折为特征的全身性骨病，分为原发性骨质疏松症和继发性骨质疏松症。原发性骨质疏松症又分为绝经后骨质疏松症、老年性骨质疏松症和特发性骨质疏松症（包括青少年）。继发性骨质疏松症是指任何有明确病因的骨质疏松症，如疾病、药物等导致的骨质疏松症。

原发性骨质疏松症为一种常见病，好发人群为绝经后女性和老年男性。中国 50 岁以上的人群骨质疏松症患病率女性为 20.7%，男性为 14.4%。但中国整体骨质疏松症诊断率较低，仅为 2/3 左右，接受有效抗骨质疏松治疗者更不足 1/4。

骨质疏松症的主要症状是肌骨疼痛，没有特异性（这也是诊断率低的原因之一），且该病早期可以没有症状。但骨质疏松并不是肌骨疼痛这么简单，患者还容易发生椎体、股骨近端、肱骨近端和前臂远端的脆性骨折（即日常生活事件就可引发的骨折），这往往会给患者带来巨大的伤害。因此，提高该病的诊断率和有效治疗率是当务之急。

目前推荐的骨质疏松症的诊断包括双能 X 线吸收检测法、定量 CT、定量超声以及脆性骨折史。脆性骨折史除了用病史判断四肢骨的非暴力骨折外，胸腰椎的侧位片可为陈旧性的椎体压缩性骨折提供证据：与上一椎体或相同的椎体相比，椎体前、中、后部的高度下降超过 20%，即可确诊压缩性骨折。脆性骨折是骨质疏松症最有力的证据。确诊骨质疏松症之后，给予的标准治疗是调整生活方式、骨健康基本补充剂（包括钙剂、维生素 D）、抗骨质疏松药物，抗骨质疏松药物首选的是二磷酸盐。

想要深入理解骨质疏松症，就要理解康复在抗骨质疏松中的重要意义，以及需要强调骨质疏松症不仅是一种骨病，还与钙代谢相关。

人体有 3 个钙库，分别是骨骼、细胞和血液。

骨骼是人体最大的钙库，人体约含有 1 ~ 1.3 kg 的钙元素，其中 99% 的钙元素沉积在骨骼和牙齿中，其余多分布在细胞内，细胞外液中的钙仅占总量的 0.1%。

骨骼是一种结缔组织，形成骨骼这种结缔组织的成纤维细胞，被称为成骨细胞，其他结缔组织一样，骨骼的状态是由成骨细胞决定的。成骨细胞是位于骨表面的单层细胞，承担着合成骨基质的作用，当成骨细胞合成大量的骨基质包埋自己之后，成骨细胞成熟为骨细胞。骨细胞有很多突触（类似神经元），骨细胞之间通过突触连接。我们可能会认为骨细胞包埋在坚硬的骨基质中，很难发挥生物学效应。有研究者用白喉毒素靶向消融小鼠 70% ~ 80% 的骨细胞后，发现这样的骨组织不再发生骨质疏松。因此，成骨细胞和骨细胞都是骨组织的活性成分。

骨骼的完整性是由不断重复、时空偶联的骨吸收和骨形成过程维持的，仅有成骨细胞并不能完成骨重建。在骨骼中还有另一种重要的功能细胞——破骨细胞。破骨细胞起源于单核 - 巨噬细胞，能向局部分泌乳酸和柠檬酸，酸性环境使骨骼中的钙转化为离子形式进入血液。同时破骨细胞还可以分泌多种溶酶体酶，破坏基质内的胶原纤维。破骨细胞的这种功能使骨骼成为中空的结构，并在坚硬的骨组织中开辟出血管、淋巴管和神经走行的管道（哈弗氏管）。因此，破骨细胞也是骨生长、修复、重建的重要功能细胞。

破骨细胞来源于血系，建立了骨和骨髓、骨和免疫的联系。比如，机体的运动强度较大，就需要较多的红细胞来运输氧气；机体生长很快，就需要很多的免疫细胞去充实免疫一线（即皮肤和黏膜之下），就需要更多的红骨髓，骨髓就会生产更多的破骨细胞，先为自己开辟出更大的发展空间，即骨髓腔扩大。当然破骨细胞亢进也会引发骨质疏松，而破骨细胞受抑制会导致骨硬化症、致密性成骨不全、Paget's 病等。因此，理解成骨细胞和破骨细胞的调控因素是理解骨质疏松、理解钙代谢的关键。

成骨细胞和破骨细胞受力学信号和化学信号的共同调节。

研究表明，应力的动态加载以及潜在的组织液的流动是促进骨塑形和再建的必要条件。因此，振动对预防和治疗骨质疏松是有益的。有氧运动可以提高心脏的每搏输出量，从而增加骨细胞周围组织液的流速，当骨细胞接受的组织液的剪切力增加时，可以抑制骨质疏松。

化学信号主要包括细胞因子和激素。现在研究表明，成骨细胞和破骨细胞的功能互相制约又互相辅助，成骨细胞分泌的细胞因子可以影响破骨细胞，如骨保护素抑制破骨细胞的形成和功能表达，而核因子受体活化因子配体（receptor activator of NF-κB ligand，RANKL）对破骨细胞有正向调节作用；破骨细胞分泌的细胞因子也会影响成骨细胞，如破骨细胞分泌的肝细胞生长因子能促进成骨细胞的 DNA 的合成与增殖。激素如降钙素促进成骨细胞的形成和功能表达，抑制破骨细胞的活性和数量；雌激素可抑制破骨细胞；甲状旁腺激素的主要作用是使破骨细胞的数量和活性增加。

可见，骨骼中钙的流向与骨骼的功能状态相关。骨骼受到的力学刺激丰富，性激素等促进骨骼生长和修复的激素就会增加，骨骼就会发生钙的沉积，钙沉积会使骨骼更强壮，这也会使软组织更强壮。比如，羟基磷灰石通过共价键和肌腱、韧带、关节囊连接，形成临床所谓的肌肉起止点，这是软组织损伤的重要发病部位。在肩袖损伤的研究中就发现，骨质疏松会负性影响断裂的冈上肌肌腱的修复。相反，如果骨骼受到的力学刺激很少，性激素等促进骨骼生长和修复的激素也会减少，钙离子就会从骨骼进入血液。

细胞是另一个重要的钙库，在细胞内钙离子是重要的第二信使，通过与本身无活性的钙调蛋白结合，可以激活钙调蛋白，进而激活靶酶，诱发一系列生化反应，在多种信号转导途径中把信号向下游传导。

线粒体、内质网和细胞骨架是细胞内重要的钙库。钙离子在线粒体膜电位的驱动下可以迅速进入线粒体基质，排出线粒体基质时则需要钠–钙交换蛋白的辅助或通过钙致钙释放机制，此时会伴随较大的线粒体膜电位变化，被称为"钙波"或"钙火花"。钙火花能激活某些第二信使，协调肌肉收缩、递质释放、激素分泌等重要功能，因此，线粒体不仅是细胞内钙离子的缓冲区，线粒体内钙离子的流转与细胞的代谢水平和功能活性密切相关。内质网是细胞内进行合成反应的主要场所，蛋白质、多糖、脂质都在内质网合成，解毒也在内质网进行。由内质网特化而来的肌质网通过释放钙离子，实现肌肉的收缩。因此，内质网是细胞内主要耗能的细胞器，内质网储存大量的钙离子，钙离子在内质网参与人体重要的合成反应、解毒和肌肉收缩。应激反应可以导致内质网与胞质的钙稳态失衡，引发错误蛋白质、固醇、脂质的过度堆积，从而影响特定基因的表达。如果应激导致的内质网功能紊乱不能纠正，持续的应激就会使细胞启动凋亡程序。因此，一般认为，细胞的凋亡是应激时钙稳态失衡所致。细胞骨架内肌动蛋白的收缩，或者肌动蛋白和肌球蛋白结合的滑移，都需要钙离子和肌动蛋白（肌球蛋白）结合引发蛋白变构来实现，因此细胞质内有大量的钙离子。

可见，细胞内的钙水平与细胞的功能水平相关，如果细胞的功能水平低下或者处于应激时，细胞内钙离子会外流入血。

骨骼和细胞丢失的钙都会流向第三个钙库血液，细胞和骨骼的钙也都来自血液。因此，可以把血液理解为一个水利枢纽——涝时能泄洪，旱时能灌溉。血液中的钙元素是三个钙库中最小的，血液可能只是钙的临时储存场所，血钙过低或过高是需要关注的临床问题，但血钙正常并不标志着没有钙代谢的问题。

血液中的钙来自三方面：一是骨骼；二是细胞；三是从肠道吸收的钙。人体从肠道吸收钙除了与食物中钙的含量、肠道的功能状态相关外，另一个重要因素是维生素D的含量。人体皮下的7-脱氢胆固醇经紫外线照射转变成维生素 D_3，人体的维生素 D_3 还可以通过食物获得，但维生素 D_3 并没有生物活性。它首先需要在肝细胞的内质网中经 25- 羟化酶作用，转变为 25- 羟维生素 D_3，然后再在肾脏中转变为 1，25- 二羟维生素 D_3，羟化后的维生素 D_3 具有生物活性，其中 1，25- 二羟维生素 D_3 的活性最高。活性维生素 D_3 可以促进小肠黏膜细胞对钙磷的吸收，故可提高血钙血磷浓度。

钙在血液中一部分与血浆蛋白结合，称为结合钙，结合钙不易透过毛细血管壁，另一部分为游离钙，具有重要生理功能的主要是游离钙，结合钙和游离钙可以相互转换。血液中游离钙与磷的浓度遵守钙磷乘积，正常时为 30 ~ 40 mg/dL。如果大于 40 mg/dL，则钙磷在保证细胞代谢的前提下，主要以羟基磷灰石的形式沉积于骨组织；如果小于 35 mg/dL，则骨钙溶解，以保证血钙浓度和细胞代谢的需求。因此，血液是一个"抗洪抗旱"的钙库。

一般丢失骨钙的 12% 就可以诊断骨质疏松，严重的骨质疏松骨钙丢失更多，而血钙仅占身体钙量的不到 1/1000，血液中绝对容纳不了那么多的钙，原来骨质疏松患者的钙从肾脏流失了。游离钙经肾小球滤过进入肾小管，会被肾小管重吸收。肾小管上皮细胞重吸收钙主要受化学信号控制，甲状旁腺激素可增加肾小管对钙的重吸收，抑制近曲小管和远曲小管对磷的重吸收；性激素、甲状腺激素、肾上腺皮质激素、维生素 D_3、二磷酸盐也可促进肾小管对钙的重吸收。

可见，骨质疏松并不是一个简单的缺钙问题，钙在肾小管的重吸收障碍，可能是抗骨质疏松更应该关注的问题。如果肾小管的化学环境不改善，大量的钙离子进入肾盂、输尿管、膀胱，就可能沉积形成结石。从以上钙代谢的机制来看，骨质疏松是一个代谢疾病，控制骨钙的流失，减少细胞钙的流失，促进肾小管钙的重吸收，减少肾脏钙的流失，才是抗骨质疏松的关键。要实现这个目的有氧运动就显得非常重要，因为有氧运动可以通过提高组织液的回流速度来改善骨细胞的功能从而降低骨钙的流失，可以提高机体的代谢水平，增加细胞对钙的需求，这不仅可以减少细胞钙的流失，而且可以使肾小管适应性地增加钙吸收。

提高细胞的代谢水平，细胞内的钙就不容易流失，细胞外就不会聚集大量的钙离子，这样可能有助于临床控制异位钙化，当然这也是预防泌尿系统结石复发的接口。

（三）肌少症、骨质疏松与肌骨系统体能

肌骨系统体能就是肌肉和骨骼对运动的支持，首先是肌肉和骨骼的结构要能适应运动的需要。临床已经充分关注了可见的结构破坏，如骨折、肌腱断裂、横纹肌溶解，但很多时候忽略了

需要几十年缓慢进展的，隐匿性很强甚至可以没有症状的肌少症和骨质疏松（如骨质疏松症发生的无症状的压缩性骨折、肌少症发生的沉默性肌腱断裂）。临床逐渐关注了骨质疏松，又很难理解骨质疏松导致的脆性骨折。实际上肌少症也有类似的脆性肌腱断裂，比如日常生活运动中发生的肩袖损伤、肱二头肌肌腱断裂、跟腱断裂。这些毫无疑问降低了患者的运动能力，增加了运动损伤的风险，在健康领域特别重要，实际上这两个问题可以等同为一个问题来看待。

原发性骨质疏松Ⅰ型和Ⅱ型、肌少症都是一个退行性改变，二者往往同时出现在同一个人身上。通过改良环境，可以让其进程慢下来，但大部分不可逆转。

原发性骨质疏松Ⅰ型和Ⅱ型、肌少症都是一个与运动减少密切相关的疾病。只要增加运动，就可以改善这种状态，只不过骨骼肌的无氧运动使肌少症的改善效率更高，心肌因此而实现有氧运动的话可以使运动更安全，同时带来更高的其他全身获益。如提升肾上腺素水平从而实现心脏功能的提升，每搏输出量的长期改善可以使组织液的回流加速，从而实现骨质疏松的改善。

原发性骨质疏松Ⅰ型和Ⅱ型、肌少症都是一个代谢疾病。衰老、运动减少，增加了糖尿病、高脂血症、高尿酸血症和高血压等代谢综合征的发生率。通过前面的分析知道肌少症会导致肌肉的内分泌功能减退，导致脂肪沉积。如果脂肪沉积到动脉平滑肌的周围，临床就称为动脉粥样硬化；脂肪还可以沉积到骨骼肌，这是肌少症的一个特点；脂肪也可以沉积到骨髓腔，使红骨髓转变为黄骨髓；如果身体消耗不了那么多的 ATP，这些含有嘌呤的物质就能使尿酸升高。因此，从康复的角度来看，提高机体的代谢水平是康复的目标，用运动的方法来提高代谢水平是合理的接口。

从康复的视角来看，原发性骨质疏松Ⅰ型和Ⅱ型、肌少症是一样的。

（四）疼痛

疼痛是临床常见的直接影响患者运动功能的问题。比如，当患者主诉胳膊抬不起来时，一定不要认为是患者上肢瘫痪。要问患者，是疼得抬不起来，还是无力抬不起来。甚至当患者的答案是无力抬不起来时，都不要相信患者的话。最好被动活动一下患者的上肢，如果被动活动时没有疼痛，患者才可能真的是上肢瘫痪。也就是说，疼痛是肢体不能产生位移的常见原因之一，瘫痪患者很多时候需要处理疼痛，但是很多时候我们对疼痛的理解是错的，错误的认识导致了疗效的受限。因此，有必要详细梳理一下这个问题。

2016 年，国际疼痛研究协会（International Association for the Study Pain，IASP）给出疼痛的定义：疼痛是损伤或潜在损伤引起的一种不愉快的感觉、情感、认知和社会维度的痛苦体验。该定义透露出疼痛是神经的功能表达，疼痛与损伤密切相关。这就涉及解释疼痛的两个重要模型：神经兴奋模型和损伤模型。在讨论损伤时，骨科学和康复医学又提出了探讨损伤的力学机制的生物力学模型。在此之前，临床应用最广泛的是炎症模型，这就是解释疼痛的四大模型。从慢性肌骨疼痛来看，这四个模型都有合理的方面，也都有欠缺。洞察正误，对拓展疼痛康复大有裨益。

1. 炎症模型

非甾体类抗炎药和糖皮质激素是治疗疼痛最流行的药物，它们流行的理由是疼痛是由炎症引发的。

这种观点最被风湿科所认可，并被广大的普通医师所接受。从现在的证据来看，血沉和C-反应蛋白高的疼痛，应用这两类药物治疗是推荐的，但炎症标志物正常的疼痛再用这两种药物就值得商榷了。

临床上还有一种炎症性疼痛就是微生物、寄生虫感染导致的疼痛。但感染和风湿并不是疼痛原因的全部。

根据致痛方式的不同，康复医学把肌骨疼痛分为化学性疼痛和物理性疼痛。化学性疼痛是微生物或炎症因子如前列环素、白介素等的刺激所致，因为微生物和致炎因子持续存在。所以，化学性疼痛的特点为持续性疼痛，且没有避痛体位，典型的表现为红、肿、热、痛。物理性疼痛是指疼痛的发生与物理刺激相关，如某个动作，实际上是这个动作携带的力与能量刺激疼痛灶的结果，不做这个动作患者就没有疼痛，即有明确的避痛体位。

临床常见的慢性肌骨疼痛可能多是物理性疼痛，这就提示把疼痛等同于炎症是欠妥的。特别是在慢性肌骨疼痛中，炎症的问题可能相对比较少。排除掉感染性、免疫性疾病和肿瘤后的化学性疼痛可以参照炎症来处理。糖皮质激素和非甾体类抗炎药是炎症性疼痛的常规治疗方法。冷疗有助于减少炎症渗出，手法淋巴引流和有氧运动有助于促进炎症吸收。机械性的滑膜炎、腱鞘炎也可以参照炎症来处理，彩超引导下局部注射糖皮质激素是个不错的选择。

滥用激素带来的问题已被广泛重视，对服用阿司匹林预防心脑血管病的患者，非甾体类抗炎药会降低后者的抗血小板聚集的作用，同时增加消化道出血的风险。因此，针对慢性肌骨疼痛，康复科应该谨慎作出炎症的判断。

2. 损伤模型

IASP对疼痛的多次定义都强调了损伤导致疼痛，并且损伤导致疼痛也一再被人们的生活经验所强化。因此，无论是骨科医师还是普通大众都坚信"疼痛=损伤"。这个观点有三种表述：①损伤引发疼痛；②疼痛一定有损伤；③损伤愈合之后疼痛就消失了。

然而，这三种表述都有反例！

生活经验告诉我们，理发和剪指甲都是损伤，但不会产生疼痛，这主要是因为头发和指甲上没有神经分布。骨关节炎的基础病理改变是关节软骨的溃疡、皲裂与坏死，膝骨关节炎还往往合并有半月板的损伤，但关节软骨和内层半月板上都没有痛觉神经。因此，损伤不会产生疼痛，修复关节软骨和半月板也不会直接缓解关节的疼痛。椎间盘的髓核和内层纤维环上也没有神经。因此，损伤也不会直接产生疼痛。内脏也没有痛觉神经，内脏对切割刺激并不会表现为内脏疼痛，内脏牵张引发的所谓的内脏痛，患者实际上感受到的是胸痛、背痛、腰痛、腹痛（图2-2-2）。

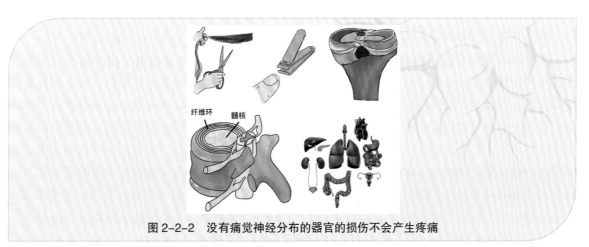

图 2-2-2　没有痛觉神经分布的器官的损伤不会产生疼痛

即便有痛觉神经,损伤也不一定产生疼痛。即便刀伤、枪伤产生疼痛,医师给他注射一支吗啡,也能消除疼痛,说明损伤不一定就会疼痛。

精神病学里面有一种病叫躯体化障碍,其临床表现就是肌肉、骨骼疼痛,实际上这类患者根本没有肌肉、骨骼的损伤。躯体化障碍是一种功能性疾病,并不一定有中枢神经系统的损伤。因此,不损伤完全可以产生疼痛,就看中枢神经"愿不愿意"。

损伤愈合之后也可能还会产生疼痛。血供有丰富的组织,损伤修复的时间约3个月,过了这个时间段,绝大部分患者的疼痛都平复了,但也有一部分患者的疼痛继续甚至加重,这种疼痛被称为神经病理性疼痛,也称慢性疼痛。

实际上,疼痛是痛觉神经系统的一种功能表达,而损伤是一个结构的问题。结构和功能具有相关性,但并不是绝对的相关。因此,结构和功能不能等同,疼痛自然和损伤不能等同。比如,有些疼痛不需要"结构",如幻肢痛,肢体都没有了还在痛,局麻药阻滞截肢的残端不能缓解疼痛,这提示疼痛是中枢的功能问题。

神经病理性疼痛的提出,实际上就宣示了并不是所有的疼痛都是损伤引起的,理解损伤模型的局限性,有助于更好地应用损伤模型。

临床上肌肉骨骼疼痛大多发生在中老年人身上,儿童和青壮年很少发生,因此,可能有人会认为,儿童和青壮年不会自发地发生肌肉骨骼损伤。实际上,细胞生物学发现,身体时时刻刻在发生损伤。比如,基因突变是经常发生的,身体的性状没有发生突变是因为免疫处理了突变的基因。所以身体会经常发生着损伤,同时修复也在不停地进行着,身体结构和功能的维持是修复和损伤矛盾运动的结果。并且损伤并不总是不利于个体的,如果没有破骨细胞对旧骨质的破坏,骨骼就无法增粗、增长。因此,在中老年人身上,可能是损伤大于修复,所以表达出了肌骨疼痛;在儿童和青壮年人身上,可能是修复大于或等于损伤,所以很少表现出肌骨疼痛。因此,构建慢性肌骨疼痛的损伤模型需要从损伤和修复两方面着手。

在腰痛的生物力学研究中发现,高强度的运动可以增加腰部损伤的风险,低强度的运动也可以增加腰部损伤的风险,而中等强度的运动可以降低腰部损伤的风险。既然中等强度的运动不会增加损伤的风险,逻辑上应该低强度的运动也不会增加损伤的风险。因此,低强度运动增加损伤的风险不在于运动本身,而应该是身体的问题,低强度运动的生活状态导致了身体的衰弱,甚至睡觉这种强度最低的运动也可以诱发损伤,如落枕就是在睡眠时发生的损伤。

低强度的运动诱发了身体怎样的衰弱——肌少症和骨质疏松症。

肌少症往往合并肌腱强度的下降,肌腱强度下降可能是继发于一系列的化学反应——美拉德反应。这主要是因为结缔组织等含氨基酸的分子在身体内可以和糖发生一种缩合反应。这种反应不需要酶,因此不是基因控制的,或者说不是身体本身应有的反应,而是在一定温度下,当时间足够长时,特别是pH值偏碱性时,糖会和氨基化合物自然而然地发生美拉德反应。不仅在体内,在体外也会发生。比如,烹饪就是充分地利用美拉德反应。美拉德反应生成一种棕色的或黑色的色素,使氨基化合物变色。因此,美拉德反应是一种非酶色变反应,比如,红烧肉的制做方法就是把肉和糖混合,加热让蛋白质和糖发生美拉德反应,最后的成品成棕红色。这也可以帮助临床理解为什么糖尿病的患者容易发生肌肉、骨骼疼痛,并且糖尿病患者的肌肉、骨骼疼痛恢复起来较慢,因为糖尿病患者的筋膜更容易发生美拉德反应。食材经过美拉德反应变得易于咀嚼,易于吸收,主要是因为美拉德反应破坏了胶原内部氨基酸之间的连接,这种化学键的破坏,使肌腱的强度下降。因此，肌少症发生时标志着肌肉代谢水平下降，血液运输过来的糖易化了美拉德反应。强度下降到日常生活功能也能破坏肌腱时，临床就能看到肌腱的沉默性断裂、纤维环的沉默性断裂、关节囊／韧带的沉默性断裂。

骨质疏松是另一个临床常见的"静悄悄损伤"的疾病，要理解骨质疏松在慢性肌骨疼痛中的意义，就需要从骨质的构成谈起。骨质是成骨细胞分泌的，主要包括三种成分：一是蛋白聚糖及其结合的水，这是骨质里面重要的抗压结构，特别是增强了抗压的韧性，因为新鲜骨骼的含水量在 25% 左右，众所周知水具有不可压缩性；二是胶原蛋白，胶原蛋白是肽链螺旋交织成的纤维束，具有很强的抗张能力（使骨骼具有很强的水平抗重力作用），能把张力在全网分散，使骨骼成为一个整体张拉结构；三是羟基磷灰石，这是使骨骼具有刚性的主要成分，联合蛋白聚糖，使骨骼能够刚柔并济完成抗压任务。在骨骼中羟基磷灰石通过共价键与胶原蛋白的氨基形成螯合物，使骨骼的抗张强度进一步增加。羟基磷灰石还是连接肌腱的胶原蛋白的主要成分，相当于无数的分子铆钉把肌腱钉在了骨骼上，是腱骨移行部的重要分子。骨质疏松在骨质储备达到顶峰之后很快开始，通过化学方法使羟基磷灰石和有机质共同丢失，表现为骨质的微损伤。羟基磷灰石少量减少，可能不会引发脆性骨折，但会使腱骨连接的强度下降。腱骨连接处是肌肉收缩时的矢量集中点，是力学损伤的好发部位，临床表现为肌肉起止点病。因此，肌肉起止点病是一种继发于化学损伤的力学损伤。

可见肌少症和骨质疏松都首先是化学损伤。化学损伤的靶组织是结缔组织，结缔组织又是人体主要的力学信号承载者，当结缔组织的结构退变到不能承载日常生活运动传递的力学刺激时，日常生活事件就可以引发力学损伤。在软组织可以表现为筋膜的退变，筋膜的退变刺激成纤维细胞，使成纤维细胞内的细胞骨架收缩，就会使筋膜的张力升高，临床就可以触诊到麦粒样的筋膜硬化甚至条索样改变。筋膜硬化会刺激肌纤维，使肌纤维的静息电位提高，客观上起到了易化肌纤维收缩的作用。因此，很多患者会有肌肉紧张感。针刺这些条索，就可以更容易地诱发肌纤维的纤颤电位（这是在扳机点上观察到的一种电生理现象，针灸学描述为"龙摆尾"）。由于筋膜的退变是化学损伤合并力学损伤的结果，因此，肌筋膜硬化的点集中在腱肌移行部、肌肉分叉处、肌肉交界区和腱鞘，结合骨质疏松引发的肌肉起止点病，就构成了临床所见的软组织损伤。

肌少症和骨质疏松都是在主体发育到高峰之后很快就发生的，因此这种化学损伤是在所难免的，机体已经进化出应对退变的机制，就是修复。

修复是成纤维细胞的功能，成纤维细胞修复损伤主要通过一系列的合成反应来实现，加速这些合成反应就是促进修复。但目前缺乏直接促进成纤维细胞功能的方法，改善成纤维细胞的环境成为康复医学提高成纤维细胞功能的重要接口。

成纤维细胞和自己分泌的胶原纤维相连，不仅成纤维细胞会通过细胞骨架影响胶原纤维的张力，而且运动会通过胶原纤维向成纤维细胞传递力学信号。这些力学信号会通过中间丝连接核纤层把力学信号传递到细胞核，从而影响基因的功能表达，宏观看到的就是用进废退。动脉的搏动也会把力学信号传递到成纤维细胞内部，这毫无疑问会易化细胞内的化学反应。在骨质疏松的研究中把这种现象描述为：组织液流动的剪切力可以促进骨细胞维护骨质健康。实际上，这种剪切力正比于组织液的流速，组织液的流速又与心脏的每搏输出量成正相关。因此，提升心脏健康水平会通过力学信号提升成纤维细胞的功能。

成纤维细胞周围有大量的细胞，如肌纤维、神经元、免疫细胞等。这些细胞分泌的细胞因子会影响成纤维细胞的功能，增加这些细胞的功能就可以通过细胞因子来提高成纤维细胞的功能。无氧运动是改善肌少症的主要方法，也是康复医学增加成纤维细胞修复功能的重要接口。

血液会给成纤维细胞带来复杂的化学信号。性激素、生长激素和胰岛素是机体三大促进合成的激素。更年期之后的性激素水平下降，运动减少导致的生长激素水平下降，糖尿病患者的胰岛素水平下降，都可抑制成纤维细胞的修复功能。通过有氧运动来提升这些激素的水平，是康复医学增强成纤维细胞修复功能的重要接口。成纤维细胞要合成骨质等结缔组织，需要大量的氨基酸、钙以及辅助合成反应的维生素，这些营养物质会促进成纤维细胞的修复功能。

因此，基于以上关于损伤和修复的认识，可以构建新的损伤模型。

人体损伤的来源大致包括感染（如新冠病毒、广州管圆线虫病、布氏杆菌）、免疫攻击（如类风湿性关节炎）、外源性的物理化学损伤（如车祸、剧烈运动、手术、电击伤）、内源性的物理化学损伤（如椎间盘压迫神经、美拉德反应、新陈代谢、免疫监视）。这些损伤引发的结构破坏都会在体内产生大量的垃圾，这些垃圾首先需要免疫细胞的处理，才能进入循环系统，进入循环系统之后还有一部分物质需要免疫器官的处理才能被重复利用，或排出体外。

既然损伤是必然的，那么修复就成为破解慢性肌骨疼痛的关键。以修复为主体来构建损伤模型，损伤和免疫就构成了修复的前负荷，循环系统清运垃圾就构成了修复的后负荷。治疗慢性肌骨疼痛就是提高成纤维细胞的修复能力，减轻修复的前负荷就是要减少日常生活运动带来的损伤，比如对损伤局部制动，使用颈托、腰围等限制损伤部位的运动，用可以降低关节内压和椎间盘内压的方法来完成日常生活。对于合并有免疫攻击的患者可以使用糖皮质激素来抑制免疫。减轻修复的后负荷，就是要提高心健康水平，比如用有氧运动来提高每搏输出量。

通过上述分析就导出了损伤康复的万能公式：损伤康复就是提高成纤维细胞的修复能力，同时减少修复的前负荷与后负荷。

3. 生物力学模型

肌骨疼痛很多是运动损伤所致，并且某些运动可以复制出患者的疼痛或给患者带来不适。因此，长期以来很多骨科和康复科医师认为是力或者能量导致损伤，损伤引发疼痛，这就是生物力学模型形成的背景。但早期的生物力学模型是不成熟的。比如，认为不让患者运动就可以避免损伤，骨折要绝对制动，椎间盘突出症提倡绝对卧床，机械性的滑膜炎要限制患者运动。外固定是最严厉的限制运动的方式，外固定确实对骨折、肌腱断裂等问题有很多好处，但这并不意味着有外固定就不会损伤。骨关节炎动物模型的制作方法之一就是用石膏伸直位固定动物髋、膝、踝关节。制动后3周即有膝软骨表层细胞凋亡、蛋白多糖和Ⅱ型胶原减少等早期退变特征。实验6周为中期膝骨关节炎样改变。实验8周为晚期膝骨关节炎样改变。工效学通过改造人们的工作和生活环境，比如提高机械化水平，降低人们的体力负荷，来预防肌骨疼痛。经过这样的改造，使人们在工作和生活中的感受大幅向好，但腰痛等肌骨疼痛的发生率并没有下降，因肌骨疼痛带来的工作延误也没有下降。

对腰部损伤的风险与运动的关系进行研究后，专家得出了一个U形曲线图。该曲线图提示高强度的身体活动和低强度的身体活动都可以增加腰部损伤的风险，这也提示低强度的活动并不利于健康。以前解释制动或低强度活动增加损伤风险的原因时，多强调相关肌肉的弱化是主要因素。实际上，除此之外还有其他机制。关节软骨、髓核等没有血供的组织要想获得营养必须有一定的关节内压或椎间盘内压，否则，这些组织得不到营养供应就会加速变性。

在认识到运动不足的负面影响之后，康复医学开始运用运动的方法来解决物理性疼痛。早期是针对软组织的柔韧性，关节松动术可以牵伸关节囊，肌肉牵伸技术可以降低肌肉张力，都是这种想法的产物。这是具有诱惑力的，因为我们身体内结合水的含量会随着年龄的增加而减少，筋膜结合水的减少导致筋膜的变形能力下降，即弹性下降，或称硬化。这会使筋膜缓冲能量的能力下降，使筋膜网络传递信息的能力下降（灵活性下降），从而增加损伤的风险。牵伸通过被动地让软组织产生形变，被认为可以对抗筋膜的柔韧性下降，但是这些技术并不高效。比如用来解决骨科术后活动度障碍，肌肉牵伸和关节松动并不很有效，并且还会伴发医源性损伤，增加修复的前负荷。

驼背、脊柱侧弯、翘臀、X（O）型腿、扁平足、翼状肩胛、圆肩、屈肘畸形、指关节畸形等错位（畸形）在疼痛患者身上是普遍存在的。所以在康复医学领域，有些理论认为患者的疼痛可能是这些影响力线的畸形导致的，从而提出了通过矫正姿势来治疗疼痛的方法。比如，关节松动术就是这方面的技术。但错位不能被影像学所证实，一直受到主流医学的质疑。撇开主流医学的质疑不说，也应该清楚该理论的局限性。首先，疼痛是一个复杂的问题，很多疼痛并不是外周的问题，而是一个中枢的功能异常，这类患者的疼痛与他们身上的畸形没有相关性；其次，人体有巨大适应性，某些畸形可能已经被人体调整至可被包容的状态。因此，在实践层面，可以见到很多有畸形而无疼痛的情形。临床还可见到患者有多处畸形的情况，到底是哪些畸形与患者的疼痛相关，需要进行证明。

错位伴随的疼痛，大多数情况下可能还合并有活动度障碍。如果通过一些手法使构成关节的骨骼回位即可减轻甚至消除疼痛，相反的手法可加剧疼痛，那么，错位是可以确认的。因为这符合 IASP 认可的"复制疼痛的试验是可信的，消除疼痛的试验也是可信的"的疼痛诊断原则，以 Mulligan 技术为代表的关节松动术恰好在实践上证明了这点。

错位不仅可以表现为静态姿势时的骨骼位置关系改变，也可以表现为运动的某个时空点的骨骼位置关系的失控，这一点也可以用 Mulligan 技术通过改变骨骼位置关系以消除或缓解疼痛的方法来推理。

因此，错位虽然普遍存在，但错位与疼痛的相关性需要被证明，并且即便证明了错位与疼痛的相关性，错位也只是个现象，错位背后的肌学原因和骨学原因才是重要的，这恰恰是 Mulligan 方法认识的局限性。错位的骨学原因可能需要骨科的干预。比如，关节置换调整关节力线。错位的肌学原因矫正需要更进一步：通过骨骼的异常找到背后受抑制的肌肉，应用主动激活肌肉的方法来消除疼痛。但这样做疗效依然欠佳。

肌少症概念的引入揭示了上述方法的局限性。细胞生物学进一步解释了退行性改变的细节机制，帮助康复医学走上了正途。肌少症强调退行性改变的患者并不是某些肌肉质量的减少，而是所有肌肉都不同程度地发生了肌瘦质量的减少。因此不是某些肌肉需要强化，而是所有肌肉都需要进行肌肥大训练。肌少症研究还发现，肌少症患者不仅肌肉功能下降，而且肌肉及其附属结构强度下降。比如肌腱强度下降，导致肩袖损伤、肱二头肌肌腱断裂和跟腱断裂。肌肉的附属结构，主要是筋膜、肌腱、滑膜等，从筋膜学的角度来看，韧带、关节囊、椎间盘等可看作肌肉附属结构的延伸，其强度由产生它们的成纤维细胞决定。成纤维细胞是完全有丝分裂细胞（具有强大的分裂增殖能力，与之相对的是后有丝分裂细胞，即不能分裂增殖的细胞，如肌细胞、神经元），可以源源不断地合成大量胶原蛋白提供抗张强度，合成糖胺聚糖结合水后提供抗压强度。因此，成纤维细胞是筋膜维持其结构和功能的生物学基础，强化成纤维细胞才是解决肌肉骨骼系统力学之殇的关键。

成纤维细胞功能由其本身和环境决定。成纤维细胞不受神经控制，它受力学信号和化学信号控制。力学信号主要来自骨骼肌和心肌收缩产生的力学刺激，有氧运动带来的骨骼肌和心肌的力学刺激，可能是最适宜的。运动强度不足会导致成纤维细胞功能受抑制，强度太大超过筋膜受力的极限，可以直接造成软组织的损伤。成纤维细胞功能还依赖于性激素、生长激素、甲状腺激素、胰岛素等，比如成纤维细胞的分裂增殖，必须有生长激素的刺激，生长激素可以使成纤维细胞进入有丝分裂期，而中等强度的有氧运动需要持续 20 min 以上，才会促使垂体合成生长激素。成纤维细胞也依赖于其邻居细胞分泌的细胞因子，比如骨骼肌纤维、肝细胞、心肌细胞等都会分泌细胞因子，以刺激成纤维细胞适应功能细胞的需求。因此，中老年人的肌肉、肌腱、韧带、关节囊损伤导致的疼痛，都需要进行肌肥大训练。训练的对象包括所有肌肉，临床不需要评估所谓的责任肌群，所有的肌肉都需要强化，最简单的方案就是每个节段的三轴三面的无氧运动。

以前认为导致肌骨损伤的"力"除了一部分是暴力之外，大部分的力都是很小的力。引发损伤的方式也不是骤然发生，而是小的"力"累积作用 N 多次之后产生的，即劳损。然而从肌骨退变最常见的骨质疏松和肌少症来看，成纤维细胞功能下降是直接因素（成纤维细胞可以修复微小损伤，功能正常的话不应该发生劳损），性激素水平下降是重要的内在因素，缺乏运动的生活习惯是重要的环境因素。劳损理论误导了我们对运动和损伤的关系的理解。

导致损伤的第二个重要的原因是误用。Mcgill 详细研究了腰痛患者的误用，比如坐站转换、搬物用弯腰代偿屈髋来完成重心的升降，增加脊柱变形和椎间盘内压的仰卧位坐起，远离身体中线的增加脊柱剪切力的错误操作。Stuart McGill 在《腰部疾患：循证预防与康复》和《腰背维修师——医师没有告诉你的脊柱保健秘诀》里面介绍了仰卧、翻身、坐起、坐、站起、走，捡东西、洗漱、做家务、搬物、性生活等的正确方法。J.H. 卡尔在《中风病人的运动再学习方案》中介绍了翻身、侧卧位坐起、坐位站起等的正确和错误做法。根据这些理论，可以概括出误用的规律：运动的时空顺序错误、运动的对线错误、脊柱通过变形为四肢提供稳定性、不符合最小关节内压原则的运动、增加剪切负荷的运动，这些习惯性问题也增加了肌肉骨骼的损伤。比如，很多人把蹲马步作为增加股四头肌力量的方法，但此时几乎整个人体都在膝关节的后部，为了维持身体平衡，伸膝肌群会高强度收缩，导致膝关节内压剧增，因此膝关节骨关节病的患者并不适合蹲马步。同理，如果上下楼梯时，能够通过屈髋使身体的一部分置于膝关节的前方，就可以降低膝关节内压，减轻膝关节骨关节病患者的损伤。

误用理论要求首先观察患者功能活动的运动模式，然后纠正患者的运动模式，如果疼痛缓解，提示患者原有的运动模式错误。

导致损伤的第三个原因是躯干为四肢提供稳定支撑的能力下降。躯干相当于人体的动力平台，四肢和头颈是装配在该动力平台上的机械手，无论这些机械手的功率多么大，都需要动力平台首先输出一个反作用力，机械手才能顺势做功。当躯干肌群功能下降，外在任务又非常艰巨时，躯干与肢体不协调的矛盾就被放大，四肢和躯干就可能发生损伤。一般意义上的动力平台是指躯干，分析膝关节的疼痛时足踝也是动力平台。

评估动力平台要交互地使用观察法、试错法。观察法只是发现动力平台存在的问题，试错法是看纠正发现的问题能否消除疼痛，不行就再观察再调整。

损伤的第四个原因是矢量集中点的硬化。骨骼肌收缩产生运动，是骨骼肌细胞的细胞骨架收缩，牵拉与细胞骨架连接的筋膜网络，每个肌纤维牵拉附着其外的肌内膜。骨骼肌肌纤维多呈羽状排列，这就会使每块肌肉的肌纤维在羽状排列合成肌腱的地方形成矢量集中点。骨骼肌牵拉骨产生位移，绝大多数时候不是一块肌肉收缩完成的，而是以肌群为单位来协同完成的，不同走行的骨骼肌收缩合成一个力使骨骼产生位移，又会形成矢量集中点。因此，在筋膜网络上，腱骨移行部、腱肌移行部、肌肉之间的肌间隔，往往是矢量集中点，如果这些地方因为损伤而硬化，或者因退变而硬化，就会导致力学矢量传递障碍，机械能就会进一步损伤局部的筋膜。

虽然损伤不是肌骨疼痛的全部原因，但也是肌骨疼痛的重要因素。可惜的是，包括外科干预在内，医学无法修复损伤，修复损伤的是人体自身（重要的是成纤维细胞）。医学是为人体自身修复提供较好的环境，康复主要通过矫正患者的误用、失用和肌肉之间的力学关系来为身体的修复提供较好的环境。

4. 神经兴奋模型

损伤不一定导致疼痛，必须是有神经分布的组织的损伤才可能导致疼痛，神经损伤实际上也不一定疼痛。如脑出血、脑梗死是脑损伤，但只有少数人伴发疼痛；脊髓炎、脊髓外伤、运动神经元病是脊髓的损伤，但也只有少数人伴发疼痛。神经根损伤实际上也不一定会疼痛，格林巴利综合征就是一个神经根炎症，但主要表现为瘫痪；神经干损伤实际上也不一定会疼痛，面神经炎很少有疼痛，神经卡压综合征里面也有相当一部分患者是表现为瘫痪而没有疼痛。

疼痛是一种认知，是主观的，但疼痛的物质基础（神经）是客观的。以神经为切入点来辨识疼痛，是对疼痛的一个基本认识。套用IASP 2016的疼痛定义，疼痛的本质是伤害感受器和(或)传导通路的兴奋或致敏引起的一种不愉快的感觉、情感、认知和社会维度的痛苦体验。根据神经兴奋或致敏的部位对疼痛分类，可以分为末梢伤害感受器痛、神经根干痛、中枢痛以及混合痛（图2-2-3）。

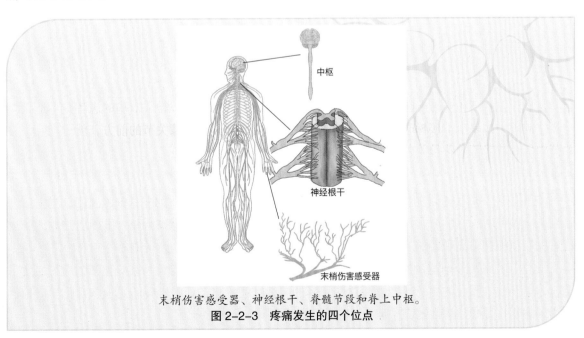

末梢伤害感受器、神经根干、脊髓节段和脊上中枢。

图2-2-3　疼痛发生的四个位点

现在的研究已经发现，所谓的末梢伤害感受器就是一些游离神经末梢，不同组织的伤害感受器兴奋就会产生相应的疼痛，如皮肤痛、肌肉痛、骨骼痛等。外周神经的核心成分是轴突和髓鞘，每根神经纤维外面都有一层结缔组织膜包绕，被称为神经内膜；若干根神经纤维构成一个神经束，外面再包绕一层结缔组织膜，被称为神经束膜；若干个神经束构成一个神经干，外面再包绕一层结缔组织膜，被称为神经外膜，神经外膜在椎间孔的地方被称为神经根袖，向内移行为硬脊膜，硬脊膜和硬脑膜相连。神经外膜、硬脊膜和硬脑膜上有支配神经的神经分布，其中包括伤害感受器，如果这些保护神经的结缔组织膜损伤，就可以表现为其所支配的器官的疼痛，被称为放射痛；如果是髓鞘或轴突变性，就可能表现为所支配的肌肉瘫痪或感觉缺失。

在中枢，也只有传导痛觉的通路受损或功能障碍才会引发疼痛，中枢的其他部位损伤是不会有疼痛的。并且中枢痛患者也是感受到皮肤痛、肌肉痛、骨骼痛，而不会表现为"头痛""脊髓痛"。脑出血颅压增高时的头痛并不是脑损伤所致，而是高颅压刺激脑膜上的伤害感受器所致。

因此，所有疼痛都是神经痛，没有神经不能形成疼痛。神经兴奋模型是研究疼痛的基础模型。这就涉及一个关键词——兴奋（致敏或敏化状态是一种易兴奋状态）。在电生理学的范畴，兴奋和动作电位是同义词，动作电位的形成反映了兴奋的物质过程：静息状态下，可兴奋细胞的细胞膜内外呈极化状态，即内负外正。当细胞膜受到阈上刺激时，细胞膜上的离子通道开放，细胞膜内外的离子就会顺着浓度差流动，这种不需要耗能的离子自由流动导致细胞膜内外的电压逆转，称为除极，这就形成了动作电位，并且这种动作电位可以在细胞膜上传导。如果是在神经细胞膜上除极并传导，就称为神经冲动。

影响细胞膜除极的一个很重要的环节就是细胞膜上的离子通道的开放与关闭。细胞膜上存在着大量的离子通道，这些离子通道根据其开放的条件不同，可以分为电压门控性离子通道、化学门控性离子通道和机械门控性离子通道（图 2-2-4）。

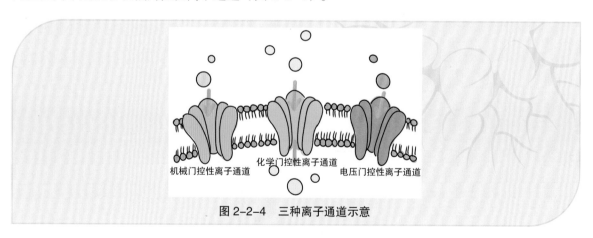

图 2-2-4　三种离子通道示意

电压门控性离子通道的特点是该类离子通道的开放与细胞膜内外的电压差相关联，当电压差达到某个阈值时，它们就自动开放，相关的离子就顺着这些孔洞进出细胞膜。电压门控性离子通道有电压门控性钠离子通道、电压门控性钾离子通道、电压门控性氯离子通道等。

化学门控性离子通道的特点是该类离子通道上有特异的受体，需要与某些化学物质（递质）结合才能开放，相关的离子才能顺着这些孔洞进出细胞膜。化学门控性离子通道包括化学门控性钠离子通道、化学门控性钙离子通道、化学门控性钾离子通道等。

机械门控性离子通道的特点是某些力刺激才可开放这类离子通道，从而使机械刺激转化为电信号在体内传播。

电信号、化学信号和力学信号是人体内传递信息的三大方式。在神经元细胞膜上对应三种离子通道，这三种离子通道在疼痛治疗中也常被应用。如神经阻滞治疗用的利多卡因就是一种电压门控性钠离子通道阻滞剂。很多用来治疗疼痛的抗癫痫药也都是电压门控性离子通道阻滞剂。如普瑞巴林就是一种电压门控性钙离子通道阻滞剂；抗抑郁药也常被用来治疗疼痛，就是通过影响化学门控性离子通道来实现的，如阿米替林的药理机制就是阻断去甲肾上腺素、5-羟色胺在神经末梢的再摄取来影响与这两种递质有亲和力的离子通道；吗啡类药物也是提高脑内的相关递质来镇痛的；机械门控性离子通道的调控被康复医学广泛应用，如牵伸可以缓解疼痛就是应用了这种机制。

从对疼痛进行定位诊断需求来看，任何疼痛都可以看作是脊上中枢、脊髓节段、神经根干、末梢伤害感受器这4个位点之一或多位点兴奋的结果。疼痛就像一个风火轮，是这4个位点中某些力量驱动了这个风火轮，接下来我们就从4个位点来认识疼痛。

（1）疼痛的神经网络控制

疼痛的神经网络控制需要从脊髓节段谈起，因为脊髓节段是连接中枢和外周的重要节点，并且在脊髓内存在着被普遍接受的闸门。

在脊髓各个节段的背角都存在一个"闸门"（由胶状质神经元、T细胞以及二者之间的突触组成），当外周各种感受器被伤害性刺激激活时，一系列传入冲动进入脊髓，而允许何种信息上传是由"闸门"来控制的。研究发现，细纤维S的输入可开放闸门，粗纤维L的输入可以关闭闸门。这为临床从外周来控制疼痛提供了理论基础，应用经皮电刺激、抚摸、揉搓、按压等刺激来缓解疼痛，就是因为这些刺激可以兴奋粗纤维L，从而关闭闸门。

闸门控制理论认为，闸门不仅受外周信息调控，而且还受脊上中枢控制，脊上中枢控制闸门的下行通路包括下行抑制通路、下行易化通路。下行抑制通路抑制上行伤害信号，主要递质为阿片样物质、NE、5-HT，运动、针灸等可兴奋该通路。下行易化通路增加延髓和脊髓对伤害刺激的反应，主要递质为5-HT，焦虑可促进该通路的冲动释放（图2-2-5）。

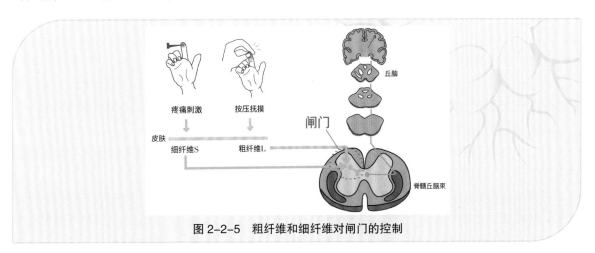

图 2-2-5　粗纤维和细纤维对闸门的控制

整体来看，疼痛是兴奋和抑制矛盾运动的结果。疼痛控制是一个复杂网络控制，在这个复杂网络中脊上中枢起着至关重要的作用。这主要体现在以下几个方面。首先，不愉快的感受只有在脊上中枢形成认知，才会产生疼痛，如果这些信号不能上达皮层形成认知，就不会有疼痛；反过来，没有向上传递的伤害信号，脊上中枢在皮层形成伤害信号的模拟，患者也会产生疼痛，并且这种疼痛会表现为痛不欲生，会表现为红、肿、热、痛。其次，伤害信号的认知形成不仅受到情绪背景的影响，还受到文化背景的调节。情绪能够增强或减弱疼痛感受，例如，焦虑状态下的患者往往会放大对疼痛的感知，而在愉快的情绪中，人们可能会减弱对伤害的关注。文化背景也对疼痛的认知产生重要影响。同样的伤害刺激，如果文化将其视为正常或可接受的行为，通常会降低疼痛的感知。例如，在某些文化中，耳朵穿孔如果作为惩戒手段，通常会伴随显著的疼痛感知；但如果穿孔是为了佩戴饰物，则这种疼痛的感知会大幅度降低，甚至在耳孔上悬挂较大的耳环也不会引发明显的疼痛反应。

疼痛与认知、情绪等背景信息的相关性，凸显了脊上中枢在疼痛控制中的重要性，因此对疼痛进行定位，必须首先从脊上中枢开始。

（2）脊上中枢疼痛

脊上中枢疼痛从发病形式和疼痛特点来看，脊上中枢疼痛和其他位点的疼痛相比没有任何特点，脊上中枢疼痛是评估出来的。

由于脊上中枢是疼痛与否的决定环节，脊上中枢具有单独产生各种疼痛的能力，因此，脊上中枢疼痛不是一个排除诊断，其评估应该前置于第一位。

脊上中枢疼痛的评估主要是一系列量表，如躯体化障碍量表评定、焦虑／抑郁量表评定等。如果上述评定为可疑，高度怀疑脊上中枢疼痛，还可以给予性格的评定，A型性格的患者发生躯体化障碍的可能性更大。如果上述评定为阴性，高度怀疑脊上中枢疼痛，心律变异的评定可能有助于诊断。

脊上中枢的评估前置于第一位后，可得出以下3种临床可能：躯体化障碍、心理＋肌骨疼痛、单纯的肌骨疼痛。

躯体化障碍的本质是脑内某些化学物质的水平异常或脑神经元的电活动异常。治疗首选抗焦虑、抗抑郁药物单用或联用，必要时可考虑阿片类药物；经颅磁刺激可调节脑内的电活动，并且是对药物治疗依从性差的患者的一个补充选择；心理治疗、呼吸训练、音乐治疗、催眠治疗、颅神经刺激、宗教治疗也可能有效。

对于心理＋肌骨疼痛的类型，如果患者的心理问题严重，首先要治疗心理问题，如果以肌肉骨骼疼痛为主，合并有心因性障碍，应在治疗肌肉骨骼问题的前提下，兼顾心因性疼痛的治疗。

（3）脊髓节段疼痛

脊上中枢疼痛存在并不排除其他可能，还需要对其他方面进行评估，有时能够发现患者同时具有脊上中枢、脊髓节段、神经根干、末梢伤害感受器的问题。

神经根性疼痛、牵涉痛和其他慢性疼痛，很可能合并有脊髓节段致敏，都应该评估脊髓节段。

人体椎旁的皮肤、肌肉、骨骼的神经支配具有规律的节段特征，而其他地方的器官的神经支配往往是多节段交叠支配。因此需要评价椎旁的皮节、肌节、骨节。如果皮节有感觉异常或导电性异常、肌节和骨节有压痛，且用Mulligan的方法松动这些节段棘突或关节突关节可以减轻疼痛时，诊断脊髓节段疼痛。脊髓节段敏化也是一个常见的问题，对于一个局部痛，也可能合并有脊髓节段致敏，如膝关节疼痛可能有 L_4 节段致敏。因此，脊髓节段疼痛也是评估出来的，没有特异性的疼痛特征。

治疗方法：脊神经后支背外侧支阻滞、经皮神经电刺激、脊神经根的 TMS（经颅磁刺激）、Mulligan 技术等。

（4）神经根干疼痛

神经根干疼痛的形式是放射痛，但放射痛与牵涉痛的表现形式没有差异。一些脊上中枢的问题也可表现为神经样疼痛，且神经干有长有短。比如，臀上神经、肩胛背神经、腋神经等的疼痛很可能被误诊为局部痛。还有一些神经根干损伤表现为肌肉的瘫痪，只在发病早期患者有疼痛，这种情况并不适合神经动力学检查，因此，神经根干疼痛是一个复杂的临床问题。

临床上背部、胸部、肩部、肘部、手腕部痛都有可能是臂丛的神经根干痛；腹股沟、臀部、阴部、大腿外侧、膝部、小腿、足踝痛都有可能是腰丛或骶丛的神经根干痛。临床评估神经的方法较多，比如肌电图，但肌电图擅长的是评估运动神经，肌电图在感觉神经的评估上并不成功。如果患者的疼痛仅波及神经外膜，而轴突和髓鞘未受损，肌电图很难给出一个神经根干痛患者的定位；MR 和彩色多普勒超声也可以看到外周神经，但对只有结缔组织膜受到伤害的神经无法看到其形态学改变。以上仪器的检查是在体格检查之后，评估周围神经的问题首先出在体格检查的过程中。

怀疑放射痛要用神经张力试验和压力试验来鉴别。颈椎和腰椎的三轴三面运动可以帮助我们了解患者的疼痛与神经根的相关性。如果三轴三面运动可以复制出患者的疼痛，提示可能是一个神经根疼痛。

接下来，要给予神经张力试验（即拉长神经的一些试验，比如 Slump 试验，网络可搜索到的神经松动术相关内容）和神经压力试验（以 Tinel 征为主，即叩击神经干看能否复制患者疼痛）。但传统外周神经的查体是通过一些简单的神经牵拉试验来进行的，在牵拉神经时肌肉也会被拉长，如果患者的问题是因为肌肉的损伤所致，那么就会出现假阳性。比如直腿抬高试验和臂丛牵拉试验都是这样的，其阳性结果无法得出神经受损的结论，也可能是同时被拉长的肌肉的损伤所致。

神经动力学方法解决了这个问题。以直腿抬高试验为例，当患者主诉直腿抬高复制了疼痛时，我们可以把腿的高度放低到患者基本不痛的角度，然后，嘱患者屈颈，由于神经外膜和硬脊（脑）膜相连，如果是神经的问题，疼痛会再次被复制出来；对于一些直腿抬高试验疼痛不是很剧烈的患者，也可以在复制出疼痛的角度保持，嘱患者屈颈，如果疼痛加剧，也可以考虑有外周神经损伤。Slump 试验在坐位进行，患者坐在床边并同时低头弯腰（注意不是屈髋，是腰椎的曲度变小），如果此时就复制出了患者的疼痛，那么，让患者抬头再低头，如果抬头疼痛就能减轻，低头就能加重，考虑神经根干痛，如果这种坐姿，没有复制出患者疼痛，让患者先内旋髋关节，维持内旋姿势屈髋、伸膝、踝背屈，即内旋髋关节的前提下伸直腿上抬，如果此时复制出了患者的疼痛，就让患者抬头再低头，如果抬头疼痛就能减轻，低头就能加重，考虑神经根干痛，否则就判定坐骨神经的神经张力试验阴性（图 2-2-6）。神经动力学技术还设计了股神经、股外侧皮神经、正中神经、尺神经、桡神经等的牵伸方法，可以应用这些方法，并充分应用硬脑膜、硬脊膜、神经外膜是连在一起的原理。通过疼痛远隔区域的活动来增加或降低神经外膜张力，对是否是神经外膜兴奋作出鉴别。

81

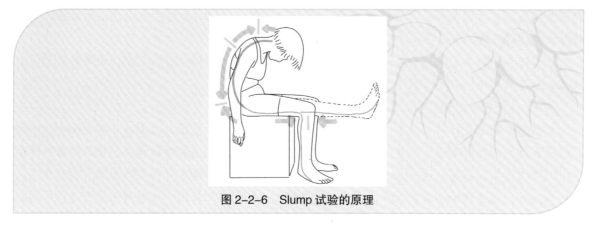

图 2-2-6　Slump 试验的原理

神经动力学方法还告诉我们，很多神经损伤的患者对神经张力试验并不敏感，而是对神经压力试验敏感。比如颈椎和腰椎的活动就可以通过改变椎间孔的大小来挤压神经根，叩击神经的通路也可以发现能够复制出患者疼痛的位点，这被称为 Tinel 征。它对神经根干痛的进一步定位非常有帮助，要求医师熟悉每根外周神经的走行才能完成。

治疗方法：神经根干疼痛定位之后，首先要限制责任病灶局部的运动，以避免日常生活运动损伤神经，降低修复的前负荷，对于浅表病灶，冷疗也有助于降低前负荷。有氧运动可以促进静脉和淋巴的回流，这有助于降低修复的后负荷。同时要对责任病灶周围的邻近节段的肌肉进行无氧运动训练，以促进成纤维细胞的修复功能。有氧运动可以提升三大合成激素（性激素、生长激素、胰岛素）的水平，也是促进修复的重要手段。对于保守治疗无效的病例，手术移除是必要的。

（5）末梢伤害感受器疼痛

末梢伤害感受器疼痛是指局部痛，局部痛可以分为物理性疼痛和化学性疼痛。化学性疼痛是指致炎因子等刺激伤害感受器引发的疼痛，由于致炎因子持续存在，因此，化学性疼痛表现为持续性疼痛，局部皮温可比健侧高 2℃，化学性疼痛使用抑制炎症的方法是首选的。敏化也可以表现为持续性疼痛，特别是躯体化障碍的患者往往强调自己是持续性疼痛。因此，需要掌握物理性和化学性疼痛的鉴别：检查患者相应关节的三轴三面运动，看是否有不痛的运动，如果有，即物理性疼痛。

Maitland 关节松动术可用于关节疼痛的诊断，因为这种技术可以较好地刺激到关节囊，肌肉的损伤可以用压痛的方法来复制疼痛。

末梢伤害感受器兴奋并不一定导致局部痛，牵涉痛是末梢伤害感受器兴奋的另一种形式。医学上最著名的牵涉痛是内脏牵涉痛。比如心绞痛牵涉到左上肢的疼痛。事实上，牵涉痛很多，肌筋膜痛综合征中按压肌肉扳机点就可以复制患者远隔部位的疼痛，说明有肌肉牵涉痛；骶髂关节痛可以表现为下肢类似坐骨神经样的疼痛，给予骶髂关节松动术可以复制出患者的疼痛，说明有关节牵涉痛；椎间盘源性腰痛是刺激纤维环或者软骨终板就可以复制出患者的疼痛，说明有椎间盘牵涉痛；支川注射疗法的起源就是发现了一例瘢痕组织牵涉痛。

现在解释牵涉痛用聚合投射学说，即每一对神经根及其相连的脊髓构成一个脊髓节段，每个脊髓节段支配特定的皮肤、肌肉、骨骼、内脏，两根不同来源的传入纤维如果与同一个后角神经元形成突触（即聚合投射），就可能发生疼痛的错误定位，形成牵涉痛。

形式上是神经样疼痛，但神经张力试验和压力试验均不支持神经根干痛，就考虑牵涉痛，需要进一步评估患者的牵涉痛是来自关节、肌肉、椎间盘、内脏等，以确定责任病灶。

无论是局部痛还是牵涉痛，都是末梢伤害感受器疼痛，局部的治疗可能是快速缓解疼痛的有效方法，但追求远期疗效很多时候要结合损伤模型来治疗。

5. 综合应用 4 个模型

慢性肌骨疼痛是个复杂的问题，为了避免误诊，并找到更多的治疗接口，临床需要综合应用 4 个模型。

在康复医学疼痛的诊断体系中，强调首先排除肿瘤、骨折、感染、风湿、内脏、遗传、中毒等需要特定专业处理的疼痛。排除以上疾病之后，躯体化障碍、更年期综合征／绝经后综合征、骨质疏松、肌少症这 4 个全身性疾病依然可能成为患者疼痛的背景原因，并且这些疾病的疼痛没有特异性。临床从症状学的水平无法鉴别，要牢记所有的疼痛都需要排除以上问题。

所有疼痛都是神经痛，疼痛的神经病学分析是对疼痛的一个基本认识。所有疼痛都需要进行神经病学评估，并且这种评估的顺序一定是从中枢向外周。疼痛的神经病学评估就是对疼痛作出定位诊断，但这种诊断可以多节点并存，不能用一元化解释来否定其他。

对于神经根干痛和末梢伤害感受器疼痛，目前临床有两种诊断方法，一种是某个影像学异常和患者的特征临床表现相加，就成为疼痛诊断的证据，而没有人去证实影像学异常与疼痛的相关性。比如，CT 或 MR 示椎间盘突出，患者有肢体的神经样疼痛，就诊断为椎间盘突出症，而不用椎间盘造影来证实椎间盘突出与患者疼痛是否相关。于是，寻找影像学改变成为临床的追求，骨质增生、椎间盘突出成为绝大多数疼痛诊断的"遮羞布"。实际上骨质增生只是个适应性改变，椎间盘突出绝大多数没有症状，肩袖损伤可以是沉默的，半月板撕裂不处理也可以消除疼痛。影像学在慢性疼痛的诊断中很多时候是用来排除肿瘤、骨折、感染等红旗征。

IASP 推荐用相关性原则来诊断疼痛。目前能证明疼痛与某些改变具有相关性的试验可以分为两类：能够复制疼痛的试验和能够消除疼痛的试验。比如，按压肌肉就可以复制出患者的疼痛模式，这个点被临床称为扳机点，患者罹患的可能是肌筋膜疼痛综合征，用 1% 的利多卡因阻滞这个点之后，患者的疼痛就会消失或大幅减轻了，我们就更可以坚信前面的诊断无误。

"患者腰痛，医师头痛"，真实反映了疼痛医师的临床尴尬，因此临床疼痛治疗以止痛为目的，而不考虑抑制疼痛之后人体运动系统的进一步退变！

因此，疼痛的管理就是调整痛觉神经系统的功能恢复常态，和（或）让肌骨损伤得到修复，而不仅是止痛！

二、支持系统体能

肌肉和骨骼会直接影响运动，但运动是多系统支持的结果，心肺功能、内分泌、营养、消化、肝肾、血液、神经、免疫、心理等都对运动有不可替代的支持作用。并且很多内脏问题本身也是一个运动的问题。比如，心力衰竭就是一个心肌运动障碍的问题，营养可能与胃肠平滑肌的功能相关。

（一）心脏与运动

左心室节律性收缩产生的压力，输送体循环中的动脉血到全身的细胞，为细胞供应营养、氧气和激素。然后右心房舒张产生的负压，使体循环中的静脉血携带代谢废物、肠道上皮吸收的营养物质、上皮细胞分泌的激素回到心脏，进入肺循环。肺循环利用右心室收缩产生的压力把静脉血推送到肺部，然后利用左心房舒张产生的负压，把排出 CO_2、携带 O_2 的动脉血带到左心房。

这就涉及两种运动：一是心肌本身的运动，二是受心肌泵血影响的骨骼肌的运动。如果心肌泵血功能下降，理论上骨骼肌获得的营养物质、氧气和激素就会减少，这些物质的减少就会降低骨骼肌纤维中肌动蛋白和肌球蛋白结合消耗 ATP 产生收缩的能力，骨骼肌运动功能就会下降。

骨骼肌供血的减少可以是动脉栓塞所致，这是一种急症，需要介入外科紧急干预。但是导致骨骼肌供血减少最常见的原因是心肌泵血功能的下降，比如心力衰竭。这还是容易理解的，还有一种很容易被忽略、很难被接受的情况：随着年龄增加，大多数人选择运动减少的生活方式，适应这样的生活方式，心脏功能会缓慢减退，但是达不到心力衰竭的水平。因此，有必要重新斟酌心功能分级的含义。

1982 年，纽约心脏病协会（New York Heart Association，NYHA）提出 4 级分级法：Ⅰ级：患者有心脏病，但体力活动不受限制，一般体力活动不引起过度疲劳、心悸、气喘、胸痛；Ⅱ级：患者有心脏病，体力活动轻度受限，休息时无症状，一般体力活动引起过度疲劳、心悸、气喘、胸痛；Ⅲ级：患者有心脏病，体力活动明显受限，休息时无症状，但小于一般体力活动即可引起过度疲劳、心悸、气喘、胸痛；Ⅳ级：患者有心脏病，休息时也有心悸、气喘、胸痛症状，进行任何活动均使症状加重。心功能初筛以骨骼肌的运动水平来衡量，比如一般体力活动、小于一般体力活动、休息，提示骨骼肌功能对心脏功能具有依赖性。

NYHA 分级是针对心脏病患者的心功能分级。实际上，目前的心功能分级几乎都是针对心脏病患者的，但这并不标志着没有心脏病的人心功能是一样的：一个没有心力衰竭的 80 岁的人，其心功能一定不如青年时代。心脏病学已经使用了心功能不全的概念来描述病理状态下心脏的情况，康复医学要描述非疾病的心脏功能的减退，可以使用"心健康"来描述，即心健康下降也会导致心脏对运动的支持功能减退，但该人群的脑钠肽等心衰标志物指标在正常范围之内。

心脏通过血管与骨骼肌相连，因此心脏与骨骼肌是"邻居"，这对邻居是互相影响的。心血管通过分配血液进而分配营养和氧气，可以影响骨骼肌的收缩。反过来心肌的收缩是节律性收缩，这种收缩不能随意控制。但心脏收缩的强度和频率受随意运动影响。在一定范围内，当骨骼肌的随意运动需要增加强度时，心肌收缩的强度和频率会随之正性改变，当骨骼肌进入休息模式时，心肌也会进入低水平的收缩模式。因此，骨骼肌的功能状态不仅是一个观测心肌功能状态的窗口，而且也是一个调整心肌功能的接口。比如，有学者认为所谓心力衰竭可以看作是心肌纤维的自由度加大，让自由度加大的心肌纤维增加有序性的方法就是有氧运动，运动强调手段，有氧强调效率和安全性。

然而，心血管系统作为一个全身系统，其运动障碍对机体的影响是复杂的，并非仅仅是对骨骼肌。

心肌和血管平滑肌受电信号、化学信号和力学信号共同控制。控制心肌和平滑肌的电信号分为交感神经和副交感神经，交感神经和副交感神经都属于传出神经，它们同时支配心肌和平滑肌，但两者的任务不一样。当人体因环境变化需要进入应激状态时，以交感神经兴奋为主，心肌和血管平滑肌的收缩会增强，向神经、肌骨、呼吸、内分泌等参与应激反应的系统输送的血液会增加；

当人体进入休闲状态时，以副交感神经兴奋为主，此时心肌和平滑肌的收缩会减弱，向胃肠、泌尿、生殖等系统输送的血液会增加。因此，心血管是人体应激平台的一部分，应激平台的司令之一是大脑皮层的 4 区，4 区兴奋通过应激平台整合应激资源实现战斗或逃跑。所以，不仅心脏支持骨骼肌收缩，而且骨骼肌收缩也会通过 4 区影响心肌。

控制心肌的化学信号很多，激素是最重要的影响心肌的化学信号。交感神经兴奋时，肾上腺这个最重要的应激腺体兴奋，分泌肾上腺素、醛固酮、可的松，这些激素有强心、升高血压等正性影响心肌和血管平滑肌收缩的作用；同时甲状腺也会适应性增强分泌功能，以提高心肌、血管平滑肌的代谢水平；胰岛也会作出同样的适应，使血液中的葡萄糖含量升高，使葡萄糖更容易进入心肌和血管平滑肌，这样才能使代谢有原料保障；血管内皮细胞还可以分泌 NO，NO 是控制肌筋膜弹性的主要化学物质，也是抑制血管平滑肌痉挛的重要化学物质。当然骨骼肌也会通过自己的代谢产物、分泌的蛋白质来影响心肌和血管平滑肌。比如，颈动脉窦感受 CO_2 和 H^+ 水平的变化来调整心肌的收缩。

力学信号是控制心肌和血管平滑肌重要信号。胸外心脏按压可促使骤停的心脏复律，就说明力学信号对心脏有重要的意义；颈动脉窦、主动脉弓都有力学感受器，这些力学感受器发放的冲动都可以反射性地影响心脏；血液在血管内流动产生的对血管内皮的剪切力，促使内皮细胞产生 NO 等抗凝物质，这不仅可以预防血管痉挛和血管堵塞，而且这些 NO 可以逸出血管，进入组织间隙，抑制成肌纤维细胞收缩，降低肌筋膜张力，提示骨骼肌的无氧运动是降低物理黏弹性张力的重要接口。

血流动力学从力学角度研究心脏和血管平滑肌收缩产生血流的规律。它首先对血管进行了分类。①弹性贮器血管：大动脉富含弹性纤维，可以将左心室收缩产生的驱动血液流动之外的能量以弹性势能的形式暂时储存，故名弹性贮器血管。大动脉的该特性提高了心脏做功的效率，使心脏可以向中枢神经、骨、内脏传递力学信号。②毛细血管前阻力血管：随着动脉越来越细，弹性纤维逐渐减少，平滑肌逐渐增多，在小动脉和微动脉的管壁中含有丰富的平滑肌，其收缩可以增加血流阻力，调节血液分配，故称阻力血管。因它们位于毛细血管前，又称毛细血管前阻力血管。③交换血管：毛细血管和微动脉之间有毛细血管括约肌，可以阻断动脉传递的动力，因此，血液在毛细血管内流速很慢，加之毛细血管壁由单层扁平上皮细胞和基膜组成，通透性很好，非常适宜物质交换，所以，毛细血管在功能上又被称为交换血管。④毛细血管后阻力血管：毛细血管到微静脉，管壁又逐渐出现平滑肌，到小静脉，管壁已有完整的平滑肌，微静脉和小静脉的平滑肌收缩可以减小血管的口径，增加血流的阻力，故称毛细血管后阻力血管。毛细血管前后的平滑肌阻断了心脏收缩力向静脉传递，因此，静脉内血液回流的动力不是直接来自心脏的收缩。⑤容量血管：安静状态下，静脉容纳了 60% ~ 70% 的循环血量，故称容量血管（图 2-2-7）。

从生物力学的角度来看，动脉血在体循环的流动是心脏的前负荷、心脏的后负荷、心脏舒缩三者相互作用的结果。心脏的前负荷主要是单位时间内的回心血量，回心血量急剧增加可致前负荷的骤然增加引发急性心衰竭；回心血量不足，可以因前负荷的不足导致血压下降甚至休克。比如，感染性休克的原因就包括毒素致静脉扩张，血液淤滞于容量血管，回心血量不足，血压不能保证脑供血。阻力血管收缩可以使心脏的后负荷增加，导致血压增高，长期高血压可以导致左室肥厚；阻力血管收缩不足，可能是低血压的原因之一。动脉血流动的动力是左心室的收缩，心功能下降首先导致供血能力下降，其次循环不畅传导到静脉系统，也会导致淤血。

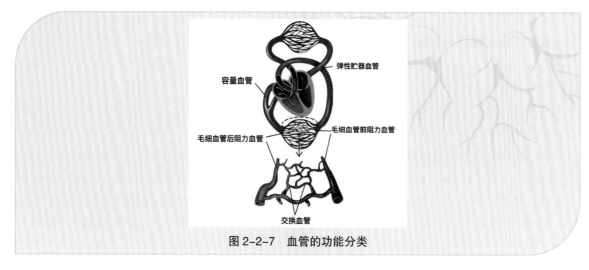

图 2-2-7　血管的功能分类

静脉血回流的动力主要来自右心房舒张时的负压吸引。此外，静脉平滑肌的收缩、肌肉泵、动脉在血管神经束内的搏动，是静脉血回流的辅助动力。静脉血在体循环中的流动，也是动力、前负荷、后负荷共同作用的结果。静脉血回流的前负荷主要来自组织液，当多种原因导致组织液生成增多时（运动、局部温度增高、感染、创伤、毛细血管通透性增加、血浆渗透压下降），可以增加静脉血回流的前负荷，导致水肿。后负荷增加主要是中心静脉压升高，中心静脉压升高又主要是因为右心房舒张期的压力升高所致。右心房舒张期压力升高的原因是右心房收缩期射血分数下降，进一步追踪动力学原因就是右心衰竭，甚至全部心力衰竭，包括普通人因衰老或缺乏运动的生活方式导致的心健康下降。左、右心脏的血液匹配循环，提示每搏输出量是标志心脏能力的一个重要指标。因此，通过有氧运动提高每搏输出量，是解决静脉水肿（包括淋巴水肿）的主要接口。每搏输出量下降标志着右心房对静脉血的虹吸能力下降，也标志着组织液的淤滞，组织液的淤滞预示着细胞的代谢水平的下降和生化反应进行的后负荷增大。因此，缺乏有氧运动的生活方式是衰老的重要原因。

肺循环的动力学原理与体循环大致相似，肺循环的静脉血流动是由右心室的收缩、前负荷和后负荷共同决定的。临床常见的问题是后负荷的增加，肺部小动脉和微动脉平滑肌的收缩，肺部血管床的破坏，导致肺动脉压升高和右心衰竭。肺循环的动脉血回流由左心房舒张期的负压、前负荷和后负荷共同决定，临床常见的问题是肺淤血，原因是肺毛细血管的通透性增加，左心房舒张期的负压不足。临床处理除了控制感染、清除过敏原等降低前负荷的方法，有氧运动依然是提高心功能重要的接口。

（二）呼吸与运动

呼吸使机体获得氧气排出 CO_2，为细胞代谢提供保障。呼吸的往复进行使骨骼肌可以燃烧葡萄糖和脂肪酸获得能量，同时又能使燃烧产生的 CO_2 排出体外，保证了骨骼肌纤维内 pH 在一个适宜范围内，便于骨骼肌纤维内的其他细胞器履职。为骨骼肌提供这种方便的主要是呼吸肌群，呼吸肌群也是骨骼肌。

2020 年，媒体报道了多起戴口罩跑步和戴口罩打比赛的事件，这说明呼吸动力学的普及的力度不足。因此，认识呼吸与运动的关系，首先是普及呼吸动力学。

呼吸运动是骨骼肌驱动的胸廓运动，分为吸气相和呼气相，每个时相都是动力、前负荷、后负荷相互作用的结果。吸气相是个主动过程，固定胸廓的斜角肌、斜方肌、胸锁乳突肌、胸大肌、胸小肌、锁骨下肌、颈阔肌、前锯肌、后锯肌、菱形肌等首先固定胸廓的上部，产生反作用力。以此为基础，膈肌收缩使胸廓的上下径向腹腔的方向增加，肋间肌等收缩使胸廓的前后径和左右径增加，从而实现胸腔的容积增加，结果使肺泡内压急剧减小，导致大气压大于肺泡内压，空气被大气压压进肺泡。在这个过程中，以上骨骼肌是动力器官，以上肌肉的肌少症和横纹肌溶解、重症肌无力、急性炎症性多发性神经根炎、颈丛神经损伤、臂丛神经损伤、肋间神经损伤、颈胸段脊髓损伤、支配这些肌肉的上位中枢损伤（脑血管病、脑外伤、脑炎等），都可以导致呼吸肌群的功能下降，形成肺健康水平下降，甚至呼吸衰竭（和心脏一样，衰老和疾病可以使肺健康水平下降，但不一定呼吸衰竭），或者增加坠积性肺炎的风险。空气在呼吸道里进出，可以以气流为主体进行动力学分析，也可以以膈肌等吸气肌群为主体来进行动力学分析，下面以吸气肌群为主体进行分析。空气流进肺泡时遇到的气道阻力是吸气相的前负荷。1963 年，Weibel 研究发现，虽然支气管越分越细，但上气道的总的横截面积远远小于细支气管。因此，气道的阻力主要来自大气道，包括鼻、口腔、咽喉和气管，用鼻呼吸时鼻腔阻力占全部阻力的 50%，张口呼吸可以降低吸气相的前负荷，所以剧烈运动时，人们都通过张口呼吸来降低前负荷，以保证更多的空气进入肺内。戴口罩呼吸、单鼻呼吸、鼻腔黏膜水肿、喉头水肿、气道平滑肌痉挛致气道管径变小，都会增加吸气相的前负荷。因此，剧烈运动时不能戴口罩，戴口罩运动就和捂住口鼻谋杀是一个道理，都是极端增加了吸气相的前负荷，可引发猝死。膈肌下降遇到的腹腔阻力、胸廓向前后左右打开过程中遇到的阻力，是吸气相的后负荷，饱餐之后、腹水、腹腔肿瘤、肋骨骨折或胸部手术导致的避痛呼吸、胸部的外固定、胸廓畸形、逆腹式呼吸、影视剧中看到的站立位被活埋都会增加吸气相的后负荷。

在吸气相末，肺泡内压与大气压平衡，气体不再进入肺泡，如果不屏气，立即进入呼气相。呼气相主要是个被动过程（高强度运动时，腹肌可能参与呼气），即被拉长的膈肌和肋间肌的筋膜回弹，使胸腔容积变小，结果是肺泡内压开始增加，并立即大于大气压，肺内气体被压出肺泡进入体外空间。在该过程中，动力来自筋膜储存的弹性势能（这些能量来自吸气相呼吸肌群输出的动能），如果筋膜的弹性差，胸廓打开的容积有限，肺活量变小，呼气相的动力就小，排出 CO_2 的效率就会下降，这是形成 II 型呼吸衰竭的重要机制。可见吸入 O_2 和排出 CO_2 都有赖于呼吸肌群的做功，由于 CO_2 能溶于水，因此血中 $PaCO_2$ 升高，提示呼吸肌群瘫痪程度比 I 型呼吸衰竭严重。

呼气相的前负荷就是吸气相的后负荷，以上因素不仅导致吸气相胸廓打开困难，而且长此以往可致胸廓弹性变差，影响胸廓在呼气相的变形，增加了呼气相的前负荷；呼气相的后负荷是吸气相的前负荷，即呼气时气流遇到的呼吸道管径的阻力就是呼气相的后负荷。

呼吸动力学是呼吸训练的基本原理。呼吸动力学普及的局限性，不仅导致了戴口罩运动这种不科学的事件发生，也影响了呼吸训练的方法。临床所谓的呼吸训练有 3 个目的：一是增加呼吸肌群的功能，改善呼吸衰竭的状态，或提高普通人的肺健康水平；二是通过呼吸训练实现躯干稳定性的提升；三是通过延长呼气 / 吸气来调节交感神经和副交感神经的兴奋度。

根据生物力学原理，要增加呼吸肌群的力量，首先要提高稳定肌群的功能，即提高患者固定胸廓的能力。用无氧运动来预防或改善这些肌肉的肌少症，同时提高筋膜周围 NO 的含量，改善筋膜的柔韧性，可能是可取的方法。无氧运动的范围包括头节段、颈节段、胸节段、肩节段、肱节段。

其次才是吸气的主动肌膈肌、肋间肌的训练，高效的方法是让呼吸肌群进行作业训练，即用肢体运动把心肺的代谢水平提高到有氧运动水平，此时激活了交感神经系统，呼吸会适应性地加深加快。如果此时增加吸气相的前负荷，比如闭口呼吸、单鼻呼吸等，就可以高效地增加吸气主动肌的功能。

呼吸运动是一个胸腔的节律性运动，不能长时间地停止，提升躯干在保证呼吸的同时还能为四肢和头颈提供稳定性的能力就涉及呼吸训练的第二个目的。传统做法是首先要评估呼吸模式，然后用被动的手法去纠正异常模式。比如，非极限运动时人的正确呼吸模式是闭口胸腹联合式呼吸，很多患者可能丧失了腹式呼吸的成分。治疗师就用手放在患者的肚子上诱导患者在吸气相鼓肚子，这样做违背了节律性运动的基本原理，建议的训练方法是：用Mcgill法实现患者的有氧运动，以实现呼吸的加深加快（加深就会出现自然的腹式呼吸）。

呼吸训练的第三个目的是基于窦性呼吸性心律不齐，这一生理现象的神经机制是：在吸气相交感神经占优势，所以心率偏快，在呼气相副交感神经占优势，所以心率较慢，故称呼吸性心律不齐。基于这一原理，如果把一个人的呼气相人为延长，就可能使其副交感神经更占优势，从而实现对内脏神经的调节。

除此之外，呼吸训练还可以扩张气管，机制为呼吸道黏膜的上皮细胞可以产生NO。NO可以抑制气道壁内平滑肌的收缩，这种机制与NO扩血管的机制大致一样，并且产生NO的机制也与血管内一致，即气流的流速与生成NO的量成正比。因此，呼吸训练要求达到有氧运动的水平。鼻窦黏膜的上皮细胞可以产生大量NO，因此需要用气流来刺激，这就要求有氧运动时必须闭口呼吸。如患者不能闭口，可以戴口罩仅封闭患者口腔，这一机制是慢阻肺康复的重要接口。

以上内容只是基于呼吸运动的康复，属于肺通气部分。肺换气是康复必须关注的另一部分。肺换气的主要影响因素是呼吸膜的厚度和肺换气的面积（通气/血流比值）。正常的呼吸膜包括肺泡表面活性物质、上皮细胞、基质。影响气体交换的常见因素包括痰液的集聚、基质的增厚（即肺间质病）、肺泡表面活性物质的减少、通气/血流比值下降。

痰液的集聚包括痰液的生成增多和排出困难两方面。正常人每天生成约1 L痰液，主要由气管壁上的腺体细胞分泌，作用是湿润吸入的空气。这些水液常被呼出的气体带走，也有少部分被咽入消化道。如果吸入刺激性气体、灰尘或微生物，就会刺激气管壁上的杯状细胞分泌痰液，杯状细胞分泌的痰液比较黏稠，排出较为困难，腺体细胞分泌的水液可以稀释它（所谓的化痰），并往往需要咳嗽反射配合排出。另外，血浆胶体渗透压和晶体渗透压降低时、左心房压力增高导致肺静脉高压时、过敏导致肺毛细血管通透性增加时，也可以增加肺泡内的痰液，从而影响气体的弥散。因此，肺换气的康复需要关注环境这个接口，比如控制环境的温度、湿度、环境的湿式清扫、避免雾霾、花粉、纠正低钠低氯低蛋白血症，控制心力衰竭，抗过敏等。

痰液的排出障碍最容易理解为因呼吸肌群功能下降和腺体细胞分泌不足形成痰痂导致的痰液排出困难，不容易被接受的是纤毛功能障碍继发的痰液排出困难。长期以来，治疗师设计了很多利用重力来促进痰液排出的方法，基本的思想是坐位时痰液容易被重力所阻，不易排出，建议患者采取侧卧位或俯卧位，也可以借助床的机械作用采用胸高头低位，即所谓的排痰体位。但这些方法没有被循证医学证实有效，反而是人们认为不易排痰的直立位，较容易实现排痰，这是因为痰液在气道内即便不为重力所阻，也会为摩擦力所阻，尤其是杯状细胞分泌的黏痰，因此依靠重力排痰并不现实。"战斗和逃跑"时，人不能选择环境，环境中的灰尘和微生物就可能被吸入，会刺激杯状细胞产生痰液。为了适应应激，人进化出的排痰方法主要是纤毛摆动，纤毛摆动的动力来自气管上皮细胞内微管肌动蛋白的收缩，当纤毛把痰液摆向咽喉的方向后，并不沿原路返回，而是在重力帮助下，从其他纤毛的缝隙"坠落"到原位。因此，当纤毛存在时，最适宜纤毛摆动的体位是直立位，这是肺康复中一个很重要的接口。

肺间质病变是另一种常见的导致呼吸膜增厚影响肺有效换气的因素，目前临床没有特效办法。从细胞生物学的角度来看，肺部的成纤维细胞依然受化学信号和力学信号控制。化学信号如性激素可以影响成纤维细胞，NO 可以降低筋膜的张力，有氧运动可以增加肺部血流的速度，从而增加 NO 的含量，闭口呼吸时气流刺激鼻窦黏膜产生 NO 也可以改善肺间质的性状，这些都提示有氧运动是改善肺间质病变的主要接口。

卵磷脂是细胞表面活性物质的主要成分，在应激状态下卵磷脂作为细胞膜的主要成分会受到自由基的攻击。卵磷脂作为合成乙酰胆碱的主要底物会有巨大需求，作为脂蛋白、胆汁和脂质信使（如花生四烯酸）的主要成分也会有巨大需求，但应激状态下人体摄入卵磷脂可能会减少，这种矛盾在肺部表现为肺泡表面活性物质的不足，后者的减少会使肺泡表面张力增加，导致肺泡萎陷，降低肺换气功能。

肺栓塞、肺部肿瘤、肺大疱、肺气肿、肺实变、肺切除等可导致肺的换气面积减小，这也可以影响肺的换气功能。同时又要认识到，肺是一个潜力巨大的器官，切除单侧的肺仍能保证日常生活运动所需的氧气。氧气进入血管与红细胞结合才能被输送到全身，血液是另一个影响运动的重要因素。

（三）血液与运动

血液是营养与 O_2 的载体，比如 O_2 必须与红细胞结合才能在血液中运输，贫血会影响血液携带 O_2 的能力，致使骨骼肌的代谢受影响。

贫血是指单位容积内红细胞计数、血红蛋白量以及红细胞压积均低于正常标准。因此，贫血是一个实验室检查的表现，形成的原因无外乎红细胞生成减少、红细胞破坏过多和失血。在红细胞生成减少方面，除了营养的因素，如铁、叶酸、维生素 B_{12} 缺乏，很多时候是在基因和环境控制下造血器官的问题。如再生障碍性贫血、骨髓增生异常性贫血、骨髓纤维化。

从胚胎到成年人，造血器官包括卵黄囊、肝脏、肾脏、脾脏、胸腺、淋巴结、淋巴组织和骨髓。造血器官形成造血干细胞，造血干细胞再分化成红细胞、血小板和白细胞三系细胞。

成年人的血细胞在骨髓和淋巴组织内生成。红细胞由骨髓产生，骨髓为柔软而富含血液的组织，存在于骨髓腔内，由多种类型的细胞和网状结缔组织构成。骨髓腔是一个由众多骨小梁构成的蜂窝状的立体结构。从生物力学的角度来看，这样的结构适合以较小的质量承担较大的压力负荷和张力负荷，并且善于把压力负荷转化为张力负荷在整个结构分配，是一个张拉整体结构。这样的结构在保证强度的同时降低了骨的质量，体现了人体的节能原则。骨质疏松发生时骨小梁会变得稀疏，当骨小梁破坏到一定程度时，骨髓的含量将会减少。有趣的是，骨髓造血始于胚胎第 4 个月，婴儿刚出生时全身骨髓普遍造血，5 岁以后四肢长骨的红骨髓逐渐被黄骨髓取代，红骨髓的分布范围逐渐向中轴骨退缩。在成年人，红骨髓主要分布在颅骨、胸骨、肋骨、髂骨、椎骨、锁骨、肩胛骨等骨中，长骨骨干几乎充满了黄骨髓（黄骨髓含有大量的脂肪，没有造血功能，但有造血潜能，在某些病理状态下，黄骨髓可以转化为红骨髓）。成年人造血的骨骼和易发脆性骨折的骨骼很相似，并且骨髓纤维化在各个年龄段均可见，但是中老年人多发。因此，骨髓和骨髓腔均需力学信号的刺激才能保持正常的功能，增龄伴随的运动减少可以引发骨髓腔和骨髓的适应性退变，骨质疏松可以和骨髓纤维化同时发生。骨的邻居 - 肌肉对骨的牵拉不仅可以兴奋成骨细胞抵抗骨质疏松，而且会促使骨髓产生更多的血细胞，以适应代谢增加导致的需氧增加。

当然对贫血的研究也发现，过度的力学刺激可以导致贫血，如行进性血红蛋白尿、运动性贫血等，这和过度的运动可以导致暴力骨折和疲劳性骨折一样。

骨髓功能的维持除了在基因控制下需要丰富的力学刺激外，也需要大量的化学信号，如睾酮、促红细胞生成素、集落刺激因子、白介素等可以促进造血。但干扰素、肿瘤坏死因子等可以抑制造血。临床所见，肾衰导致促红细胞生成素分泌不足可导致贫血，睾酮是治疗再生障碍性贫血的有效药物。

血液中的活性成分不止红细胞，还包括白细胞、血小板（巨核细胞的碎片），均来自造血器官，骨髓中含有各种血细胞系的不同发育阶段的细胞。力学信号和化学信号的异常，不仅会导致贫血，而且也可以导致免疫细胞和血小板的减少。血液中的免疫细胞是抵御病原微生物的侵袭、处置肿瘤细胞和凋亡细胞的基础，免疫细胞数量下降，会增加肺部感染的风险，影响肺换气，从而影响骨骼肌的收缩。在动脉粥样硬化患者体内，血小板容易因血管损伤被诱导集聚，形成血栓，这是心肌梗死和脑梗死的重要病理机制。有氧运动可以促进血管内皮细胞分泌内源性的抗凝物质和抗血小板物质，这是心脑血管病一级预防和二级预防的基础。

血液三系细胞的生成和破坏的速度各不相同，红细胞的生存时间为 100 ~ 120 天，而且骨髓生成红细胞的代偿能力为正常造血的 6 ~ 8 倍，成熟的中性粒细胞存活期为 9 天，单核细胞的半衰期为 71 h，短寿淋巴细胞存活期为 4 ~ 5 天，长寿淋巴细胞经数月或数年未分化而存活，血小板的寿命为 7 ~ 10 天。因此，当骨髓发生严重功能障碍（骨髓衰竭）时，首先出现的症状是感染，其次是出血，最后才是贫血。

血液还承担营养物质的运输，营养物质主要来自消化系统。

（四）营养与运动

营养学是研究食物营养素（一些元素和分子）与机体代谢关系的一门学科，必需的营养素包括水、糖类、脂肪、蛋白质、维生素和无机盐。研究发现，这些元素和分子既构成了生命代谢的基本物质条件，生命又必须让这些物质有效循环起来，才能不危害本身。单纯补充营养素，而生命不能有效代谢，就会发生代谢综合征，这是现代社会的流行病。而康复医学发现，通过骨骼肌的收缩，可以随意控制代谢水平。因此，营养是运动的基础，营养素缺乏和过量都是营养不良，营养不良必然影响运动。营养不良可能的原因包括营养素摄入的不足或过量、消化吸收障碍和营养素的应用障碍。

1. 水

水是生命之源。水作为机体内最普遍的溶媒，使用氢键分离了很多化合物之间的连接，使人体内无数的化学反应得以进行。使得代谢废物得以排出体外，使得运动系统有了润滑剂和缓冲剂，使得体温能够调节。对于生命来说，缺水比缺少食物危害更大。

临床通过监测患者的出入量、中心静脉压、血压、尿液颜色、肾功能、意识状态等方法来评价患者是否有脱水。水分丢失达体重的2%，人体就会出现应激反应、体能下降、体温调节受到干扰。

在轻度脱水时，从事高强度体力活动的个体会出现体能下降，表现为耐力不足和主观感觉吃力。对于心力衰竭患者，应该控制水摄入量。

2. 糖类

糖是人体获取能量的主要来源，红细胞只能通过葡萄糖来供能，脑组织主要通过葡萄糖来供能（饥饿时可以通过酮体供能），糖的生理热价约为 16 kJ/g（4 kcal/g）。虽然脂肪也可以直接供能，但人体缺乏把脂肪转化为糖的酶。人体必须每天获得 50 ~ 100 g 糖，否则脂肪代谢产生大量酮体不能被完全氧化，会引起酮病以及钠离子和水的丢失。口服碳水化合物补充能量时应尽量选择淀粉，单糖和双糖不宜超过 14%，避免食物的升糖指数升高，增加胰岛负担；静脉补充能量时，10% 葡萄糖只能短时间使用，因为其渗透压约为 500 mOsm/（kg·H_2O），易诱发血栓性静脉炎，但中心静脉输液时所输注液体很快被血液所稀释，不必考虑渗透压的问题。

纤维素是一种不能被人体消化的糖，又被称为抗性淀粉。纤维素除了可以促进结肠蠕动之外，还可以降低升糖指数。虽然纤维素不能被人体吸收，但很多纤维素可以被肠道的益生菌所应用。对于久病且经口进食受限的患者，肠道菌群失调是个重要的问题，在补充益生菌的同时要考虑补充抗性淀粉。同时应该注意，纤维素可以降低铁、钙、镁、磷等元素的吸收，亦不宜过多。

3. 脂肪

另一种重要的能量来源物质是脂肪，其特点在于生理热价比糖高 1 倍，约为 37 kJ/g（9 kcal/g）。人体储存脂肪比糖更经济，在补充能量时，脂肪是当之无愧的高能物质。肠外补充营养时，脂肪乳剂输注可以为成年人提供 20% ~ 50% 的每日热量。由于对高脂血症危害的过度强调，很多人可能对脂肪有偏见，事实上脂肪在体内的生理作用并不仅仅是供能。磷脂和胆固醇是构成细胞膜、细胞器膜和髓鞘的重要成分，胆固醇还是体内合成甾体激素（包括性激素，体内脂肪含量不足会影响性激素的合成）、胆汁酸、维生素 D_3 的原料，心肌的主要供能底物是脂肪，骨骼肌和肝脏也需要大量的脂肪来供能。有些脂肪酸不能在人体合成，缺乏这些脂肪酸时，会出现上皮细胞功能异常（湿疹样皮炎、皮肤角化不全、创面愈合不良等）、心肌收缩能力下降、血小板聚集能力增强，这些脂肪酸被称为必需脂肪酸，多为一些不饱和脂肪酸，包括亚油酸、花生四烯酸等。

4. 蛋白质

蛋白质是可以为人体供能的第三种物质，生理热价大致与糖接近。蛋白质是生命现象的载体，用蛋白质供能，实在是大材小用，但在糖和脂肪不能满足供能时，酶能够把蛋白质转化为糖来供能，称糖异生，这是临床重症病人会发生低蛋白血症和肌少症的原因之一。

蛋白质在体内储存很少，当蛋白质摄入不足时，会发生组织蛋白质的分解。小肠黏膜 1 ~ 2 天更新一次，是体内更新最快的组织，当组织蛋白分解快于合成时，小肠黏膜合成底物不足，会首先累及肠黏膜和消化腺，临床表现为消化不良、腹泻，之后累及全身，比如出现骨骼肌的萎缩。

蛋白质在小肠被分解为氨基酸而吸收，有些氨基酸在体内不能合成，必须经食物提供，被称为必需氨基酸，包括蛋氨酸、组氨酸等 9 种氨基酸，其余 11 种氨基酸在体内可以合成，称非必需氨基酸，能够提供人体全部必需氨基酸的蛋白质，称完全蛋白，如卵蛋白。

氨基酸在体内的代谢途径为 4 种：一是合成组织蛋白；二是合成其他含氮化合物，如嘌呤、嘧啶、肌酸，特别是肌酸能在无氧条件下为骨骼肌供能，对骨骼肌的供能有重要影响；三是进行分解代谢参与供能；四是一些氨基酸和短肽本身具有生物活性，比如谷氨酰胺、谷氨酸、天门冬氨酸、γ-氨基丁酸、五羟色胺、甲状腺素、肾上腺素。

人体依靠糖、脂肪和蛋白质供给能量，来满足基础代谢、食物的热效应和活动代谢的需要。

所谓基础代谢是人体为了维持生命，各个器官进行最基本的生理机能消耗的能量。婴儿时期，身体发育旺盛，基础代谢率最高，以后随着年龄的增加人的基础代谢率在逐渐下降。基础代谢是机体能量消耗的主要部分，约占人体总能量消耗的 60% ~ 70%。

食物的热效应是指进食可以使基础代谢率增加，增加的原因可能是食物的消化和吸收需要消耗能量以及其他。

活动代谢是指在生产、生活中身体活动的能量消耗，中等强度的身体活动，耗能大约是基础代谢的 4 ~ 5 倍，极强的运动强度可达基础代谢率的 14 ~ 15 倍。国际上常用代谢当量（metabolic equivalent of task，MET）来判定身体活动强度的大小，其定义是身体活动相对于安静休息时的能量代谢水平，1MET 相当于每小时每千克体重消耗 1.05 kcal 能量。

可见，运动决定了生命的旺盛程度，运动是人体能量的主要出口，人体每天消耗的能量主要由运动量所决定。环境温度在 20 ~ 30℃时耗能最低，气温降低或增高都会增加耗能。应激（包括精神应激）、创伤修复、怀孕、哺乳都会增加人体耗能。临床上对摄入不足或消化不良的患者，要尽可能保持能量平衡。

但临床测定患者的耗能存在困难，目前评估患者耗能主要用间接的方法，一是体重的维持，在排除脂肪和水的变化后，体重实际上是一个表示细胞质量的指标，体重减轻预示着机体分解代谢占优势，若体重低于标准体重的 10%，就提示能量摄入不足，若体重低于标准体重的 40% 将会危及生命。二是氮代谢情况，可以通过尿氮测量来评估，也可以通过血浆蛋白含量来评估，氮平衡由能量和蛋白质摄入相互作用来决定，当能量摄入充足时，氮平衡主要由蛋白质摄入量决定，当能量摄入不足时，氮平衡主要由摄入的能量来决定。

当疾病进入恢复期，以合成代谢为目的的能量标准，要在以上标准的基础上，再增加 4200 kJ/d（约 1000 kcal/d）。在康复医学科，还要考虑患者运动训练需要增加的能耗。

5. 维生素

维生素是维持人体正常功能的一类物质，虽然需要量很少，但不能在体内合成或合成不足，需要由食物供给。普通人群一般不容易发生维生素缺乏（特别是维生素 B_6、泛酸在食物中广泛存在，肠道细菌又可合成，未见典型的缺乏症），个别人发生维生素缺乏的可能原因包括：食物单调或烹调方法不当，吸收不良，合成维生素的肠道细菌减少，绝对需要量增加（儿童、孕妇、哺乳期妇女、重体力劳动者、应激患者、消耗性疾病患者等）。因此，从康复医学的临床特点来看，有急性胃肠功能损伤的患者、进食困难的患者要特别关注维生素的补充。与运动密切相关的维生素如下。

（1）维生素 D_3 的基本作用包括促进肠壁对钙磷的吸收，促进肾小管对钙磷的重吸收，促进骨骼和牙齿钙化，维持血清钙磷水平。维生素 D_3 对运动的影响除了通过钙代谢来表达，也会通过磷来表达。现在很多学者认为维生素 D_3 是一种激素，其受体在脑、脊髓、心脏、乳腺、皮肤、消化道、肝脏、肾脏、骨骼肌、平滑肌、软骨、血液、淋巴、生殖器官、内分泌腺体、腮腺等都有分布，除了影响肌肉骨骼，还对身体有更广泛的影响，如对肿瘤、糖尿病、免疫、胎盘、皮肤黏膜等都有作用。

维生素 D_3 可经膳食获得或经皮肤接受紫外线照射而合成。含脂肪高的海鱼、动物肝脏、蛋黄和奶油中有相对丰富的维生素 D_3。维生素 D_3 主要在小肠与脂肪一起被吸收，大多数通过胆汁从粪便排出。皮肤合成维生素 D_3 的底物是皮肤下的 7- 脱氢胆固醇，经波长为 270 ~ 300 nm 的紫外线照射后转化为维生素 D_3，然后再在肝脏羟化为 25- 羟维生素 D_3，再经肾脏修饰后形成具有活性的 1,25- 二羟维生素 D_3。所以，临床上除了骨软化症、骨质疏松症、缺乏太阳光照射、肝病、肾病、甲状旁腺素缺乏症和使用苯巴比妥的癫痫病人都要注意补充外源性维生素 D_3。25- 羟维生素 D_3 是体内维生素 D 的主要储存形式，是临床评价维生素 D 营养状况的最佳指标。

（2）维生素 K 为谷氨酸 γ- 羧化酶系统中的必须因子，可以促进凝血酶原转化为凝血酶。因此，维生素 K 是对抗抗凝药物所致出血的急救药品。同时骨钙蛋白是一种维生素 K_2 依赖蛋白，调节骨骼中羟基磷灰石的合成。特别对老年人来说，维生素 K_2 与骨密度呈正相关。骨钙蛋白被骨细胞分泌后还会进入血液，促进肾小管重吸收钙。因此，维生素 K 参与钙代谢，会严重影响运动。人体的维生素 K 主要来自绿叶蔬菜，肠道细菌能合成一部分维生素 K_2。维生素 K 在回肠和结肠内被吸收，脂溶性维生素 K 必须和乳糜微粒结合才能被吸收，因此主要吸收部位是回肠。生理状态下，维生素 K 缺乏少见，病理状态下，如长期进食障碍、使用抗生素、肠道功能障碍，可以影响维生素 K 的水平。凝血酶原时间延长可以作为维生素 K 缺乏的参考指标。食品中甘蓝菜、生菜等的维生素 K 含量较高，纳豆、奶酪、牛肝富含维生素 K_2。

（3）维生素 E 可能会对运动有较大的影响，特别是脑血管病患者，但其作用没有被康复重视。首先肌肉是对维生素 E 非常敏感的组织，维生素 E 缺乏时骨骼肌纤维中的环氧化酶、磷酸肌酸激酶、丙酮酸激酶、谷丙转氨酶，心肌中的乳酸脱氢酶、谷草转氨酶受抑制（而血浆中的上述酶及酸性磷酸酶增加），前列腺素合成减少可发生肌肉麻痹、肌酸尿；其次，维生素 E 有抗衰老作用，维生素 E 被称为生育酚或产妊酚，缺乏时雄鼠不能生成精子，雌鼠不能把受精卵植入子宫，胚胎易被吸收。高维生素 E 喂养大鼠，发现睾丸比对照组大，并推迟了退化时间。维生素 E 为细胞膜和细胞器膜上的主要抗氧化剂，其耗竭时或自由基过多时，细胞膜上的多烯脂肪酸会受到自由基攻击。维生素 E 缺乏时红细胞易破裂。电镜观察发现骨骼肌和心肌的线粒体膜破裂是维生素 E 缺乏的初期病变，线粒体膜和内质网膜的明暗对比可以消失，补充维生素 E 后可以恢复。维生素 E 缺乏时，肝脏及血浆中的脂类过氧化作用增强，甘油三酯在肝脏增加约 73%，在血浆增加约 35%，动物的动脉壁的脂类过氧化物会增加，补充维生素 E 者无论是动脉粥样硬化的发病率还是广泛性都较低，但在人体尚无降脂报道。维生素 E 可以减少动物成熟后蛋白质的分解速度。视网膜色素上皮细胞对维生素 E 营养状况特别敏感，缺乏维生素 E 时，大鼠视网膜色素上皮细胞多烯脂肪酸减少，脂类过氧化物积聚，溶酶体数目增多，视网膜电流减少，光受体外段的远端圆盘小泡化，补充维生素 E 后可以修复。

维生素 E 不稳定，在储存和烹调过程中都可能损失，植物油就在精制和烹调过程中会损失很多维生素 E。避孕药和阿司匹林都能增加维生素 E 的需要量。临床可以通过红细胞溶血试验、血浆及红细胞的维生素 E 测定来评价体内维生素 E 的含量。麦胚油、葵花籽油、棕榈油、花生油、杏仁等的维生素 E 含量较高。脂肪吸收不良的患者，口服补充维生素 E 无效，应注射维生素 E。

（4）羟化反应是机体合成和分解许多重要物质的必要步骤。如胶原和神经递质的合成，胆固醇转变为胆酸、皮质激素和性激素，药物和各种毒物的转化，都需要羟化反应才能完成。羟化反应必须有维生素 C 参与。当维生素 C 缺乏时，羟化酶活性下降，胶原蛋白合成障碍，创伤愈合延缓，导致毛细血管出血，称为坏血病。羟化反应受阻也会影响神经递质5-羟色胺、去甲肾上腺素等的合成、胆固醇的转化、解毒。维生素C第二方面是抗氧化作用，维生素E的抗氧化作用依赖谷胱甘肽过氧化物酶、维生素C等抗氧化物质的协同作用，而谷胱甘肽过氧化物酶的功能又需要硒的存在。但维生素C为水溶性，和维生素E不一样，并不作用于细胞的膜系统，而是通过巯基和双硫键系统来抗氧化。并且二者有协同作用，维生素C缺乏症患者的维生素E水平也下降，说明维生素C可以节约维生素E，这在营养素中构成了一个抗氧化集团。因此，维生素C作为一种很强的水溶性抗氧化剂与脂溶性抗氧化剂协同，在体内还原超氧化物、羟自由基、次氯酸及其他活性氧化物，清除自由基，防止脂质过氧化。比如，合成抗体必须有半胱氨酸，但摄入的蛋白质含有大量的胱氨酸，维生素C有助于胱氨酸还原为半胱氨酸，因此能够促进抗体形成，提高免疫功能。维生素C能使难以吸收的三价铁还原为二价铁，能使一些关键酶中的 Fe^{2+} 保持2价，能使叶酸还原为四氢叶酸。因此，维生素C可以治疗缺铁性贫血和巨幼红细胞性贫血。维生素C可以降低心肌梗死患者血小板聚集指数，降低胆固醇和低密度脂蛋白，升高高密度脂蛋白。新鲜植物中维生素C含量丰富，但烹调与储存可以大量破坏维生素C，选择新鲜蔬菜，避免加热烹饪，可以增加食物中的维生素C含量。

（5）B族维生素通常以辅酶的形式参与糖、脂肪、蛋白质的代谢反应，是一组有着不同结构的化合物，对全身有着广泛的影响。比如维生素 B_1 缺乏时累及神经系统、心血管系统，表现为肌肉乏力、神情淡漠、心力衰竭；维生素 B_2 和维生素 B_3 缺乏时表现为皮肤黏膜的炎症。B族维生素都是水溶性维生素，需要每天摄入，但食品的精加工和加热会使B族维生素流失很多，可以通过增加摄入谷物的果壳等方法来提高食物中B族维生素的含量。

6. 常量元素

现在已知有20多种元素为维持机体正常功能所必需，除了碳、氢、氧、氮主要构成有机化合物和水，人体内含量大于体重0.01%的，称为常量元素，包括钙、镁、钾、钠、磷、硫、氯；含量小于体重0.01%的，称为微量元素，包括铁、铜、锰、锌、碘等。常量元素和微量元素是营养学从元素的层面来研究健康，是比分子更小的视角，下面介绍几种与运动有密切关系的常量元素。

（1）钙具有活泼的金属属性，可以与12个以上的氧原子形成共价键，这使钙几乎成为唯一有能力与肽键结合的阳离子，从而使钙不仅为机体提供了羟基磷灰石这种机械强度很高的钙盐，又使羟基磷灰石可以和骨骼本身、肌腱、韧带的胶原分子形成高强度的连接。骨骼中约65%为矿物质，约35%为有机物，其中矿物质（主要是羟基磷灰石）决定骨骼的硬度，而有机物决定骨骼的韧性，矿物质和有机物强力联手使骨骼刚柔并济，具有很好的机械强度，并与肌肉、韧带、关节囊、椎间盘等"邻居"建立了高强度的连接，使肌肉骨骼成为理想的直接完成运动的一个系统。

骨骼是人体主要的钙库，构成了人体的支架和产生力学信号的基础。分布在体液和其他组织中的钙，不到体内总钙的1%，这些钙分布在人体所有的组织，如骨骼肌、平滑肌、肺、心脏、肾、脑、血小板等，构成了人体的第三个钙库。钙活泼的化学性质使其与细胞的代谢密切相关，成为承担这一使命的不二元素，肌肉的收缩、上皮的分泌、神经的兴奋、凝血等主要的生理活动均需要钙的参与。人体虽然有三个钙库，但是血液中的钙浓度相对恒定，钙在体内的营养状况不能用血钙来评价，应该用骨钙来代表，因此临床骨钙测定常用骨密度。随着年龄的增加，小肠对钙的吸收能力在下降，肾小管重吸收钙的能力也在下降，骨钙动员标志着体内钙代谢的负平衡，也标志着机体整体的代谢水平在下降。钙代谢的负平衡提示钙在肠内的吸收不足，或者经尿排出增多，背后的机制还包括机体代谢水平下降导致细胞钙库和骨钙流失的增加。

小肠和肾小管吸收钙主要受化学信号的控制，如维生素 D_3、性激素等。饮食每天可以为人体提供约 400 mg 的钙元素，成年人每天还需要摄入约 600 mg 的钙元素才能满足机体的需要。牛奶的含钙量约为 100 mg / 100 g，是很好的钙来源，小虾、大豆及其制品也是很好的钙来源，西方国家约有 1/3 的钙来自水，硬自来水有 60 ~ 140 mg/L 的钙。

（2）在人体中钙约占体重的 2%，磷约占体重的 1%，磷是羟基磷灰石中另一种重要的元素。人体中约有 85% 以上的磷存在于骨骼和牙齿中，其重要性与钙相同。磷代谢也会对运动产生强大的影响，高能磷酸键是人体内重要的能量载体，所有蛋白激酶都是帮助细胞实现蛋白磷酸化，第三信使都是磷酸化的蛋白质，遗传信息承载的物质基础核苷酸由磷酸、核糖或脱氧核糖和碱基构成，磷脂是构成细胞膜的基础成分，磷几乎参与所有的生化反应。磷酸还参与体内的酸碱平衡。因此，磷和钙一样也可以看作是细胞代谢水平的一种标志物，磷在骨骼肌这种需要高代谢水平的细胞内含量很高，约占骨骼和牙齿之外磷含量的一半。也因为磷是细胞的一种基本元素，食物含磷很丰富，机体一般不会缺磷，在甲亢患者、甲状腺切除术后的妇女、长期静脉高营养患者、重症患者、创伤和败血症患者、长期使用利尿剂患者、严重腹泻患者，可能会并发低磷血症。严重的低磷血症患者可有肌无力、疼痛、佝偻病、脆性骨折、情绪异常、抽搐等类似低钙血症的表现。当肾功能减低到肾小球滤过率低于 20 mL/min 时，可能出现高磷血症。

（3）约 60% ~ 65% 镁分布在骨骼的羟基磷灰石的表面，具有促进骨骼和牙齿生长的作用。骨镁是人体的第一镁库，但较钙、磷的量要少得多，镁缺乏可改变钙代谢和钙调激素（刺激甲状旁腺激素分泌），补充镁可改善骨密度。镁可激活 300 余种酶的活性，如磷酸转移酶、水解肽酶、Na^+-K^+-ATP 酶、cAMP 等。镁对钾离子通道、钙离子通道有抑制作用，因此对骨骼肌、心肌、平滑肌都有影响。比如，硫酸镁溶液经过十二指肠时有松弛 Oddi 括约肌的作用。

镁在自然界与叶绿素形成络合物。绿色蔬菜是镁的重要食物来源。镁主要在肠道吸收，通过肾脏排泄，一般不会引起镁缺乏，但在长期饥饿、长期肠外营养、腹泻、胆汁缺乏、肠切除、肾小管疾病、甲状旁腺功能亢进、甲状腺功能亢进、糖尿病酮症酸中毒等患者身上，也会发生镁缺乏。血清镁不能反映细胞内镁的水平，但由于方便，仍用于评价镁的营养状况。肾功能不全、糖尿病酮症酸中毒早期、肾上腺皮质功能不全也可以引起高镁血症。

（4）钙、镁、磷主要分布于骨骼，有丰富的储备，血浆浓度相对稳定，只有骨储备严重不足才会影响其全身功能。与此不同的是，钾、钠、氯、硫化学性质更活泼，对细胞有更显著的生物学效应，主要通过细胞与组织液之间的交流来实现代谢，储备很少，血浆水平一般能作为营养状况的评价标准。

葡萄糖合成 1 g 糖原需要 0.15 mmol 钾，氨基酸合成 1 g 蛋白质需要 0.45 mmol 钾，ATP 合成需要钾，可兴奋细胞，兴奋即产生动作电位也需要钾。钾在细胞内还对维持细胞的渗透压和酸碱平衡非常重要，体内钾约 70% 分布在肌肉。成年人每日从食物摄入钾，由小肠吸收，主要通过肾脏、肠道和皮肤排出。食物含钾丰富，单纯的饮食因素不会导致缺钾和高钾，但长期摄食不足、呕吐、腹泻、肠切除、肾脏疾病致排钾过多，重体力劳动、高温作业、大量注射葡萄糖等都可以引发低钾血症，表现为肌肉无力、心律失常，甚至呼吸衰竭。肾功能不全患者摄入大量钾、严重肾衰竭致排钾困难、肾上腺皮质功能减退、严重组织创伤、溶血、酸中毒等可引发高钾血症，高钾血症表现为肌肉无力、心律失常甚至停搏。低钾血症一般通过口服补钾或静脉补钾来纠正。高钾血症是临床危急值，可先给予利尿、扩容，促使钾进入细胞内，必要时候可能需要透析。

（5）钠和氯主要通过食盐摄入，主要在小肠吸收，从肾脏和皮肤排出。钠主要存在于细胞外液，主要的生理功能是调节体内的水分和渗透压，维持酸碱平衡，维持血压，参与动作电位的形成，制造 ATP、能量代谢都需要消耗钠。氯和钠一样也是维持细胞外液的容量和渗透压，维持体液酸碱平衡，维持血压。除此之外，氯还参与胃酸的形成，与红细胞内的 HCO_3^- 交换，保证血液 CO_2 排出体外。低钠低氯血症可以通过静脉或经口补充氯化钠来纠正，高血压等疾病可能与钠摄入过多有关，需要限盐。出汗是机体排出钠的重要方法，有氧运动有助于高血压患者通过出汗排钠（世界高血压联盟推荐的食盐的摄入标准是 6 g/d，据此推算绝大多数人的食盐摄入超标），是高血压康复的一个重要接口。

7. 微量元素

世界卫生组织确定的必需微量元素包括碘、锌、硒、铜、钼、铬、钴、铁。微量元素的生理功能主要有：构成酶和维生素的组成成分或辅助因子，如呼吸酶含有铁和铜，维生素 B_{12} 含有钴；构成某些激素，如甲状腺素含有碘，胰岛素含有锌，肾上腺固醇类激素含有铜；参与基因调控和核酸代谢，如锌是调节基因启动子的金属应答元件结合转录因子和金属反应元件的主要成分。下面介绍与运动密切相关的几种微量元素。

（1）铁是人体含量最多的微量元素，主要以含铁化学基团构成的功能蛋白的形式来发挥生理功能。铁是血红蛋白、肌红蛋白、细胞色素氧化酶以及一些呼吸酶和触酶的组成成分，参与体内氧的运送和细胞呼吸。血红蛋白可与氧发生可逆性的结合，具有携氧能力并可在细胞呼吸时释放氧；肌红蛋白主要在肌肉中转运和储存氧；细胞色素氧化酶在线粒体内的氧化还原反应过程中传递电子。因此，铁是与代谢、运动密切相关的微量元素。其他含铁化学基团也参与一系列基本的生化反应，比如铁硫蛋白能调节酶活性，影响线粒体的呼吸、核糖体的合成、辅助因子的生物合成、核苷酸的代谢。铁的这些作用还使其能促进骨髓造血，参与维持正常的免疫。

铁在体内以功能铁和储存铁两种形式存在，其中 2/3 是功能铁，储存铁以铁蛋白和含铁血黄素形式储存于肝、脾、骨髓的单核–巨噬细胞系统中。临床评价铁的营养状况主要评价储存铁，金标准是骨髓铁染色，血清铁蛋白、血清运铁蛋白、网织红细胞血红蛋白含量等指标也可以较为灵敏地反映储存铁的情况。

铁的吸收主要在十二指肠和空肠上端，胃和小肠的其余部分也吸收少量铁。膳食铁可分为血红素铁和非血红素铁，血红素铁主要来自动物性食物，以含铁卟啉复合物的形式被小肠黏膜上皮细胞直接吸收，有效吸收率为 15% ~ 35%；非血红素铁主要存在于植物性食物和乳制品中，在吸收前必须与结合的有机物分离，从三价铁还原为二价铁方能被吸收，有效吸收率仅为 2% ~ 20%。影响铁吸收的因素还包括蛋白质、脂肪、单糖或双糖、铜、维生素 A、维生素 B、维生素 C、维生素 E 等可促进铁的吸收，多糖、多酚类化合物、胃酸缺乏可以抑制铁的吸收。铁主要经粪便排出，少量经汗液、尿液、皮肤细胞脱落排出。当铁摄入不足、吸收不良、需要量激增、排出增加、失血等因素叠加时，铁可以出现负平衡，导致缺铁性贫血、细胞呼吸障碍等。补铁食物推荐动物肝脏、全血、瘦肉等。

（2）碘主要参与甲状腺素的合成，迄今为止，没有发现碘的其他独立作用。甲状腺素可以增强能量代谢、蛋白质代谢、糖代谢和脂肪代谢，促进身体生长发育。人类所需的碘主要来自食物，海洋生物含碘量很高，陆地食品含碘量受限，尤其是植物性食品，加热烹调也可以破坏食物中的碘。地球化学环境的变迁，使一些地区出现地方性缺碘。碘的营养状况临床常用甲状腺素和促甲状腺素等来评价。缺碘在不同年龄可以引起不同疾病，儿童期可表现为克汀病，成人可表现为甲状腺功能减退、甲状腺肿、智力障碍等。中国的一些地区属于高碘水地区，部分居民食用高碘水可导致高碘性甲状腺肿。

（3）锌在体内的主要存在方式是作为酶的成分之一，能与 200 多种金属酶相结合，分布于人体大部分组织，在骨骼肌、皮肤、肝脏、脑等代谢旺盛的器官含量较高。锌可与细胞膜上的各种基团作用，增强细胞膜的稳定性和抗自由基的能力，参与 DNA 和胶原组织的合成代谢，有促进创伤愈合、增强机体免疫的功能，参与蛋白质的合成、细胞生长、分裂和分化等过程，对胎儿生长发育、性器官和性功能发育均具有重要调节作用。锌在边缘系统含量丰富，与脑功能密切相关，其与唾液蛋白结合成味觉素，可增进食欲，缺锌可影响味觉和食欲，甚至发生异食癖。口服锌主要在近端小肠被吸收，小部分在胃和大肠被吸收。许多膳食因素都可以影响锌的吸收率，蛋白质可以促进锌的吸收，而铁、钙等可以抑制锌的吸收。锌主要通过粪便排泄，尿、汗、头发也可排泄一部分。锌在食物中广泛存在，但含量差别很大，吸收率也不尽相同。锌缺乏的主要原因是摄入量减少、吸收障碍、排泄增加和需要量增加，但其一般不会过量。血清 / 血浆锌不能评价锌的营养状况，未来可能用基因技术来评价锌的营养状况。目前，临床可通过症状来试错锌缺乏，包括味觉障碍、偏食、厌食、异食；皮肤干燥，伤口愈合不良，反复的口腔溃疡；反复感染；性发育障碍；认知障碍等。贝壳类海产品、瘦肉、动物内脏等是锌的良好来源。

（4）硒主要构成含硒蛋白质，遍布人体各组织中，其中肾脏、肝脏、骨骼肌、心肌、血液中含量较高。硒的生理功能就是含硒蛋白的功能，具体表现为抗自由基、抗肿瘤、抗病毒、抗衰老，调节甲状腺激素，维持正常的免疫功能，正常的生育功能，预防克山病、大骨节病等地方性缺硒病。目前，因饮食因素导致的缺硒病还未见报道，但地方性的与硒缺乏相关的克山病和大骨节病的报道相当多，主要出现在从中国东北到西南的一条很宽的低硒地带。克山病是一种以多发性的灶状心肌坏死为主要病变的心肌病，大骨节病是一种多发性变形性骨关节病。肠外营养液中未补硒的患者可出现类似克山病的心肌病变和类似大骨节病的骨骼肌疼痛和萎缩。因此，硒与人体的运动功能密切相关。在我国还存在多发性硒中毒。人体内存在着硒调节代谢库和硒非调节储存库，原理上应该检测储存库的硒含量来评价硒的营养状况，但受技术限制，目前全血、血浆、红细胞、发、尿、指（趾）甲等组织的含硒量均作为评价硒营养状况的指标。食物的含硒量与产地相关，而与品种关系不大。

（5）铜也是通过含铜蛋白来表达生理功能，包括铜参与铁的代谢和红细胞的生成（缺乏时可产生短寿命的红细胞，表现为缺铜性贫血）；促进结缔组织形成；维护中枢神经系统健康（缺铜可导致脑组织萎缩、神经变性、精神障碍、运动障碍等）；促进正常黑色素形成即维护毛发正常结构；保护细胞免受超阴离子的损伤。铜主要在十二指肠吸收，少量在胃和小肠末端吸收，人体中约 50% ~ 70% 的铜存在于肌肉和骨骼中，但以肝、肾、心、发、脑中的浓度最高。铜主要通过粪便排出体外，一般不认为铜是储存元素。引起铜缺乏的原因可分为先天性和后天性两类，先天性的原因主要是遗传性铜代谢紊乱，如 Menke's 卷发症；后天性的原因主要有饮食因素、吸收障碍、透析等。铜缺乏时表现为缺铜性贫血、心血管受损、中枢神经受损、结缔组织和骨骼健康受损和 Menke's 卷发症。铜中毒在人体极为少见。评价铜的营养状况可用血清或血浆铜蓝蛋白浓度。铜广泛存在于各种食物中，贝类海产品、坚果是铜的良好来源。

（6）氟是牙齿和骨骼的重要成分，牙齿表面有一层氟磷灰石保护层，具有抗酸、抗腐蚀作用，骨盐表面的氟磷灰石也对骨骼有保护作用，使骨骼的刚度更大，适量的氟可抑制骨的吸收，增加骨密度，但不能减少骨质疏松症的脆性骨折的发生率。人主要通过胃肠道吸收饮食中的氟，尘氟可以通过皮肤和呼吸道进入人体。血氟和尿氟是评价氟营养状况的重要指标，也是诊断地方性氟中毒的重要依据。人未发现有特异的氟缺乏症，体内氟含量过高可以引起氟中毒。地方性氟中毒有三种类型：饮水型氟中毒、饮茶型氟中毒和燃煤污染型氟中毒，会导致氟斑牙、氟骨症、神经系统症状。

（7）硅是结缔组织的重要成分，与骨密度成正相关，给低骨量妇女补充硅可增加骨密度。目前还没有膳食硅对人体有害的报道，硅对人体最大的危害是含硅粉尘导致的硅肺。硅主要存在于高纤维食物、麸皮、根茎类食物中，主要经消化道进入人体，衰老和雌激素减少时可明显降低机体吸收硅的能力。硅主要通过尿排出体外。

营养素是环境与人体交流信息的一个重要方面。营养学从元素和分子的层面来解释健康和疾病，为理解功能提供了一个不同于临床医学的视角，是康复医学必须整合的一个力量。

从应用的角度来看，虽然一些时候营养学建立了可靠的营养状况评价方法，但很多时候对一些营养素评价方法的可依赖性尚需提高，特别是在体内有储存库的那些营养素不能用血清／血浆含量来评价。

营养素为功能构建了一个支撑体系，很多时候功能与多种营养素相关。比如能量代谢与所有的营养素相关，骨的机械功能与维生素 C、维生素 D、维生素 K、钙、磷、镁、硅、氟、铜、硒相关，抗氧化功能与维生素 C、维生素 E、硒、铜相关，结缔组织功能与维生素 C、维生素 E、硅、铜相关，红细胞携氧能力与铁、铜、维生素 B、维生素 C 等相关。

每种食物可以为机体提供多种营养素，但又无法提供全部的营养素。用食物来补充营养素强调食物的多元化，用营养素的原理来促进功能的恢复可以用针对性很强的方法，也可以用一些多维营养素同时添加的方法来试错，如一些维生素和矿物质的复方制剂。

但是，营养素的添加只是营养干预的第一步，决定营养干预是否有效还有关键的下一步：消化和吸收。

（五）消化与运动

由食物到营养的过程需要经过消化系统的物理性消化和化学性消化方能实现。物理性消化是化学性消化的前提（就像生化反应必须有胞质的布朗运动一样），没有物理性消化的基础支持，就谈不上化学性消化。困惑临床的恰恰是物理性消化，这就涉及消化动力学的内容。下面以急性胃肠功能损伤（acute gastrointestinal injury，AGI）为例来讨论这个问题。

AGI 是 2012 年欧洲重症医学会首次提出的一种疾病，是指严重创伤和大手术后的危重患者伴发的胃肠道功能障碍。该疾病的诊断需要排除器质性病变，如机械性肠梗阻，因此这是一个功能性的问题，具体包括两组综合征：一组是胃肠黏膜功能障碍的表现，如消化道的出血、化学性消化不良；另一组综合征是消化道动力障碍，如呕吐、喂养不耐受、胃潴留、肠扩张、腹腔内高压、不完全性肠梗阻、腹痛、腹胀、便秘和腹泻等。

实际上，这些问题在有了创伤、有了手术之后就一直存在于临床，之所以 2012 年才作为一个独立的疾病被提出，一方面是因为 AGI 是多器官功能衰竭的发动机，如果处理不好，因为营养的问题，更因为内环境的紊乱，可以诱发消化系统之外的其他器官的严重功能紊乱，增加临床的死亡率；第二方面的原因是研究发现 AGI 是应激的表现之一。前面讲到应激可以导致运动、精神和内脏障碍，AGI 是应激致交感神经过兴奋引发的胃肠道功能紊乱（胃肠道是人体的应激反应中心之一），而不是一个器质性病变，这就为研究该病奠定了很重要的基础。

胃肠道黏膜功能障碍虽然可以因为消化道出血引发致死性的结局，但抑酸药和黏膜保护剂的应用已经使该问题的风险大幅下降。因此，目前临床的痛点主要表现为肠梗阻、胃潴留、腹痛和腹胀，这实际上主要是一系列胃肠运动障碍，需要用消化动力学的原理来分析：肠梗阻是急腹症，需要立即处理，如果经普外科排除需要紧急手术的肠梗阻，就要分析以下问题：不完全性肠梗阻和腹痛的关系，腹痛腹胀和胃潴留、肠梗阻的关系。有时候没有肠梗阻，但患者有剧烈的腹痛，或者严重的腹胀影响患者进食，这些因素也需要分析。分析以上问题，需要再次强调，AGI 是一个应激所致的功能性问题。临床应该用功能性的思维来认识 AGI，而不是用结构性的思维来认识。当然从实践的层面出发，结构和功能的鉴别并不是绝对的。比如，目前临床缺乏缺血性肠病的有效诊断方法，缺血性肠病还需要从症状学来判断，为 AGI 的诊断埋下了隐患。但这些问题为罕见问题，临床多观察病情，多会诊，可以避免一部分误诊。术后和大创伤后继发的胃肠问题还是以 AGI 为主。

分析 AGI 首先需要认识到腹痛腹胀是一个独立的功能障碍，与肠梗阻和胃潴留之间没有必然的相关性。解剖和实践都证明，内脏很少有伤害感受器。比如胃黏膜有病变，内镜检查时患者清醒状态下在胃黏膜上取检，是没有疼痛感觉的。筋膜学研究发现，虽然内脏很少有伤害感受器，但内脏的筋膜和体壁的筋膜是相连的一个整体。当内脏因病灶或牵拉导致内脏筋膜局部张力增加时，张力可以在张拉整体结构的筋膜网络中分散。如果某处体壁筋膜原本张力就比较高，加之传导过来的张力共同作用，就可能兴奋局部的伤害感受器（体壁筋膜上有丰富的伤害感受器），患者就会感受到腹痛或腹胀。因此阑尾炎可以表现为麦氏点疼痛，也可以表现为脐周疼痛、上腹部疼痛、腹股沟疼痛，甚至腰痛，主要是因为不同患者的体壁筋膜的状态不一样。这也可以解释一些患者虽然肿瘤已经比较大了，但是没有症状，因为患者体壁筋膜的状态可能比较好，其体壁伤害感受器没有兴奋。因此，腹痛和腹胀是体壁伤害感受器兴奋的结果，可以因为内脏的问题导致，也可以因为单纯体壁筋膜的问题导致，所以在 AGI 中，针对腹痛和腹胀要处理患者的体壁筋膜的应力集中点。

摆脱对腹痛腹胀的困惑，就需要理解呕吐、胃潴留、肠梗阻、便秘之间的关系，很多时候，我们可能认为这是一系列相关的症状，但实际上这是食道、胃、小肠、结肠、直肠、肛门等不同器官的功能障碍的组合，胃潴留不一定会伴发肠梗阻和便秘，也可能合并腹泻。这些器官有不同的动力学规律，需要逐一单独进行分析，不宜用"胃肠功能紊乱"这样笼统的概念进行表述。

咽部以上消化道的运动是随意运动，但食道的运动是反射性运动，即食团进入食道会引发食道的蠕动。蠕动波使贲门括约肌适时开放，食团跨过贲门进入胃，之后食道的这一波蠕动消失。在不进食的状态下，食道平滑肌有一定的基础张力，使食道的内压和贲门压力高于胃头区的内压，以保证不发生呕吐和反流。

根据胃平滑肌的特点，可将胃分为头区和尾区两部分：头区包括胃底和胃体的上 1/3，主要功能是储存食物；尾区包括胃体的下 2/3 和胃窦，主要功能是进一步磨碎食物，使之与胃液充分混合，形成食糜，并将食糜逐步排入十二指肠。

在不消化食物时，胃的平滑肌有一定的基础张力，这个张力使胃能够保持一定的形状，防止胃下垂，此时胃的容量仅约 50 mL。当食物刺激口、咽、食管等处的感受器时，胃头区的平滑肌会反射性舒张，称容受性舒张，舒张后胃的容积可达 1.5 L，以接纳大量的食物，而胃内压不明显升高。

胃尾区主要功能是完成蠕动，胃蠕动是反射性运动，即食团刺激胃就会产生蠕动。但是胃蠕动与前负荷和后负荷有关，胃的前负荷是指短时间内进入胃内的食物容量。当进入胃内的食物超过胃头区的容受负荷时，即前负荷过大时，会引发严重的功能紊乱，使胃的张力升高，抑制胃的蠕动；当幽门痉挛，使胃的后负荷过大时，也会引发严重的功能紊乱，抑制胃的蠕动。所以胃潴留只是个临床现象，三种动力学原因均可以导致胃潴留：胃平滑肌瘫痪、前负荷过大和后负荷过大。这三种情况在 AGI 患者身上均可见到：饲喂量过大可以加重胃潴留，这就是前负荷因素；后负荷过大主要是幽门痉挛，这是 AGI 中一个常见问题；应激等导致交感神经兴奋，胃平滑肌会受抑制，发生胃瘫，是动力不足导致的胃潴留。

食物由胃排入十二指肠的过程称为胃排空，食物入胃后 5 min 左右开始胃排空。在前负荷、后负荷和胃动力都正常的情况下，胃排空的速度与食物的物理性状和化学组成密切相关：等渗液体比非等渗液体排空快；液体食物比固体食物排空快；小颗粒食物比大块食物排空快；碳水化合物比蛋白质排空快；蛋白质比脂肪排空快。混合成分食物需要 4 ~ 6 h 完全排空（这也是一日三餐的原因），但一般情况下进食后 2 h，胃内残留液体食物应小于 100 mL（100 mL 水的排空速度正常不超过 15 min）。

当幽门括约肌打开后，胃排空的直接动力是胃和十二指肠之间的压力差。原动力是胃尾区的平滑肌收缩产生的蠕动波，约每分钟 3 次，蠕动波开始时较弱，在传播途中逐渐加强，速度也明显加快。蠕动波一直传到幽门，幽门括约肌松弛，食糜进入十二指肠，然后幽门括约肌收缩，残留食糜可被蠕动波反向推回，进一步得到磨碎，并充分和胃液混合。食糜刺激十二指肠，可以反射性地抑制胃蠕动，随着十二指肠内的食物逐渐被消化，反射性抑制被解除，又一波胃排空形成。因此，胃排空是间断进行的，胃内的食物刺激胃排空，十二指肠内的食物抑制胃排空，二者相辅相成保证胃排空能够适应十二指肠内的消化和吸收。

小肠的运动分三种形式：一是基础张力，这是小肠进行其他运动的基础，当小肠基础张力降低时，肠腔扩张，肠内容物的转运减慢，因此影像学发现小肠肠腔扩张时，提示小肠平滑肌功能低下，或有梗阻性病变；二是分节运动，即小肠内的环形肌以一定的间隔节律性地交替收缩，把食糜分割成许多节段，随后原收缩的环形肌舒张，原舒张的环形肌收缩，原来节段的食糜被分为两段，临近的原来分属不同节段的两段合在一起形成新的节段，如此反复使食糜与消化液充分混合，以便营养素的消化和吸收，但这种运动对食糜的推进作用很小，在空腹时几乎没有，食糜进入小肠后逐步加强；三是节律性蠕动，即纵行肌节律性收缩把食糜向前推进，推进速度为 0.5 ~ 2.0 cm/s，行数厘米后消失。食糜被推进新的肠段后先进行分节运动，以便发挥每段小肠消化吸收的特点，然后再被蠕动波向前推进，消化吸收就在分节运动和蠕动的协调下共同完成。此外，小肠还可以产生速度很快、传播很远的蠕动，可一次性把食糜从十二指肠送至回肠甚至结肠，在回肠末端有时也可观察到逆蠕动波，意义在于防止食糜过早进入大肠。

小肠的分节运动和蠕动，都是节律性运动，频率为每分钟 4 ~ 5 次，临床正常肠鸣音就是这个频率。胃排空的时间为 4 ~ 6 h，食糜几乎是在三餐前后的所有时间都在向小肠推送，小肠的物理性消化也就几乎 24 h 都在进行，这样的意义在于小肠可以持续 24 h 向全身供应营养，保证血糖等基本稳定。

大肠的运动形式也有三种：一是袋状往返运动，由环形肌无规律地收缩引起，可使结肠袋中的内容物向前后两个方向做短距离位移，但并不向前推进；二是分节或多袋推进运动，即环形肌有规律地收缩，将结肠袋中的内容物向下一段结肠推进，进食后或副交感神经兴奋时可见这种运动；三是蠕动，由稳定向前的蠕动波组成，使肠腔闭合并排空其中的内容物。可见，结肠的运动也是以节律性运动为主。食物残渣在结肠内停留的时间一般多于 10 h，以方便水的吸收和益生菌的活动。大肠形成粪便的频率约 3 天 1 次到 1 天 3 次，个体差异较大。临床要询问患者病前的排便习惯，如果病后排便间隔超过病前，可能是结肠的蠕动受抑制所致，被称为传输型便秘。

正常人直肠不储存粪便，粪便进入直肠，会引发直肠的反射性运动，同时肛门括约肌松弛，形成排便。但在便秘患者中，可以因为进入直肠的粪便量不足，或直肠的感觉减退，粪便不能刺激直肠产生反射性运动，致使粪便在直肠停留时间过长，水分被直肠吸收，导致干结的粪便停留在直肠排出困难，形成梗阻型便秘。一部分梗阻型便秘可能因为痔疮、肛裂、肛门括约肌紧张等因素导致。

人吞下一根管子测量从口腔到肛门的距离约为 2 ~ 3 m，但尸体解剖后直接测量，这个距离竟有 7 ~ 8 m，这种巨变就是因为所有消化道平滑肌都有基础张力，基础张力是消化道平滑肌物理消化的基础。胃下垂、小肠、结肠的肠管扩张，都标志着消化道平滑肌受累，提示功能障碍较为严重，胃潴留、肠梗阻可能已经存在或即将发生。

传输食物和食物残渣的主要是蠕动，食道、胃和直肠的蠕动是反射性运动，小肠和大肠的蠕动是节律性运动，这样的认识对临床是非常重要的（图 2-2-8）。比如，很多胃潴留患者有呕吐，呕吐的力学条件是胃内压大于食管内压，只有幽门痉挛导致胃排空的出口关闭时，胃的平滑肌收缩才能使胃内压升高，因此呕吐提示胃平滑肌能够收缩，就不考虑胃瘫导致胃潴留，极有可能是幽门痉挛所致；直肠的运动也是反射性运动，有些患者需要增加直肠的刺激强度（灌肠）才能排便，提示这些患者的直肠感受器的阈值增加，这就为临床鉴别传输型便秘和梗阻型便秘提供了理论依据。只要一灌肠就能排便，提示直肠的感觉减退，反射性运动形成困难，而结肠的传输功能正常，即结肠的节律性蠕动正常。如果第 1 ~ 2 次灌肠能诱导排便，但是继续灌肠就诱导不出大便了，极有可能是传输型便秘。

应用胃肠动力学原理分析消化系统的运动障碍，AGI 的评估和治疗依赖三根管。

第一根管是尿管。从患者安全角度考虑，管理 AGI 患者首先需要借用留置的尿管测定患者的腹内压，目前有研究推荐的测定腹内压的方法是向膀胱灌注 50 mL 生理盐水后测定腹肌放松状态下的膀胱内压。虽然大气压有 766 mmHg，但是腹壁软组织的基础张力可以屏蔽掉绝大部分大气压，正常的腹内压为 0 ~ 5 mmHg。

以下为 AGI 分级。

· Ⅰ级为胃肠功能部分受损，腹内压正常或轻度升高，提示存在着胃肠功能障碍或衰竭的风险。

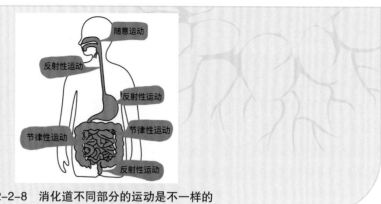

图 2-2-8　消化道不同部分的运动是不一样的

·Ⅱ级为胃肠功能障碍影响营养摄入，但未影响到患者的全身情况，腹内压达 12 ~ 15 mmHg，提示胃肠功能不全。

·Ⅲ级为持续的胃肠功能恶化，全身情况不能改善，肠管扩张，腹内压达 15 ~ 20 mmHg，致使腹腔灌注压＜ 60 mmHg，提示胃肠功能衰竭。

·Ⅳ级出现多脏器功能衰竭和休克，需要积极降低腹内压。

腹内压的升高预示着 AGI 的病情恶化（神经损伤患者如果合并有膀胱挛缩，也可见到灌注 50 mL 水就导致膀胱内压升高，此时的膀胱内压不等于腹内压，临床要在整体评估患者全身情况的基础上使用膀胱内压的数据），动态地测定膀胱内压，可以评估病情和治疗效果。

第二根管是肛管。腹内压升高有些时候是因为肠梗阻导致大量液体、气体潴留在肠内所致，腹内压升高可以降低腹腔脏器的灌注压，从而减少腹腔脏器的供血，因此需要留置肛管进行灌肠排便并持续肠减压，肛管成为 AGI 管理的第二根重要的管。同时每天灌肠可以帮助临床确定直肠和结肠的功能，如果排便依赖灌肠，提示直肠功能障碍，如果灌肠也不能排便，同时影像学提示结肠肠腔直径超过 6 cm 或盲肠肠腔直径超过 9 cm，提示结肠功能障碍。

第三根管是胃管。在 AGI 管理中，针对胃潴留需要使用胃管，禁食后胃管可以实施胃减压，降低胃的前负荷，帮助胃恢复蠕动功能。同时临床可以通过胃管获取胃液，如果胃液潜血（＋），提示胃黏膜损伤，如果反复查胃液潜血都是（－），但便潜血（＋），提示出血来自肠道。临床上胃黏膜损伤和肠道黏膜损伤用药是不一样的，肠道黏膜损伤不应使用质子泵抑制剂、通过胃管还可以评价胃的动力障碍，如果餐（水）后 2 h 胃管回抽胃内容物大于 100 mL，可以考虑胃潴留。胃潴留患者如果合并呕吐，则高度考虑幽门痉挛，可给予 M 胆碱受体拮抗剂东莨菪碱等，不能应用胃动力药。如果没有呕吐，则高度考虑胃瘫。胃潴留患者餐（水）后 2 h 胃管回抽胃内容物成为评价胃功能的工具。

AGI 是应激所致，临床所见的动力障碍和黏膜功能障碍都与应激密切相关，治疗 AGI 的重点在于调应激，调应激从三方面着手。

应激就是"战斗与逃跑"。战斗与逃跑不仅能够解决主体的生存与发展，而且当战斗与逃跑完成之后，应激腺体分泌应激激素的功能需要检修，比如合成肾上腺素的酪氨酸是否充足；合成甲状腺素需要的是否充足。循环系统和呼吸系统也需要检修：比如，血管是否有破坏；如何清除吸入的大量微生物。造血系统也需要检修，比如是否需要补充免疫细胞。这就要求消化系统吸收营养来支持身体的检修，泌尿系统需要把检修产生的代谢产物排出体外。于是"司令部"——中枢神经系统发布命令，身体由战时的交感神经兴奋状态转入平时的副交感神经兴奋状态。因此神经生物学研究发现，有氧运动可以使身体进入副交感状态。所以，有氧运动是一种以交感神经兴奋为主的状态，但有氧运动之后，身体会较容易进入副交感神经兴奋状态。对于 AGI 卧床的患者，要尽可能地让患者动起来，不拘形式，因地制宜，最好能让患者达到有氧运动水平。

应激就是焦虑与抑郁。分析困难，寻找出路，等待机会，避免冒进，这对解决问题都是有益的，但过度的思索与压抑，会使主体陷入泥沼而不能自拔，表现为焦虑与抑郁。焦虑与抑郁是神经系统对应激的病态表达。克服焦虑和抑郁就是调应激。临床首先可以通过药物治疗来实现，比如抗焦虑和抗抑郁药物的使用，特别要保证患者夜间的睡眠，让患者在夜间能够顺利进入检修状态。同时调节睡眠要关注一些细节问题，如不宁腿综合征可能是神经损伤患者入睡困难的主要原因。其次要充分发挥有氧运动的作用，让患者白天动起来晚上静下来，纠正患者的睡眠节律。再次可通过颅神经的刺激来调节脑干功能，发挥脑干对内脏神经的调节。

应激就是内脏功能紊乱。一些内脏系统为应激而生，如呼吸系统、循环系统、内分泌系统中的应激腺体，调节这些系统的异常指标就是调应激，比如降血压、调心率、平喘、降血糖就是调应激。另外一些系统是非应激系统，如消化系统、泌尿系统、生殖系统、内分泌系统的非应激腺体，这些系统在应激状态下会受到抑制，比如消化道受到抑制会因黏膜缺血而发生溃疡，保护消化道黏膜就是调应激；免疫受到抑制会增加机体感染的风险，针对感染，积极使用抗生素就是调应激；保证出入量平衡，避免肾前性肾功能不全就是调应激。2011 年，Perkes 等提出了一个新的病名：阵发性交感神经过度兴奋综合征（paroxysmal sympathetic hyperactivity，PSH），症状表现为肌肉强直、血压升高、心动过速、呼吸急促、体温升高和大汗，容易被误诊为癫痫，而脑电图不支持，治疗上可选氯硝西泮、加巴喷丁、溴隐亭等药物，这也是调应激。

利用三根管子，基于消化道动力学原理和应激理论的认识也促进了临床用药的调整。抑酸药和黏膜保护剂联用是治疗消化道应激性溃疡的常用组合，留置胃管使临床可以通过胃液潜血的筛查知道是否是胃溃疡，如果出血并不来自胃，那么抑酸药就没有必要使用；对胃潴留使用胃动力药也是临床常规，但如果考虑幽门痉挛，是不能使用胃动力药的，很多医师可能习惯使用全消化道动力药，这种习惯可以根据诊断修正；对于胃潴留呕吐合并腹泻的患者，临床可见到使用全消化道动力药的，这显然暴露了医师的无可奈何，氯丙嗪对这样的情形可能有优势；传输型便秘和梗阻型便秘分开之后，滥用全消化道动力药的情形会减少。

AGI 患者管理另一个重要方面就是肠外营养的补充，如果在 AGI 患者调整内环境的过程中，营养严重不足，那么饥饿本身就是一个应激刺激。并且肠道黏膜是人体更新最快的组织，约 1 ~ 2 天就更新 1 次，如果营养不良，合成小肠黏膜上皮细胞的底物不够，就会诱发严重的腹泻，会使 AGI 快速恶化。AGI 缓解之后，要根据患者的恢复情况，适时地尽可能早地开始肠内营养，但同时又要避免发生再喂养综合征，需要遵循"先少后多、先慢后快、先盐后糖、多菜少饭、逐步过渡"的原则。

营养素被消化吸收之后进入血液，被运输到细胞，很多时候需要进入细胞才能发挥生物学效应，营养素进入细胞需要一系列的激素辅助。

（六）内分泌与运动

营养素在细胞内表达生命活力，需要激素辅助，激素自然与提升代谢水平的肌肉运动相关。激素与运动的关系有很多研究，但是试验结论并不总是一致，不一致的原因与以下因素可能相关：①内分泌具有昼夜节律、月节律、年节律等，如血浆可的松在上午 9 点水平最高，在夜间 9 点最低（可能只有峰值的 40%），醛固酮的分泌以夏季最高，因此试验时间和采血时间会影响结果；②很多激素的半衰期很短，如肾上腺素的半衰期只有几秒，采样时间的微小差异就可以影响结果；③剧烈运动时血浆浓缩会影响运动前、运动时和运动后激素的血浆浓度差异；④心理应激会很大程度地干扰激素的分泌水平。虽然如此，运动与激素的实验却能揭示出激素分泌需适应运动要求的规律，这种规律反过来就是：内分泌障碍会影响运动，这对临床是非常有意义的。

运动是“战斗与逃跑”的形式，因此运动与应激激素密切相关。运动开始时，肾上腺素、去甲肾上腺素立即升高，且升高水平与运动强度、运动持续时间呈正相关。最大负荷运动之后，血中肾上腺素的水平可达安静水平的 20 倍，去甲肾上腺素也表现出类似的变化。应激激素对运动也有影响，肾上腺素和去甲肾上腺素不仅通过强心作用支持骨骼肌的运动，而且可以促进骨骼肌肌糖原的无氧酵解。当阻断实验动物犬的肾上腺素神经调节时，血浆中的去甲肾上腺素减少，乳酸也减少，无氧工作能力显著降低；切除肾上腺髓质的白鼠，运动中肌糖原的消耗减慢。去甲肾上腺素来自交感神经分泌的递质，也有一些来自肾上腺髓质。肾上腺素主要由肾上腺髓质分泌，交感神经和下丘脑、垂体共同控制肾上腺髓质，但神经控制比体液控制要快得多，垂体分泌的促肾上腺皮质激素也随着运动强度和持续时间而升高。骨骼肌高强度收缩引发的肾上腺素和去甲肾上腺素的升高，还对心肌、平滑肌和呼吸肌群有巨大的影响，肾上腺素有显著的强心作用，可以提高心肌兴奋性，使心肌收缩力增强，加速传导，加速心率，还可以使冠状动脉、肝脏血管、骨骼肌血管扩张，保证参与应激的器官血供。同时使肾脏、胃、结肠、皮肤黏膜等非应激器官的血管收缩，特别是去甲肾上腺素这样的效应更为强烈，作用仍是保证骨骼肌等的血供。肾上腺素可抑制支气管平滑肌收缩以扩张支气管，增加膈肌等呼吸肌群的血供，使呼吸加深加快，以保证呼吸系统在应激时的供氧。肾脏球旁细胞分泌的肾素，可将血液中的血管紧张素原转化为血管紧张素Ⅰ，血管紧张素Ⅰ在血管紧张素转化酶作用下形成血管紧张素Ⅱ，血管紧张素Ⅱ可以使全身的阻力血管收缩以升高血压，战斗和逃跑时也可以使静脉的平滑肌收缩以促进静脉血回流。血管紧张素Ⅱ、促肾上腺皮质激素、血浆钾离子升高都可促进肾上腺皮质分泌醛固酮，醛固酮还随着运动强度的增加而增高。醛固酮是人体内调节血容量的激素，有保钠保水、维持机体的体液和酸碱平衡等作用。可的松是肾上腺皮质分泌的另一种激素，有研究者发现 60% 的最大摄氧量运动是使血浆可的松含量升高的强度阈值，小于该阈值的运动使血浆可的松的水平下降，而在完成力竭训练时，可的松水平会明显升高；时间长于 1 h 的运动才能引起血浆可的松浓度的显著增加，短于 1 h 的剧烈运动只引起血浆可的松的轻微变化。促肾上腺皮质激素是促进可的松分泌的主要因素。可的松可以促进酶蛋白的合成，切除肾上腺皮质束状带的动物，运动时骨骼肌和心肌中糖原合成酶的活性很低，摄入地塞米松后糖原合成酶的活力恢复。肾上腺皮质激素、肾上腺髓质激素、血管紧张素Ⅱ协同作用使血压升高。

运动时甲状腺素缓慢升高，几分钟后达到高峰，甲状腺素还随着运动的强度升高而升高，且促甲状腺素也随着运动强度的增加而增加。甲状腺素主要促进线粒体的能量代谢，保证运动过程中线粒体能充分地为肌肉供能。

也有一些激素，如胰岛素、胰高血糖素、生长激素需要运动到十几分钟甚至几十分钟之后才会增加。胰岛素的主要功能是促进葡萄糖进入细胞并加强糖在细胞内的氧化，为细胞执行生物学反应提供能量。但这样一来就会使代谢率升高，为保证高水平代谢率的可持续性，胰岛的 α 细胞分泌胰高血糖素来协调这个过程，胰高血糖素的主要作用是促进肝糖原分解为葡萄糖入血，促进脂肪分解为脂肪酸入血。由于人体血浆中的葡萄糖和脂肪酸都有一定的储备，短促的运动，不管交感神经兴奋得有多么强烈，血浆胰高血糖素的水平都不会升高。运动开始时，胰岛素会从血浆进入组织，与细胞膜上的胰岛素受体结合，从而使血浆中的胰岛素水平下降。随着运动强度的增加，胰岛 β 细胞分泌的胰岛素实际上是增加的，为了保证运动强度增加时血糖在正常范围内，胰高血糖素的分泌也是增加的。因此，胰岛素和胰高血糖素随着运动强度的增加而增加。

运动时血浆生长激素水平升高取决于运动的持续时间和运动强度，持续时间短于 10 min 的运动，不会引起血浆生长激素的变化，40% ~ 50% 的最大摄氧量运动（中等强度的运动）可以升高生长激素水平，但接近最大摄氧量强度的运动可以使血浆生长激素水平下降。生长激素主要是促进脂肪供能，运动中摄取大量葡萄糖可以抑制生长激素的升高。生长激素能诱导靶细胞分泌具有促进生长作用的胰岛素样生长因子，胰岛素样生长因子能促进多种细胞（如成纤维细胞、肝细胞等）进行有丝分裂，加强细胞增殖。因此生长激素是重要的抗衰老激素，比如能促进软骨的生长，使骨增长。生长激素由垂体分泌，下丘脑分泌的生长激素释放激素促进生长激素分泌，睡眠、运动、雌激素、睾酮均能促进生长激素分泌，生长抑素抑制生长激素的分泌。

性激素可由性腺和肾上腺分泌，睾丸和卵巢均分泌以睾酮为代表的雄激素，女性的睾酮可在垂体促性腺激素的作用下转变为雌激素。性激素与应激激素不同，主要是增强合成代谢，雌二醇对女性维持骨密度有重要作用，睾酮能促进氨基酸进入细胞、促进合成 RNA 和 DNA、使肌纤维增长、促进糖原储备、促进红细胞生成并促进骨生长。快速的 45 min 跑可以使血浆睾酮升高 21%，但增加运动时间和强度均使睾酮水平下降。长期大负荷的训练可以使运动员血浆雌二醇和孕酮水平降低，甚至引起女性运动员运动性闭经。长期的有氧运动可以提升血浆的性激素水平。

如果应激激素生成出现障碍，会直接导致运动水平下降和耐力障碍，性激素、生长激素和胰岛素水平下降会导致身体的合成代谢障碍，表现为肌肉功能的广泛性下降。

一些患者因病情危重，身体长期处于应激状态，可致肾上腺皮质功能减退，症状之一就是倦怠、没精打采，甚至可有直立性低血压。激素测定表现为血浆皮质醇降低，但促肾上腺皮质激素水平代偿性升高。补充糖皮质激素可改善患者的运动功能，纠正直立性低血压。应激时，交感神经兴奋，机体所需的肾上腺素及去甲肾上腺素增加，运动特别是骨骼肌的无氧运动可提升肾上腺髓质的功能。

甲状腺功能减退患者可出现肌肉软弱无力或肌肉强直、共济失调、腱反射减弱、疼痛和眼球震颤等。纠正甲减，增加运动，可改善患者的运动功能障碍。

糖尿病患者也多合并疲乏无力，主要原因是胰岛素分泌不足，导致细胞特别是骨骼肌纤维摄取葡萄糖的能力下降，骨骼肌能量供应不足所致。抑制血糖升高、补充外源性胰岛素、通过运动增加糖的消耗，都可提升运动能力。

生长激素缺乏症患者常有乏力、运动耐力降低，常合并有甲状腺、肾上腺、性腺的功能减退。青少年可通过补充外源性生长激素来纠正生长激素缺乏，中老年人主要是通过规律的有氧运动来提升机体的生长激素水平。

性腺功能减退症、更年期综合征、绝经后综合征、高泌乳素血症、强烈应激之后、长期使用螺内酯，都可致性激素分泌水平下降，影响骨骼肌和骨骼的功能，甚至引发肌少症和骨质疏松。雄激素替代治疗、雌激素替代治疗可以补充外源性性激素，规律的有氧运动可以提升内源性性激素水平。

（七）泌尿与运动

人体的代谢是自然界物质循环的一部分，营养素代表着物质的摄入，营养素参与代谢之后，所包含的元素最终还必须返回自然界，其中最重要的是碳循环和氮循环。糖的最终代谢产物是 CO_2 和 H_2O，脂类包括脂肪和类脂，脂肪的最终代谢产物也是 CO_2 和 H_2O，CO_2 从呼吸系统排出，相对比较容易，Ⅱ型呼衰时 CO_2 不能排出体外，就会严重影响运动功能；类脂中的固醇主要在肝脏代谢为胆汁酸，胆汁酸随胆汁进入肠道，成为粪便的一部分排出体外；蛋白质在体内以肌酸和氨基酸的形式代谢，肌酸为肌肉和神经元供能之后，最终的代谢产物是肌酐，氨基酸供能之后最终的代谢产物是尿素；由核苷酸构成的大分子物质，如 DNA、RNA 等，最终的代谢产物是尿酸。水、无机盐、肌酐、尿素、尿酸的排出主要依赖肾脏以尿液的形式排出体外。如果肾功能不全，代谢废物不能排出体外，水电解质聚集体内，体液的酸碱平衡被破坏，患者会出现疲乏无力等骨骼肌运动障碍（表 2-2-1）。

表 2-2-1　营养素的代谢

物质	代谢场所	最终产物	排出器官
水 + 无机盐	各个细胞		肾脏、皮肤 肠道、肺
糖	各个细胞	CO_2 H_2O	肺、皮肤 肾脏、肠道
固醇	肝脏	胆汁酸	肠道
脂肪	大部分细胞	CO_2 H_2O	肺、皮肤 肾脏、肠道
肌酸	骨骼肌、神经元	肌酐	肾脏、皮肤
氨基酸	肝脏	尿素	肾脏、皮肤
核苷酸	肝脏	尿酸	肾脏、皮肤

泌尿系统在排出代谢废物的同时，还会重吸收对机体有益的一些物质。肾小管病变，或者控制肾小管的化学信号异常，都会导致重吸收障碍。比如，骨质疏松症的钙的流失就是化学信号改变导致的肾小管重吸收障碍；肾小管间质性肾炎、急性肾小管坏死、肾小管性酸中毒等都可导致蛋白丢失、电解质紊乱、代谢性酸中毒等，这些都可影响全身肌肉的功能，包括平滑肌和心肌。

肾脏活化维生素 D_3、合成促红细胞生成素、肾素的功能障碍，也会严重影响运动。

肾功能不全可以用透析来代偿肾脏排泄废物和重吸收的功能，特别是对于尿毒症期的患者，可能透析是唯一有效的方法。但是透析不能促进肾脏恢复内分泌功能，针对肾功能不全的康复有特别的意义。

肾脏康复首先要减轻肾脏的前负荷，即减少水、钠、钾的摄入；钙从肾脏流失会增加肾脏负荷，抗骨质疏松可减轻肾脏前负荷，但不宜用二磷酸盐，可以使用降钙素；肾脏是蛋白质代谢的重要器官，限制蛋白质的摄入，可以减轻肾脏的前负荷；尿酸从肾脏排出，限制高嘌呤饮食，也可以减轻肾脏的前负荷。

其次要改善肾脏的血供。肾脏在应激状态下血供会减少。因此，长时间强烈的应激会使肾脏功能恶化。根据患者自身情况，选择低强度的有氧运动，甚或更低强度的运动，把机体调到一个可能高的代谢水平，使蛋白质、电解质的应用效率提升，使成骨细胞兴奋减少钙的流失，都可以减少肾脏的前负荷。同时运动之后，会因为代谢废物的适度增加而增加肾的血流量，也会因为机体进入副交感状态，而增加肾的血流量。

最后要降低肾脏的后负荷，即要积极处理泌尿系结石、肿瘤、神经元性膀胱等易导致肾盂积水的疾病。

（八）肝脏与运动

固醇类物质的最终代谢产物是胆汁酸，胆汁酸在肝脏形成，与金属离子形成胆盐（主要是钠离子），是胆汁的主要成分。胆汁的另一种重要成分是胆红素，胆红素是红细胞代谢的最终产物之一。胆汁酸和胆红素经胆道排入小肠，可促进脂肪的消化和脂溶性维生素的吸收。因此，胆盐并非无用，排入小肠之后95%的胆盐还会再吸收入血，形成胆盐的肠肝循环。每餐后会有2～3次肠肝循环，每次损失约5%的胆盐，因此从代谢的角度来看，肝脏是一个重要的排泄器官，每天会排出大量的胆汁酸。固醇类物质和红细胞的代谢障碍会影响运动功能。比如肝功能异常不能灭活肾上腺、性腺分泌的固醇类激素时，会使运动功能严重紊乱。

肝脏是人体重要的解毒器官，每天人体摄入的食物、外在环境提供的其他物质，也可能包括一些对人体有害的毒物，都被称为外源性毒物。人体在代谢过程中也会形成一些对自身有害的毒物，被称为内源性毒物，这些物质都需要肝脏将其处理为对人体无害的物质排出体外。除固醇类激素外，其他氨基酸、多肽和蛋白质激素也在肝脏灭活。肝功能异常时，毒物和激素在体内蓄积，会严重影响运动。

和肾脏一样，肝脏不仅排出废物，调节酸碱平衡和水盐代谢，而且也是一个重要的合成器官。肝糖原在肝脏合成，维生素A、维生素B、维生素C、维生素D、维生素K的合成与肝脏有关，血浆蛋白在肝脏合成，几乎所有的凝血因子在肝脏合成，在病理情况下肝脏有造血功能。肝功能异常时，以上这些功能也会影响运动。

肝脏参与人体很多的合成和分解代谢，代谢活动伴随着丰富的能量转移，这使肝脏成为人体重要的供热器官，是其他器官进行生化反应的能量基础。肝功能异常，肝脏产热减少，会严重影响运动，包括心肌、平滑肌和骨骼肌的运动。

肝脏康复也是从三个方面着手：减轻肝脏的前负荷和后负荷，并增加肝脏血流。

肝脏是固醇类物质的代谢场所，是解毒场所。因此，减轻肝脏前负荷就要限制固醇类食物的摄入，限制肝毒性食物的摄入，避开环境污染，尽可能减少药物的使用。

减轻肝脏的后负荷就是要积极治疗胆道结石、肿瘤，保证胆汁排出顺畅；要多吃膳食纤维，让胆盐可以附着于膳食纤维排出体外；要保证大便通畅。

当肠道吸收的糖不能满足运动的需要时，肝糖原开始分解入血以保证血糖稳定，随着运动强度的增加，需要更多的血糖，也就需要更多的肝糖原分解并运输，肝脏就会有更多的血流，当然随着运动强度的升高，肾上腺素的分泌增加，也会扩张肝脏的血管，使肝脏获得更多的血流。因此，有氧运动是增加肝脏血流的重要方法。

（九）免疫与运动

结缔组织病几乎与免疫疾病是同义词。这主要是因为免疫细胞执行免疫功能主要在筋膜提供的生物支架上。免疫细胞分泌的细胞因子会影响成纤维细胞、肌纤维和其他功能细胞，从而影响结缔组织，进而影响运动。

关于免疫功能的控制，最著名的就是神经－内分泌－免疫网络控制理论。免疫器官上有交感神经和副交感神经分布，骨髓、胸腺、脾脏、淋巴结和淋巴管都受到电信号控制。应激等导致交感神经兴奋时，人体的免疫功能会下降，相反，睡眠状态下人体的免疫功能强大（呼吸道感染性疾病的患者很多时候会在睡一觉之后感觉病情好转，就与此有关）。清醒状态下，平稳的情绪也有助于提高免疫功能。这种调节与自主神经的兴奋状态密切相关，且不受神经支配的免疫细胞的功能也在副交感神经兴奋状态下被提升，这主要是因为神经对免疫的调节，电信号除了影响免疫器官，还可以影响内分泌和递质。比如，交感神经兴奋致肾上腺皮质激素分泌增加时，免疫细胞的功能被抑制；副交感神经兴奋时有利于生长激素的分泌，生长激素可以促进免疫细胞分化并增强功能；免疫细胞尤其是淋巴细胞和巨噬细胞有高亲和力的神经内分泌肽受体。因此调节自主神经的兴奋状态、管理应激是调节免疫的一个接口，康复医学在这方面有极大的优势。

免疫细胞来自骨髓，骨髓的造血干细胞产生三系细胞，红细胞、巨核细胞（血小板）和白细胞，白细胞就是免疫细胞。因此要提高免疫功能首先是提高骨髓的功能。目前，知道骨髓的功能受力学信号和化学信号控制（其他免疫器官也受力学信号和化学信号控制）。骨髓的基质和骨质的基质连接在一起，构成一个网络，相互之间可以传递力学信号。成骨细胞、骨细胞、破骨细胞是与骨髓造血干细胞空间距离最近的细胞，分泌的细胞因子可以直接影响造血干细胞。其他化学信号如性激素也可以直接影响骨髓的造血。因此，骨质疏松的康复方法可能也适用于骨髓康复，有氧运动可以向身体提供丰富的力学信号、可以改善筋膜网络的功能、可以调动细胞产生有利于代谢水平提高的化学信号、有氧运动之后可以使机体进入副交感状态，因此有氧运动可能是提高免疫功能的重要方式。

免疫具有两个方面功能：一是抵御外敌入侵，如杀死入侵的细菌、病毒、寄生虫，相当于宏观世界的国防军；二是清理身体内部的无序性，如新陈代谢产生的垃圾、基因突变的细胞，相当于宏观世界的警察。

白细胞包括粒细胞、单核细胞和淋巴细胞。粒细胞因富含溶酶体和过氧化物酶体而命名，有强大的处理入侵外敌的能力，是国防军的主力。单核细胞出血管后转变为巨噬细胞，埋伏在皮肤、黏膜之下，时刻准备着消灭入侵的外敌和内部叛乱分子，并发出信号（趋化因子）指引粒细胞前来加入战斗。淋巴细胞主要包括T淋巴细胞、B淋巴细胞、NK细胞等。T淋巴细胞能识别胞内感染微生物的细胞、肿瘤细胞和异体细胞，具体机制是这些细胞都会产生异常的被称为抗原的蛋白质、多糖和脂质。T淋巴细胞识别这些抗原后，能够诱导B淋巴细胞产生特异性的蛋白质，这些蛋白质被称为抗体。抗体的作用是标记胞内感染微生物的细胞、肿瘤细胞和异体细胞，形成抗原抗体复合物，诱导粒细胞、单核细胞、效应性T细胞、NK细胞等来杀死这些危险"分子"。

白细胞受力学信号控制。白细胞在血液内受到血液层流的剪切力的影响（血管内血液的流速是不均等的，靠近血管壁的流速较慢，血管中央的流速较快，血液以层流的形式在血管内流动），粒细胞对剪切力的反应快速而敏感，并伴有肌动蛋白的聚合，使细胞的变形能力增加，有利于细胞通过循环更好地完成其功能，当剪切力上升到较大值时，细胞内肌动蛋白含量会上升，以抵抗剪切力的机械损伤。白细胞进入组织间隙后，会受到组织液流动的剪切力和筋膜变形递呈的机械力。淋巴细胞还会在免疫器官里面学习，免疫器官的力学特性会影响淋巴细胞。

白细胞也受化学信号控制，血液和组织液内化学信号会通过白细胞的受体影响白细胞。比如，白细胞进入组织就需要趋化因子的引导，淋巴细胞要产生抗体需要抗原这种化学信号的刺激，血清中的补体（免疫细胞分泌的细胞因子）会辅助免疫细胞执行免疫功能。预防医学就是通过向身体提供无毒或减毒的抗原来诱导身体产生相应的抗体。

除了那些记忆淋巴细胞，其他的白细胞的寿命都很短。白细胞执行"军队和警察"的功能，需要产生源源不断的新生力量。因此，糖、脂肪、蛋白质、矿物质作为制造白细胞的底物，维生素作为合成反应的辅助因子，对免疫的持续战斗力都是非常重要的。

骨髓之外的免疫器官往往是免疫细胞学习和选拔的场所，免疫器官的力学环境和化学环境都会显著影响免疫细胞，调节免疫器官内部功能细胞的有效方法是有氧运动，有氧运动可以通过改变免疫器官的力学环境和化学环境来实现这个目的。

白细胞功能可以突变从而发生自身免疫攻击，这就是免疫性疾病，免疫细胞的突变与其力学环境和化学环境密切相关。因此要保持正常的免疫功能，维护机体的电学环境、力学环境和化学环境是非常重要的。

免疫康复也遵循动力学原理，即减轻免疫的前负荷和后负荷，并改善免疫器官、免疫细胞和免疫因子的功能。减轻前负荷就是减少感染（或应用抗生素杀死入侵的微生物），减少损伤，减少致细胞突变的因素，减少异体细胞进入体内的机会。减轻后负荷就是加快组织液的流动，使免疫产生的废物尽快被运走。前述关于免疫器官、免疫细胞的控制的讨论就是旨在探讨改善免疫器官和免疫细胞功能的方法，风湿免疫科应用生物制剂调节免疫就是改善免疫因子的功能。

（十）心理与运动

行为并不总是像生物力学描述得那么单一，而是整合了复杂的心理因素。在体育界运动员的超水平发挥总是包含了坚韧意志，同样，瘫痪患者也会把心理表达为运动的改变，从而做出违背生物力学的行为，影响运动功能的表达。

对于大多数瘫痪患者来说，在第一次开始日常生活功能的评估和训练时，恐惧是在所难免的，主要表现为过度保护。比如，床边坐时，屁股会尽可能地往床里面坐，以获得更大的支撑面，手会去扶床以固定躯干，脚往往放在膝关节的前方，以防止自己栽到床前，甚至站起时也不愿意把脚收回来放到膝关节后面；患者喜欢眼睛盯着地上的脚，以防止突然滑倒，甚至喜欢握住家属的上肢，以获得更安全的保证；也有的患者表现为沮丧和抑郁，对功能的恢复丧失信心，认为运动训练没用，让自己很痛苦。

针对心理问题，需要治疗师在初次接触患者时就能识别，并要在每次训练的过程中都设计安全的环境。培育信任的基础就是让患者也了解安全环境的设计原理。比如，告诉患者："我坐在你的患侧，就能保证你的安全，你往后面倒的话，最多倒在床上，你往患侧倒的话，我会扶住你，你往前面倒的话，我这个手会扶住你，你不会往健侧倒，假设你倒向健侧的话，你的健侧上肢会保护自己。因此，你要相信我们，我们是专业的治疗师，保证你的安全！"

在取得基本信任之后，鼓励患者去尝试完成任务，比如独立坐、坐位作业、床边站起和站立位作业等。在这个过程中要遵循生物力学原理，限制患者自以为是的代偿，同时要保证患者完成任务。为了患者能够完成目标，可以降低难度，比如增加床的高度，让患者能够完成床边站起的任务，也可以帮助患者固定膝关节，或者口令提示患者挺腰。当然这样做的前提依然是不能违背生物力学原理，因为这样的话会增加患者完成的难度。

当患者能够完成作业时，就提振了患者的信心，此时要重复以上作业，以帮助患者实现脱敏。当患者不再恐惧这样的任务时，要偷偷地撤除辅助，甚至变相地增加难度，以帮助患者恢复信心。

应该让所有患者获得成功感，特别是沮丧的患者。如果患者确实基础很差，可以给患者找一个病情类似但恢复较好的榜样，这样的交流也有助于患者增强信心。

第三节　用系统学思想来理解运动

运动是运动系统的功能表达，也是运动支持系统的功能表达，这种表述符合功能是由主体和环境共同决定的原理。要应用好这个符合细胞生物学的原理，需要跳出结构决定功能的束缚，即跳出还原论的束缚，用系统论来认识人体。

人体是一个复杂适应性系统（complex adaptive system，CAS），运动受到神经、呼吸、消化、循环、内分泌、血液等系统的支持，同时运动又使这些系统充满活力。要正确理解运动与这些系统的关系，进一步了解运动的控制机制，就需要从更高的高度来认识人体这个CAS。

一、相关系统学理论

（一）复杂适应性系统理论

以Holland为代表的第三代系统理论研究者于1994年提出的CAS是指由非线性相互作用的具有适应性的主体构成的体系。从微观的角度来看，主体具有主动适应环境的能力，以保证自身的存在和发展；从宏观的角度来看，主体在与环境相互作用的进化过程中表现出分化、涌现等复杂现象。CAS与人体是很契合的人体中的很多关系并非线性的。比如，运动对其他系统的活化作用，低强度和高强度可能都是不利的。中等强度的运动才有接近线性的活化作用，并且从频率来看，每周3～5次似乎是最适宜的，这也是非线性的。把主体间的相互作用理解为线性，是机械论的特征，比如理解为运动强度越大越好，频率越高越好。并且人体的每个分子、细胞器、细胞、器官、系统都具有适应性，DNA作为一个分子会适应自己的力学环境和化学环境，即基因的表达受力学环境和化学环境控制；中枢神经作为一个器官也在适应其所处的力学环境、化学环境和电学环境。也就是说人体中不存在为所欲为的分子、细胞器、细胞、器官和系统，DNA在分子层面不是独裁者，中枢神经在器官层面也不是高高在上的"皇帝"。所有的主体都必须适应环境，适应才能存在，不适应导致自身灭亡或系统崩溃。数量庞大的主体、适应的自觉性和环境的差异性使主体之间纷繁复杂的非线性相互作用表现出分化和涌现。

CAS的研究成果可概括如下。

（1）在CAS中，主体具有自身目标、内部结构和生存动力，能够发现规律和积累经验，在规律（经验）的指导下成长，即所有主体都具有学习能力，而不是中枢神经系统才具有学习能力。这一点特别重要，因为受传统的神经控制理论束缚，总认为中枢神经系统才能学习。生理学研究发现免疫系统有记忆的能力，免疫系统一直在适应致病微生物的进化，比如新冠病毒和人类的相互作用，就会使人类慢慢产生对新冠病毒的抵抗力。基因也有学习能力，比如新冠病毒的抗体作为一种蛋白质，一定是基因控制下合成的，在疫苗或病毒的刺激下，基因就学习了这种本领。学习使主体由不适应到适应，适应的过程就是学习。

（2）由于主体间的相互作用，相关主体可在一定条件下，聚集成更新类型、更高层次的新质主体，使系统的主体分布具有层级和聚类现象，即每个系统都具有多层次的主体，并形成隶属关系，主体间的作用是非线性的。环境的差异性和相互作用的非线性，使人体从受精卵出发，在生存和发展的驱使下，形成了横向的结构和功能差异显著的九大系统，即所谓的聚类，也形成了纵向的分子—细胞器—细胞—组织—器官—系统的层级。比如，骨骼肌纤维中含有较为丰富的肌糖原，是分子的差异；骨骼肌拥有丰富的线粒体（红细胞中没有线粒体），是细胞器的差异；很多肌原细胞融合成一根长达几十厘米的骨骼肌纤维，这是细胞的差异；肌纤维具有强大的收缩能力，形成肌肉组织，这是组织的差异；每一块肌肉都适应其所处部位的力学需求，产生了千奇百怪的形状，比如跖肌和大收肌的怪异形状，至今我们都无法理解（图2-3-1），这就是器官的差异，因此适应使每一层级都具有特异性。

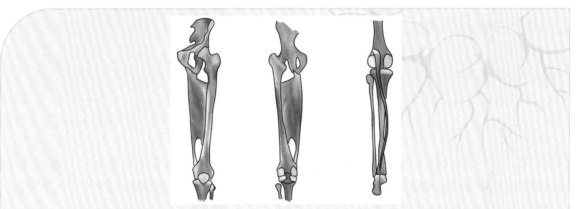

大收肌进化为一块卷曲的膜状肌，有3个起止点，且在肌腹的下端形成一个洞，供血管神经束穿行；跖肌肌腹较短，肌腱细长如飘带般行于小腿后方，止于跟骨结节。这些肌肉为什么进化成这个样子，很难找到合理的解释。

图2-3-1 大收肌和跖肌

（3）适应性造就复杂性。适应是指主体是"活"的主体，能够根据外部环境调整自己的内部结构和行为方式，在生物学里表现为生物体在经验的引导下通过学习和反馈不断调整自己的结构和功能，这种适应使主体的差异加大，从而产生复杂性。比如，无氧运动的多少决定了骨骼肌细胞中肌糖原的多寡；虽然细胞需要基因的控制，但成熟红细胞中就没有DNA，这样才能把红细胞的氧耗降到最低；神经元需要通过轴突向靶器官运输营养物质，所以轴突里面也有丰富的微管、肌动蛋白、肌球蛋白，这些产生收缩的细胞器和分子并不是肌细胞的专利。

（4）环境是指主体的周围，是主体的土壤。主体在适应着环境的同时，也在影响和改变着环境，主体在环境约束下发展和进化。主体和环境相互作用是系统演变和进化的主要动力，环境和主体相互作用的信息可被记忆和传递。从组织、器官和系统的层面来看，似乎人的功能是神经控制的。细胞生物学的研究发现，人体的功能并不是神经控制的，也不是基因控制的，所有主体的功能都是由主体和环境共同控制的。比如DNA的表达由DNA本身和环境决定，大猩猩的

DNA 和人接近，但大猩猩的受精卵不会发育成人，这说明了 DNA 本身的意义。同样是 DNA，胰岛细胞里面的 DNA 能够控制合成胰岛素和胰高血糖素，其他腺体的细胞就不能合成，这说明了环境的意义。肌肉的运动功能是由肌肉和环境共同决定的，而不是单纯由神经控制，横纹肌溶解、电解质紊乱、骨骼异常、营养不良、线粒体疾病、基因疾病等都会导致瘫痪，仅仅从神经角度去认识瘫痪是狭隘的。很多瘫痪是神经疾病导致的，康复必须能够促进神经的结构修复和功能再塑才有可能促进运动的恢复。如果以神经为主体来理解瘫痪，神经的功能是由神经本身和环境共同决定的，假设不可以直接干预神经，但可以影响神经的环境。以困扰临床的运动神经元病和脊髓损伤为例来看，除了能用重复经颅磁刺激作用于这些神经元，临床还缺乏激活这些神经元的方法，但可以干预这些神经元的环境。比如脊髓和脑干的低级神经元的环境（我们在本书也经常称之为邻居），包括肌肉和上位中枢，用生物力学的方法让肌肉兴奋，用运动想象的方法兴奋大脑皮质，都可以改善脑干和脊髓神经元的环境。

（5）主体与环境之间以及主体间存在着物质流、能量流和信息流的交换，如果某主体与其他主体（环境）之间的流有限，该主体就有可能消亡。这一条在生物学里表述为用进废退，这是康复医学的基本原理。比如对于肝肾功能康复要增加脏器的血流，可视为增加物质流和能力；肌少症康复要用无氧运动来增加肌肉合成的细胞器和能量储备，可视为增加物质流和能力流；骨质疏松的康复要增加成骨细胞的力学刺激，要增加钙的摄入，可视为增加能量流和信息流；代谢综合征的康复要提高活动代谢的水平，使代谢的循环能够顺畅进行下去，以减少物质的过剩和因此而滋生的自由基增多，也可视为增加能量流和信息流。

（6）建立行为系统模型来描述主体学习和适应的机制：探测器代表了主体从环境采集信息的能力，反应器代表了主体作用于环境的能力，IF/THEN 规则集合代表了处理信息的能力。通过把规则看作有待测试和认证的假说，使矛盾或不一致的规则得以共存，通过信用确认提供规则的淘汰机制。信用确认是根据概率确认规则的强度，但由于矛盾或不一致的规则共存，实际上信用确认是定量和定性的有机结合。同时，系统可以根据定性的经验进行成功规则的交叉、突变，从而创造出新规则，以提高主体适应环境的能力，这比单纯根据概率进行测试各种可能性的效率要高得多。学习才能适应，适应就是对学习的试错，在这个过程中有定量的内容，也有定性的因素。比如两个原子相遇，如果核外电子能够通过得失或共用，使每个原子的外层电子都是稳态，那么就能发生化学反应。细胞内复杂的化学反应也遵循这个规律，这是一个定量的问题，即核外电子为 8、2、0 是原子追求的稳态。于是原子之间首先在布朗运动驱使下追求稳态，但这样的效率太低。为了提高效率，生命进化为温血动物，增加了布朗运动的速率；人体进化出了骨骼肌和心脏，二者产生的机械扰动使原子之间见面的机会进一步增加；这些反应往往在有水的环境中发生，是应用水的氢键使物质的共价键、离子键进一步暴露，以便发生新的反应；最重要的是动物进化出了酶，酶的诞生使共价键、离子键的暴露更有选择性，也具有更高的生化反应效率。这就是人体应用 IF/THEN 规则，是在实践中定量定性相结合的产物：如果化学反应就是要形成原子外层电子的稳态，那么就要让原子之间相互接触。已知加热、玻璃棒"搅拌"会增加原子接触的概率，水和酶都会辅助暴露处于不稳态的原子，那么这四种方法就在生命进化过程中固化为生化反应的基本条件，不仅包含了前述的定性，而且温度、运动、含水量和酶的数量都有明确的范围，这就是定量。低体温和高体温都不行，运动过少和运动过量也不行，脱水不行，水中毒也不行，酶不够不行，酶不能被破坏也不行。

（7）隐秩序与涌现：由纯偶然性导致正确结果的概率是 0.001%～0.0024%，但由于主体的主动性，系统会从以随机为特征的混沌态向混沌边缘（有序与无序交互作用的有界不稳态）发展，并突现隐秩序（隐藏在现象背后的内在规律），导致涌现（包括内部结构的分化、系统功能高于部分之和，即 1+1 ＞ 2）。基因突变可能是突变个体的灾难，但是突变是生物更好适应的基础，没有突变物种就会被淘汰。突变带来的性状改变，对种群来说有多大的优势，早期其实并不明朗，只有试错、选择，进一步在突变基础上实现性状组合，才能逐步揭示隐秩序，这种隐秩序最后显化。蓦然回首，可能就会看到功能的涌现。比如从类人猿向智人的进化过程中，早期是处于混沌态，运动系统强大者最有生存的优势。基因突变导致大脑的结构和功能强化，其突变的结果是好事坏，无法判断，甚至可能对很多个体就是个中性突变，"智"就是隐秩序。但今天回顾历史，正是大脑的进化，创造了现在的人类社会。今天强调的学历教育是智人那个"智"的主动适应（图 2-3-2）。

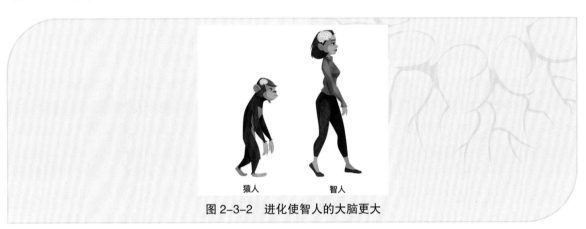

猿人　　　智人

图 2-3-2　进化使智人的大脑更大

（8）系统的演化：处于混沌边缘的系统存在三种不稳定源（初值敏感性、竞争、隐性模式带来的创新张力）和三种稳定源（抑制、合作、显性模式对创新张力的规避），二者的矛盾运动推动系统的演化。生物也遵循这种规律，突变或学习往往都具有初值敏感性，免疫系统对新的抗原就具有初值敏感性，会刺激 B 细胞产生新的抗体，但这种抗体是否真的有效，需要自然选择，即竞争。在创新的三种不稳定源中，初值敏感性最为重要，因为这预示着环境的变化。隐性模式带来的创新张力是指主体的懵懂适应，竞争是主体对环境适应的试错，更是环境对主体适应的表决。实际上这还是主体的功能由主体和环境共同决定的另一种表述，这种表述强调了环境的重要性，没有新冠病毒，就不会有相应的抗体；没有牛顿力学就没有康复医学；没有细胞生物学就没有基于细胞生物学的康复医学。

所谓显性模式是促使系统认识当前任务并努力实现的一系列规则。隐性模式指不直接促使系统完成当前任务的一系列规则，显性模式执行合法任务，使系统趋于统一。隐性模式破坏显性模式，产生创新张力，激发系统学习，使系统趋于多样性。当显性模式的操作十分有效、遇不到任何挑战时，复杂学习这种功能就会退化，原先的一种学习行为就会变成一种直觉反应，从而退化为一种技能行为，排除在主体的"意识"之外。这一点在后面有会特别解释。

（二）小世界效应和无标度特性

网络是系统的拓扑结构。1999 年，A-L Barabasi 在研究万维网时发现了复杂网络——介于规则网络和随机网络之间的一种网络模型。研究表明，真实网络几乎都是复杂网络，复杂网络的物理统计特征是小世界效应和无标度特性。

典型的网络是由节点和连接节点的边构成，其中节点代表系统中的不同主体，连线代表主体间的相互关系，两个主体有某种特定关系则连一条边，连边的节点被看作是相连的，两点间的距离被定义为连接两点的最短路径所包含的边的数目。节点的集中度称聚集系数，单个节点的聚集系数被定义为它所有相连节点之间的连边数目占最大的连边数目的比例，网络的聚集系数被定义为所有节点的聚集系数的平均值。研究显示，规则网络具有大的聚集系数和大的平均距离，随机网络具有小的聚集系数和小的平均距离，复杂网络具有大的聚集系数和小的平均距离，复杂网络的这种特性被称为小世界效应。

一个节点拥有相连节点的数目被定义为节点度，复杂网络的节点度服从幂率分布——具有某个特定度的节点数目与这个特定度之间的关系，可以用一个幂函数近似地表示，$P(k) = ck^{-\gamma}$，即任何节点与其他 k 个节点相连接的概率正比于 $k^{-\gamma}$，这个特性称为无标度特性（scale free）。随着具体复杂网络研究的积累，发现这些网络不仅遵循幂次定律，而且 γ 的值通常介于 2 ~ 3 之间，也就是说，发现一个有 k 条边的节点的概率正比于 $k^{-2 \sim -3}$。这意味着，复杂网络存在着"度"很大的节点，称集散节点，而大部分节点只有少数连接，称非集散节点。

以人体九大系统为节点进行研究，以前认为神经系统是最大的集散节点，神经形成了小世界效应，但是神经并不是一个严格意义上的全身网络，身体内大量的细胞不受神经支配，在胚胎发育的前 3 周没有神经，但胚胎照样发育。因此，电学信号不能构成人体最大的信息节点。血管也不是严格意义的全身网络，所以化学信号也不是最大的集散节点。受精卵着床才能发育，相当于一个外来的细胞借助于子宫提供的生物支架和营养来增殖，再生医学的实践已经证实干细胞的定向分化与生物支架的硬度相关，这说明力学信号在一开始就是生命的基础。生命是建立在一系列序贯的化学反应基础之上，化学反应的发生需要玻璃棒的"搅拌"，局部制动会使细胞的活力大幅下降就与力学信号的缺失相关。生命力的表征是代谢，代谢水平下降就标志着生命力的下降，代谢水平的提升主要依赖于运动，这样才能使人与自然的循环顺畅进行。因此，力学信号才是人体最大的集散节点，运动是力学信号的主要提呈者，它直接影响身体的每一个系统，对每一个器官都有调节作用，能促使每一个细胞来适应环境。因此，可以说运动营造了人体的小世界效应，康复医学正是充分应用了这一点才在临床获得成功。

复杂网络还具有以下特点：①环境信息的不断变化，使网络在适应中成长，网络的自然成长是产生无标度特性和小世界效应的重要条件，也是网络节能和健壮的基础。再生医学是目前医学研究的热点之一，假设再生医学能够在体外培养出器官，器官的血供也通过人的智慧被解决，当器官被成功地移植到患者体内时，这种环境的巨大改变，移植器官能否适应需要进一步验证。假设是一个大脑，这种缺乏自然成长的大脑，缺乏环境信息刺激的大脑，身体不一定认可。集散节点的器官一定是主要的器官，重要的器官一定是适应环境形成的，单纯形态学的模拟，可能会使再生医学止步于细胞水平或者为康复医学提供很多机会。②集散节点和最短路径，使网络对外界的刺激很敏感，很小的刺激就可以传遍整个网络。运动是人体功能的集散节点，让人体动起来就能解决很多问题，肝脏、肾脏、胃肠、静脉和淋巴等问题都可以得到调节。③非集散节点受损时，网络表现出强韧性，集散节点受损时，网络表现出脆弱性。

（三）耗散结构理论与协同学

熵是一个系统中无序或随机性的度量，非生命系统在熵达到极大时，总是自发地从有序变为无序，生命系统产生大量的正熵，却能自发地形成有序的稳定结构。耗散结构理论为我们揭示了这个奥妙。生命系统在不断地产生正熵，但它是开放系统并且远离平衡态，能通过与环境进行物质和能量交换引进负熵流，以使系统内的总熵在减少。在达到一定条件时，系统就可能从原来的无序状态自发地转变为在时间、空间和功能上的有序状态。Haken 的协同学更进一步指出，一个系统从无序转化为有序的关键并不在于系统是平衡或非平衡，也不在于离平衡态有多远，而是在一定条件下，通过子系统之间的非线性作用，互相协同、合作，自发产生稳定的有序结构，这就是自组织结构。

　　耗散结构比较抽象，但耗散结构很实用。以一个家庭为例，家被打理得井井有条，住着方便惬意，但这个环境总会受到家庭成员的扰动，也会受到环境力量的扰动。比如风带来大量的灰尘，或者把桌子上的书刮到地上，这种扰动带来的就是熵，使井井有条的家变得无序就是熵。要维护井井有条的家，需要家庭的每个成员都践行良好的生活习惯，需要家庭主妇付出辛勤的劳动，需要维护窗户的完好性、保证水电气暖正常运行，甚至需要雇个保姆，需要家庭成员外出挣钱……这就要求家庭必须是个开放的系统，能从外边获得能量和物质来维持家的井井有条，并且必须通过向社会奉献劳动才能获得这些物质和能量。人表现出生命力就是秩序，人在表现生命力时，会产生自由基、代谢废物，这些会使身体产生无序，即熵增，通过代谢可以减少熵，即摄入营养物质，吸入氧气，通过运动使代谢水平与摄入水平相匹配以限制自由基的过度生成，并把代谢废物排出体外，这需要全身的协同，这就是 Haken 的协同学在生物学中的体现。

　　系统学抽象地展示了生命的运营机制，要理解这些迥异于传统的观点，语言是个很好的范例，语言也是康复医学必须研究的一种运动。

二、汉语心理词典模型

　　语言是观察大脑的窗口，语言是一个复杂适应性系统，为了理解大脑的功能控制，根据认知神经心理学的研究设计了一个汉语心理词典模型的简式结构（图 2-3-3）。

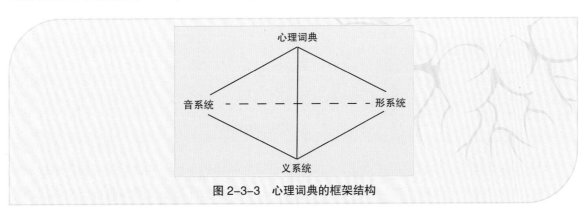

图 2-3-3　心理词典的框架结构

图 2-3-3 组织架构图说明如下。

　　（1）心理词典是一个由海量节点构成的复杂网络，节点是能在适应环境的过程中学习生存和发展技能的主体，以层级和聚类的方式分布，在每一层级中，节点的作用都不均衡，存在着集散节点。

　　（2）音、义、形是心理词典的一级子系统，三者相比，义是集散节点。

（3）义系统是主、客观世界无限丰富信息的集合，包括主题系统和信息处理系统（图2-3-4）。信息处理系统可以看作是大脑信息库和环境交互作用的窗口，该窗口需要消耗注意资源，作用为：①把输入信息概念化；②确定命题的真实级别后，合成主题；③对命题系统进行处理，并以此为基础，定性推理或定量计算出更为丰富、深刻的新信息；④监管信息输出。总之，信息处理系统对出入信息进行逻辑处理和数学计算，结果是获得更为抽象的信息，这是大脑信息的一个重要来源。逻辑处理的手段包括概念、判断和推理，三者的语言表达形式分别是词条、句子和句群。因此，信息处理系统监控语言表达的各个层级。

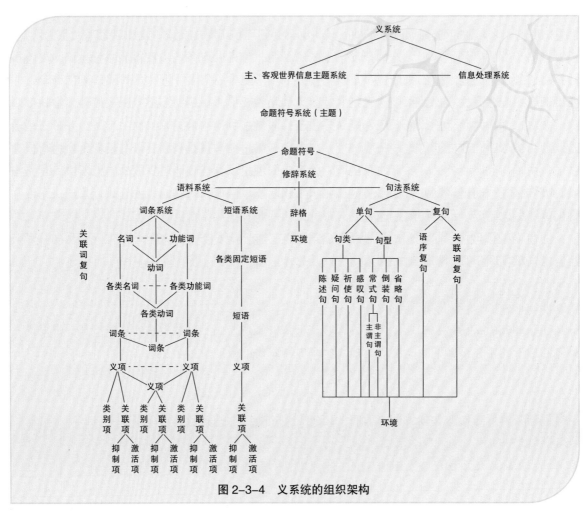

图2-3-4　义系统的组织架构

　　每一个主题都是一个命题符号系统，命题的子系统包括语料系统、句法系统、修辞系统。语料系统包括词条系统和短语系统，词条系统包括名词、动词和功能词三个子系统。三个系统还会逐级划分出更多的类别，但最后都聚类一定量的词条。词条包含一个以上的义项或只包含某种语法功能（如语气词），义项包括类别项和关联项，类别项标明该义项的词性，关联项内容非常丰富。一个词条通过关联可以分属于不同的范畴，形成复杂的聚类，关联项根据功能分成激活项和抑制项，使词条之间以及具体义项之间形成复杂的语法关系——可以（不能）充当某个句子成分和可以（不能）与某词组合。语法是从语言实践中抽象出来的，词条只能作为命题的子系统，语法规则作为一种经验不能脱离命题而独立存在。心理词典把固定短语作为短语系统的主要成分，包括成语、谚语和惯用语。

仅有语料是不能形成句子的，推测与语料系统平行的还存在着一个句法系统，该系统可直接被环境启动，作用是为被环境激活的词条提供命题符号的模具，同时也可对输入的语言信息进行句法解码以利于语言的理解。该系统包括单句、复句等子系统，单句包括句类、句型2个子系统，复句是通过语序或关联词把单句组织起来的表意集团。

修辞系统包括一定数量的辞格，可分为词的修辞和句的修辞，作用是：①根据环境信息影响语料系统和句法系统，共同控制语言的输出；②解码输入语言中包含的环境信息。

在义系统中，名词是主、客观世界无数主体的集合，动词表示主体间的相互关系，相对于种类繁多的功能词来说，名词和动词是集散节点。而且根据配价语法的研究，从句法的角度来看，动词是一个句子的核心；在名词、动词和功能词中，高频词较低频词是集散节点；在常用词中，常用义项较其他义项是集散节点；在句子中，口语句型较书面语句型是集散节点，简单句较复句是集散节点。

（4）音系统由汉语语音系统和其他有表意功能的音系统构成，汉语语音系统由听觉词汇系统构成，听觉词汇系统由音节系统构成，音节系统是特定声音的集合（图2-3-5）。音节系统既是听音取义的密码，也是表意发音的汉语语音运动过程的控制键。这可概括为声母、韵母和声调，每个声母和韵母都对应动力器官、振动器官、共鸣器官和吐字器官的特定运动组合，声调在具体音节中影响音高的变化，构音器官的运动组合产生特定语音频谱。其他有表意功能的音系统构成比较复杂，可包括音乐、第二语音系统等。

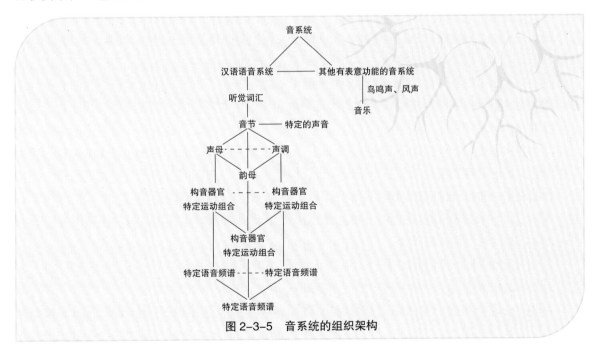

图 2-3-5　音系统的组织架构

在音系统中，声母、韵母和声调相比较韵母是集散节点；在韵母中，单韵母是集散节点；在音节级别，常用音节是集散节点。

（5）形系统由知觉表征、文字和其他符号构成（图2-3-6）。知觉表征可以看作心理词典的"插图"，包括视觉、味觉、嗅觉、听觉、肤觉、本体觉、内脏感觉等感受器感受信息后保存的心理画面，提供的信息是具体的。文字是在语音的基础上派生出来的，文字对心理词典的影响较语音要小得多，但语音和文字的形成使人具有了抽象表意的功能——信息以语音或文字为载体进行逻辑（数学）加工。文字的子系统是字体，每一类字体都包含大量的字，字由部件组成，部件的子系统是笔画，笔画对应特定的书写运动。其他符号系统包括标点符号、数字符号、其他语言符号等。

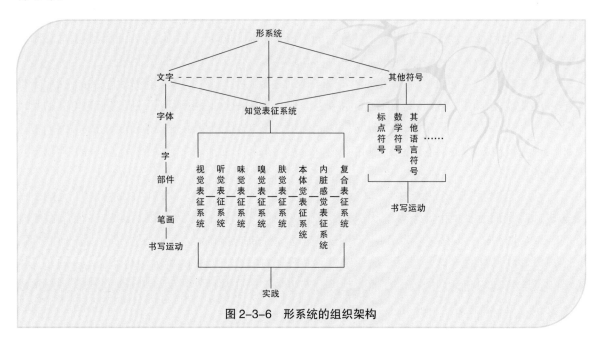

图 2-3-6　形系统的组织架构

在形系统中，知觉表征是集散节点，在以视觉表征为基础的文字系统中，高频字是集散节点，但文字不是构成心理词典的必要条件，文盲也有自己的心理词典。

（6）心理词典受环境影响，在适应的过程中形成复杂性。如不同的地域有不同的方言，决定了音系统的差异；不同的实践有不同的客观对象，决定了义系统的差异；形系统与专业、时代等密切相关。

（7）心理词典是个不断成长的系统，每个人的心理词典都经历从混沌到涌现的过程。比如儿童心理学家把语言发展划分为三个阶段：言语准备阶段、言语形成阶段、言语发展阶段。即便是一个发展完善的心理词典也因聚类存在着混沌，这反映了认识的有限性。

（8）新异信息具有初值敏感性，但心理词典的新主体如果缺乏环境信息的不断滋养，该主体就有随着时间渐渐消亡的可能。

（9）心理词典是一个开放的系统，随着环境变化的需要，人们可以学习甚至创造新的词汇、语法、音系统和文字。

（10）心理词典是一个敏感的复杂网络，受到攻击时，因损伤部位不同表现为强韧性和脆弱性。

心理词典模型是分析语言障碍的工具，同时也提示运动作为人体这个大 CAS 的一部分，如果节点的量足够大的话，也应该是一个 CAS。

三、记忆与心理词典模型的工作机制

《国际功能、残疾和健康分类》把记忆定义为"登录和储存信息并在需要时检索信息的特殊精神功能"。可见，记忆的操作对象是信息，包含 3 个基本环节：登录、储存、检索，三环节的运行就是心理词典工作的过程。

工作记忆是为语音理解、学习、推理提供临时的存储和加工的系统，是信息处理的基础。Baddeley 和 Hitch 提出的工作记忆系统包含中央执行器、语音环路和视空模板。心理词典的模型涵盖了工作记忆的 3 个系统，中央执行器与激活的信息处理系统类似；语音环路与汉语语音系统类似，但语音环路较音系统的内容要狭隘得多；视空模板类似于形系统的视知觉表征系统。以行为系统模型为基础的心理词典模型较工作记忆系统功能更完备。

从心理词典模型来看，信息的获得主要有 3 种方式：实践、学习和推理，这是心理词典建构和发展的直接动力。人类在实践中运用感觉器官接收直接信息。同时，由于语言的产生，人类还可以学习以语言为载体的间接经验。大脑除了接受知觉信息，还可以运用逻辑和数学的手段推演出更为深刻的新信息，这是 CAS 理论中 IF\THEN 规则集合通过交叉和突变产生新规则的具体化。可见，信息的获得依赖知觉表征系统，又高于知觉表征系统。

义系统是心理词典的信息库。信息登录的起步阶段，信息处理系统首先根据感觉器官收集的主体信息的类别和强度，应用归纳、概念等方法激活相应主题（亦称感知映射同态），之后收集更多的更深层次的信息，或被激活的主题同化，或对激活的主题进行补充，使冲突信息得以共存。综合分析信息后，信息处理系统确定主体在心理词典中的位置（学习即脑神经网络动态的降维过程），该机制的好处是节能，便于形成集散节点，突出新异信息的记忆强度。

信息登录后紧接着进行信息甄别。信息处理系统主要运用演绎、类比、归纳推理来获得一系列的主体间关系的判断，有时也辅以数学的手段，同时还应用概括、限制、定义和划分等基本逻辑方法对主体进行细节处理。信息甄别的结果是进一步精确了主体在心理词典中的位置或者丰富了主体在心理词典中的连接，使信息储存更加有效。

主、客观世界的多数信息在人脑中不是简单的复写，而是经过转换以语言的形式储存，这种转换使人记忆的容量无限增大，并具有了透过现象看本质的能力。从心理词典模型来看，信息的储存有以下特点：①信息以 CAS 的方式储存；②语言是信息贮存的基本抽象工具；③概念表征优于知觉表征。

在心理词典中，信息的储存需要确定主体的层级、主体的类别、主体间的连线。结合逻辑学就会发现，概念的形成是抽象主体本质属性的过程，是信息处理系统确定主体在网络中位置的重要手段。判断是对主体的性质以及主体间关系进行断定的过程，推理是由已知判断推导出新判断的过程，大脑把主体信息以判断的形式表征，并把判断压缩成主体间的连线。

义系统的信息可以经音系统以语音、音乐或其他声音表意方式输出，也可以经形系统以文字或实践方式输出，但无论如何，信息的检索都受信息处理系统对环境判断的影响。信息检索时，环境只激活心理词典中与环境要求相符的节点，无关节点被抑制，这是发展完善、结构完整的 CAS 所具有的。同时，CAS 是敏感的，又能保证信息检索时信息处理系统可以根据环境的需要（检索目的）在节点间定向游移。

信息处理系统的特点是在消耗注意资源的同时需要规则的支持，在文献中，根据是否有意识参与，记忆在登录阶段，被分为内隐学习和外显学习，在检索阶段，被分为内隐记忆和外显记忆。内隐代表了信息登录和检索的无意识机制，内隐学习的内容一度被认为是抽象规则、范例、熟悉性或三者的结合体。外显是主体包含的可以被意识清晰感知的信息。

在主体包含的全部信息中，外显和内隐信息之间有一个交界带，被称为混沌边缘。混沌边缘存在着显性模式和隐性模式的矛盾运动，这一理论对研究内隐记忆和外显记忆有指导意义。本书心理词典模型指出，信息以具体范例的形式呈现，通过感知映射同态激活相关的主题后储存。因此，基于某种背景的、被信息处理系统根据某种目的处理后登录的范例所包含的信息，有一混沌边缘，会受到隐性模式的影响。外显的内容可被看作是在目的操纵下注意锁定的内容，内隐的内容可看作是混沌边缘之外包括背景规则在内无法或未进入注意范围，但又对信息处理系统有一定影响的隐性规则。同时，二者又可相互转化，此时是朦胧的程序性的内隐内容，随着范例的积累，规则概率达到一定程度，也可被陈述。外显规则如果十分有效，也可自动化为内隐规则。可见，内隐和外显是密不可分的，没有外显，规则的载体——范例（背景）就无法进入大脑，没有内隐，主体就丧失背景的依托。内隐和外显既相互区别，又相互联系，共同构成可以演变的具有生命力的主体。

心理词典模型的工作机制可概括如下：义系统是一个 CAS 式的信息库，该系统主要通过信息处理系统与环境进行信息交流，音系统和形系统只不过是信息交流的工具，这种机制使模型的工作具有节能、高效、灵活的特点。

四、运动的记忆与控制

与言语相比，内隐认知对运动的影响更为明显，表现为内隐学习、内隐记忆和自动化。

运动是在适应环境的过程中由简单到复杂，由日常生活动作到职业特技一步步发展起来的，后来的动作总要和最初的基本动作发生联系。研究发现，运动员与非运动员学习同类动作的练习次数存在着显著差异，并认为动作学习时要与贮存的运动经验联系，丰富的背景知识能增加内隐提取和激活的数量。因此，无论动作多么复杂，都是建立在个体独有的背景知识之上。个体之间越底层的背景相似度越大，这种相似度较大的背景即模式。因此，也可以说模式是运动聚类的表现。学习运动时，环境通过信息处理系统选择背景模式（最接近的聚类），并在实现运动目的的过程中，根据环境修改模式的某些细节。所以，模式具有可调节性。输出运动时，信息处理系统根据环境和运动目的选择最节能的模式。由于模式的存在，运动的输出具有迅捷性。以关节为单位，对最基本的运动模式进行训练，就是康复医学的基本成分训练。

运动只是大脑与环境之间相互作用的中介。大脑信息的输出很难脱离运动而实现，运动对于人类具有非常重要的意义，复杂的环境又要求运动异常复杂。为了在适应环境的同时又能节约心理资源，运动的细节即时空顺序被大量内隐化处理，有研究甚至显示，对于熟练动作来说，到达脑的高级中枢和脊髓的本体感觉反馈信号都不重要。因此，运动技能的习得对内隐学习依赖较大，尤其是在学习复杂运动技能时，内隐学习的作用更为突出。复杂技能逐渐熟练和协调后，该技能就会自动化，即表现为运动技能的输出最大限度依赖内隐记忆的控制，外显记忆只根据环境关注运动的目的和安全，运动的细节和重复均在内隐记忆的控制下进行。因此，在心理词典中，义系统可能主要储存运动目的，详细的运动时空顺序只是依附于运动目的而成为内隐规则。有研究表明，表象排练（与康复中的运动想象训练相似）时不仅有肌电现象，而且肌电图与实际运动中得到的肌电图在形式上是一致的，这也提示运动的外在形式在心理词典中并不重要，重要的是运动目的，运动目的在运动输出中具有一键激活某个模式的效应。

运动具有自组织特性。

重力、黏弹性组织的张力等对本体感受器的刺激和前庭功能获取位置信息的传导通路可能比较短，中枢可能在小脑、脊髓等。比如，现在一般认为脊髓步行中枢模式发生器（central pattern generator，CPG）在人类也是存在的，虽然目前不能在活体上观察CPG如何影响人的节律运动，但对理解运动的自组织是很有帮助的。

运动与感觉密不可分，感觉传入信号可不经意识直接启动运动输出。例如，很多学者在对多裂肌的研究中发现，多裂肌肌梭内本体感觉传入信号传至中枢引起一系列的反射活动，使肌肉协同收缩，从而稳定脊柱。模式和感觉直接调控运动是运动自组织特性的基础，该理论最有力的证据是中央前回4区是本体感觉投射区，也是运动区。另外，Cohen LG发现给瘫痪手施加体感刺激可以促进手运动功能的恢复，从而明确了外周感觉传入对大脑皮质运动传出的调制作用。

进一步的研究还表明，黏弹性组织的弹性行为使得人体在缺少感觉反馈时也可以使关节产生运动，这说明黏弹性组织也是运动自组织特性的重要基础。

运动的自组织还包含着各子系统主动地学习、适应环境信息的成分。主动就是指不受高级中枢的控制，这有悖于传统对学习的理解，但在复杂适应性系统里是再自然不过的事情——无生命的主体都具有学习的能力。因此，运动系统的关节、肌肉都能识别环境信息，并主动调整以适应环境。为了适应运动目的的要求，系统首先启动为运动环节提供支持、加固和固定工作的相关肌群，主动肌在获得支点后开始收缩，伴随着主动肌的收缩，相关肌群的协同和拮抗围绕运动目的而调整，这些都是自组织行为，是系统内部规则决定的。运动由执行目的的主动肌启动后，虽然在本体感觉、前庭和视觉等的监控下，模式主动适应环境，表现出一定的调节阈，但模式内部的系统规则是主要的，如单元音发音时，舌位越高，开口度越低。违背系统规则的调整，必然会引起注意的警觉，注意介入的结果是根据环境和即时的运动状态，确定后续运动目的，有可能加强对运动的监控，这时的运动输出就是一种外显输出。反复的同一时间点的运动目的变更，就可能建立一个新的模式，使外显内隐化。

支持系统对运动系统的支持也是自动的，运动过程中身体会根据运动的强度、持续时间自动调节循环、呼吸、内分泌、血液、消化、泌尿等运动支持系统作出适应性调整，这也是内脏康复的理论基础。

由此可以得出一个运动控制的机制：根据自身的情况分析环境后决定运动目的，运动目的经信息处理系统超级链接不同层级的模式，模式的提取是一种内隐记忆，具有不受心理容量限制、自动和快速的特点。运动过程中的部分内容是由黏弹性组织的物理特性控制的。

运动记忆对康复的提示：要充分发挥患者的运动内隐提取功能，但瘫痪患者有可能无法提取内隐的运动时空顺序，这时治疗师就必须通过提示、手法、示范等帮助患者在正确的运动时空顺序下训练，或者训练控制内隐运动的感觉系统。

五、运动的其他复杂适应性系统特性

对婴儿的EMG研究显示：协同作用出现由头至尾的发展过程，也就是头颈部肌肉的准时控制能力先发展，依次下来为躯干和四肢，然后是步行，7岁左右就与正常成人一样了。当人体发育成熟之后，肌肉骨骼系统的平台期很短，肌萎缩和骨质疏松开始缓慢持续地进行，这说明运动系统是不断变化的。运动发育的顺序提示，头颈和躯干是运动的集散节点，四肢是在躯干的支持下来实现作业的。比如，上肢准备快速活动时，能提前记录到骶棘肌、腹横肌及腹内斜肌的肌电活动。

系统成长的过程就是新功能与集散节点优先连接，形成复杂网络的过程。运动成长的过程受环境影响，比如我们的职业技能，就是人适应社会环境、培训环境、工作环境、生存环境的结果，没有环境的运动是空洞的。

运动是人全身心的运动，不存在单一肌肉（群）的运动，但意识只根据环境关注运动的目的和安全，能保证安全的运动目的一旦确定，负责拮抗和协同的肌群自然开始工作。遵循节能原则，运动内部各子系统之间同时由复杂的物质、信息、能量交换、血流量、感觉、应力、应变、应变能等共同作用，使系统表现出整体大于部分之和的涌现特征。在此过程中，各个子系统都是具有学习能力的个体（这里的学习不同于一般意义上高级神经中枢控制的学习），能够根据自我的物质、信息、能量主动适应运动目的和安全的需要，从而使运动表现出协调的特征。

参考文献

[1] YUNG M, ROSE L M, NEUMANN W P, et al. Is there a u-shaped relationship between load levels and fatigue and recovery? An examination of possible mechanisms [J]. Ergonomics, 2023: 1-16.

[2] VIGH-LARSEN J F, ØRTENBLAD N, SPRIET L L, et al. Muscle Glycogen Metabolism and High-Intensity Exercise Performance: A Narrative Review [J]. Sports Med, 2021, 51（9）: 1855-1874.

[3] HETZ C, ZHANG K, KAUFMAN R J. Mechanisms, regulation and functions of the unfolded protein response [J]. Nat Rev Mol Cell Biol, 2020, 21（8）: 421-438.

[4] ZHANG Y, ZHANG Y J, ZHANG H W, et al. Low-to-Moderate-Intensity Resistance Exercise Is More Effective than High-Intensity at Improving Endothelial Function in Adults: A Systematic Review and Meta-Analysis [J]. Int J Environ Res Public Health, 2021, 18（13）: 6723.

[5] CASANOVA-LIZÓN A, MANRESA-ROCAMORA A, FLATT A A, et al. Does Exercise Training Improve Cardiac-Parasympathetic Nervous System Activity in Sedentary People? A Systematic Review with Meta-Analysis [J]. Int J Environ Res Public Health, 2022, 19（21）: 13899.

[6] WALKER S, HÄKKINEN K, NEWTON R U, et al. Acute responses of comprehensive gonadosteroids and corticosteroids to resistance exercise before and after 10 weeks of supervised strength training [J]. Exp Physiol, 2020, 105（3）: 438-448.

[7] ZOUHAL H, JAYAVEL A, PARASURAMAN K, et al. Effects of Exercise Training on Anabolic and Catabolic Hormones with Advanced Age: A Systematic Review [J]. Sports Med, 2022, 52（6）: 1353-1368.

[8] PERRIN E, BOU-SAÏD B, MASSI F. Numerical modeling of bone as a multiscale poroelastic material by the homogenization technique [J]. J Mech Behav Biomed Mater, 2019, 91: 373-382.

[9] RUPRECHT J J, KING M S, ZÖGG T, et al. The Molecular Mechanism of Transport by the Mitochondrial ADP/ATP Carrier [J]. Cell, 2019, 176（3）: 435-447.e15.

[10] CINTRÓN-COLÓN A F, ALMEIDA-ALVES G, BOYNTON A M, et al. GDNF synthesis, signaling, and retrograde transport in motor neurons [J]. Cell Tissue Res, 2020, 382（1）: 47-56.

第三章
基于功能理论的康复方法

细胞生物学揭示的"功能是由主体和环境共同决定"的规律，为临床提供了丰富的窗口和接口。

面对一个脑卒中患者时，假设康复医师认为瘫痪是一个运动障碍，把肌肉作为主体来研究，这是允许的。康复医师需要评估肌肉作为主体有什么问题，肌肉的环境（如神经、心理和体能）有什么问题，然后根据评估再决定在微观层面上如何用电学信号、化学信号和力学信号来影响肌肉。假设康复医师认为患者的运动障碍实际上是脑损伤的结果，把神经作为主体来研究，也是提倡的，康复医师要评估神经本身有什么问题，神经的环境（如肌肉、心理、体能等）有什么问题，然后再决定如何在微观层面应用电学信号、化学信号和力学信号来影响神经。

基于这个基本的临床思维，康复医学在实践层面通过神经再塑、技巧再塑、心理再塑、体能再塑来实现运动功能再塑。

运动和神经再塑的关系是困扰康复医学的一个基本问题。虽然现在研究表明，力量训练主要训练的是Ⅱ型肌纤维，稳定性训练主要训练的是Ⅰ型肌纤维，但是要做出"力量训练主要训练锥体系，稳定性训练主要训练锥体外系"的推论，还是很难被学界普遍接受。分析原因，首先，很多研究者会认为锥体系和锥体外系是中枢神经系统的一个概念——虽然证据支持在外周也分随意运动和反射运动（如周围神经麻醉时可见肌松不充分，详见第二章）。其次，神经科认为除了帕金森病、亨廷顿病等典型的锥体外系疾病，像基底节区脑血管病导致的偏瘫是锥体系损伤的表现。从解剖来看，皮质发出的下行传导束中锥体系纤维和锥体外系纤维是混杂在一起走行的，脑血管病损伤内囊不可能选择性地损伤锥体系纤维，甚至脑血管病只损伤内囊传导束也是较少见的，可能会同时损伤周围的基底节核团。因此，基底节区脑血管病导致的偏瘫应该是锥体系和锥体外系同时损伤的可能性更大。虽然康复医学定义痉挛是速度依赖性牵张反射的增强，反射性运动障碍应该归类于锥体外系，但神经科认为痉挛是上位中枢失抑制的表现，把痉挛归类为锥体系的问题（腱反射检查的也是反射性运动，也被归类为锥体系障碍表现）。似乎这种最常见的脑卒中偏瘫仅仅是锥体系的问题。基底节区脑血管病被理解为一个上运动神经元的问题是科学的，但被解释为一个锥体系的问题不符合逻辑，因为4区和6区都是既有锥体系神经元也有锥体外系神经元（也可能是锥体外系的上运动神经元失抑制）。康复医学要建立一个用运动来再塑神经并从诊断到治疗的精准体系。重新审视这种神经分类的细节是必要的，可能我们必须通过逻辑处理建立一个广义的锥体系和锥体外系的概念（为了行文的方便，我们会把周围神经损伤导致的瘫痪也分为锥体系障碍和锥体外系障碍，如果你认为锥体系和锥体外系必须是一个局限于中枢的结构，那么接下来的概念你也可以认为是一个功能的概念）。

第一节　神经再塑

以偏瘫为例，偏瘫预示着直接控制瘫痪肌肉的神经出了问题。直接控制运动的神经包括锥体系和锥体外系。因此，瘫痪可分为锥体系瘫痪、锥体外系瘫痪和锥体系＋锥体外系共病的瘫痪。锥体系主要与"战斗和逃跑"、技巧性运动相关。锥体系损伤主要表现为速度、力量和技巧性运动障碍；锥体外系主要以反射运动的形式工作，反射运动障碍、熟练动作的丧失、节律性运动障碍，是锥体外系损伤的主要表现。要产生反射运动必须有反射弧，反射弧的传入部分就是感觉神经，如果感觉障碍参与了瘫痪的形成，也表现为锥体外系瘫痪。因此要想明确患者瘫痪的神经分类，需要评估患者的锥体系、锥体外系和感觉。

如果患者瘫痪侧肌力下降、随意运动障碍、病理反射阳性，就可以考虑锥体系瘫痪。病理反射包括下肢的巴宾斯基征及其等位征、上肢的霍夫曼征等。肌力初筛可以用徒手肌力测试，对于功能较好的患者，需要评估肱、肘、腕、指、髋、膝、踝、足的三轴三面运动，来确定肌力问题。临床还可见到目测患者运动功能基本正常，但患者主诉存在运动障碍，又描述不清障碍的具体定位。此时可以通过力量、技巧和速度性随意运动来进行评估。例如，让患者患侧单腿负重提踵，若患者完成困难，则提示小腿三头肌随意运动障碍，进一步可测试患者跑步，多表现出跑步完成困难；让患者点钞、写字，可能会发现上肢动作笨拙，这是上肢技巧性运动障碍的表现。

如果患者存在肌张力异常、腱反射异常、运动迟缓、共济失调，就可以考虑锥体外系障碍。肌张力异常包括肌张力低下、肌张力亢进和肌张力障碍；腱反射异常包括腱反射减退和腱反射亢进；运动迟缓指运动发起困难；共济失调是指在卧位查体时，四肢肌力在 4 级以上，但是在坐位和站位，患者不能完成相应的日常生活活动。之所以称"共济失调"，是指躯干不能和四肢协同来执行任务。如果神经损伤的定位在基底节区，那么患者很可能表现为弯腰站立和弯腰步态。如果神经损伤定位在小脑和脑干，患者很可能表现为挺胸凸肚站立和挺胸凸肚步态。

徒手肌力评估是临床常用的肌力评估方法，但医师看到的力不一定是肌肉收缩产生的力。A.V.Hill 提出的骨骼肌三元素模型认为，肌肉包含收缩成分、并联弹性成分和串联弹性成分（图 3-1-1）。收缩成分指肌纤维，运动时会根据负荷的不同优先募集阈值低的 I 型肌纤维，当 I 型肌纤维不能完成任务时，II 型肌纤维才加入进来。串联弹性成分位于肌腱及肌球蛋白和肌动蛋白之间的横桥里，只能传递收缩成分产生的张力或外加载荷的张力。在大的骨骼肌中，每根肌纤维的外面都有肌内膜、肌束膜和肌外膜包裹，是肌肉中主要的并联弹性成分。韧带和椎间盘从功能学上也可看作与肌肉平行的并联弹性成分。前人规定锥体系控制的肌纤维产生的力叫肌力，根据 Hill 模型当患者努力把自己上肢抬到 60° 时，实际上这不仅是 II 型肌纤维收缩的结果，还包括 I 型肌纤维收缩的结果。当肌肉被拉长时（增加初长度），弹性成分因被拉长而积蓄了弹性势能，回缩时会独立于收缩成分产生一个弹力，我们看到的运动还包括弹性势能做功。因此所谓的肌力，实际上包含了收缩成分收缩的力和黏弹性成分蓄能和释能时的力，不能把肌力理解为肌肉收缩产生的力，肌力更不是只反映锥体系控制的 II 型纤维收缩产生的力，0 级肌力和 1 级肌力提示 I 型和 II 型肌纤维均激活困难。另一方面，0 ~ 2 级肌力并不一定表示患者的功能真的这么差，因为评级时增加靶肌肉的初长度，就可能诱发出更好的功能。比如，仰卧位令患者抬腿，一点动静都没有，并不标志着屈髋肌肌力 0 级，患者转为健侧卧位（如有必要可以帮助患者固定躯干），评估者把患侧髋关节过伸，然后嘱患者屈髋，很多时候可以感受到患者的屈髋肌还是能够产生位移（图 3-1-2）。这主要是因为靶肌肉被拉长时，降低了肌肉收缩的前负荷和张力感受器兴奋的阈值，使 I 型肌纤维更容易收缩，同时黏弹性组织被拉长的弹性势能也帮助患者实现了收缩。增加靶肌肉的初长度进行肌力评估是确定肌力训练目标的前提，在临床具有重要意义。

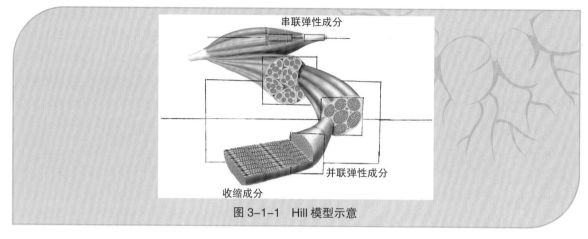

图 3-1-1 Hill 模型示意

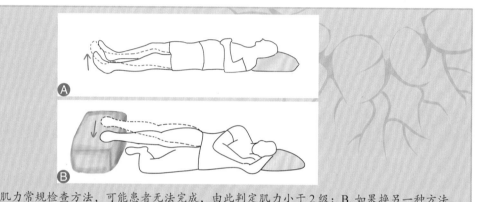

A. 髋前屈肌群的肌力常规检查方法，可能患者无法完成，由此判定肌力小于2级；B. 如果换另一种方法，首先增加髋前屈肌群的初长度，然后嘱患者抗阻，很多时候检查者会感受到髋前屈肌群的力量，据此可判定患者屈髋肌群的肌力为2级。

图 3-1-2 肌力检查

　　早期研究规定，锥体外系控制的肌纤维产生的力叫肌张力，临床常用速度依赖性牵张反射评估肌张力，即快速拉长被检肌肉。如果评估者感到阻力低于健侧，为肌张力低下；如果感到阻力高于健侧，为肌张力增高，很多时候也被称为痉挛。评估者此时感受到的力，也不是纯粹的肌张力，还包括弹性成分输出的弹力（增龄和制动可以使弹性成分的变形能力下降，会影响评估者的感受），踝阵挛和震颤也被认为是肌张力增高的表现。评估肌张力还可以用触诊肌肉硬度、超声测定弹性模量等方法。但这些评估方法都不能分析肌张力高的另一种形式——运动时肌张力增高（但坐位或卧位时肌张力正常），这是临床常见的一种现象，与患者的平衡能力有关，是躯干的稳定性不足以支持四肢完成任务的表现；也可能是一种心因性肌张力增高，普通人在应激时也可以有类似的表现。

　　锥体外系受损、肌张力低下可以形成低张力性共济失调，肌张力增高也可以形成高张力性共济失调。实际上这两种共济失调可能都与感觉有关，都需要评估感觉，如当反射弧受损时，可以形成低张力性共济失调，手术切断脊神经后根可以缓解患者的痉挛，说明传入冲动减少可以降低肌张力。

　　对运动影响最显著的感觉包括前庭觉、视觉、浅感觉、本体感觉。感觉的评估往往是给予感受器相应刺激，看刺激是否在皮层形成知觉，从而对感觉作出评估，实际上这是一个误解。在生活中,绝大多数刺激并不形成知觉,而是止步于脊髓、脑干、小脑、基底节等产生反射运动。如0.2的视力,可能形成视知觉比较困难,但对反射运动的形成就贡献很大。因此对知觉的评估仅供参考,有知觉障碍不一定就会影响运动,没有知觉障碍也不一定就不影响运动。

严重的前庭觉紊乱会限制运动,如天旋地转、恶心呕吐、眼震都会使患者对运动产生恐惧。严重的眼震、复视(斜视)也会通过视觉影响运动。深感觉包括位置觉和运动觉,这两种感觉是复合感觉,可以换算成两种力觉——张力觉、压力觉。张力觉和压力觉障碍会影响姿势的维持,影响运动。

浅感觉是来自皮肤黏膜的感觉。实际上皮肤黏膜也能感受张力觉和压力觉,现在要强调退变浅筋膜的硬化会使这些感觉变形,这些感受器会形成较正常多很多的传入冲动,使肌张力反射弧兴奋性增加,从而表现为肌张力的增加。浅筋膜康复是降低肌张力的一个接口。临床细胞膜稳定剂对一部分感觉敏化有效。

一、锥体外系训练

能通过评估对瘫痪作出神经功能分类,就可以设计方案再塑神经功能。以共病为例,首先应该恢复锥体外系的反射性运动,设计原理就是肢体在维持姿势、负重时,相关肌肉都在做反射性收缩,其他部分的位移都是对负重部分的干扰。

(一)下肢的负重训练

仰卧推足:患者仰卧,治疗师向头的方向推患侧足跟,维持 3 ~ 5 min,同时嘱患者向下蹬腿(图 3-1-3)。

[口令]

"用力来蹬我的手。"

[分析]

这是卧床期间的类负重训练。

[注意]

要在中立位进行,不能让下肢外旋。可辅助使膝伸直。

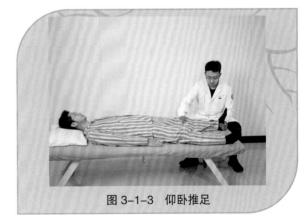

图 3-1-3 仰卧推足

直腿迈步:患者床边站立,治疗师坐患侧辅助控制髋和膝,令另一侧下肢向前迈一步并后退。重复上述动作(图 3-1-4)。

[口令]

"好脚向前迈一步,退回来。"

"先把重心移到这条腿上来,那条腿才能抬起来!"

"好脚蹬一下地,重心就移过来了!"

"后退的时候,也要先把重心移到患腿上!"

"要挺腰抬头,不要向下看!"

"我会扶好您的,肯定不会摔到您,您要大胆点!"

"手不要去扶其他人,我们会保证您的安全!"

"向前迈步时,屁股要随着向前!"

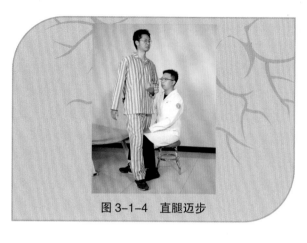

图 3-1-4　直腿迈步

[分析]

该动作可帮助患肢恢复本体感觉,促进Ⅰ型纤维功能恢复,学习重心的前后转移,预防深静脉血栓形成。同时,脊柱的生理弯曲是人类适应直立行走的结果,直立训练有助于骨盆恢复正常的前倾角度和脊柱的生理曲度。

[注意]

·要观察患者的对线,及时提醒纠正。

·帮助患者学会重心转移。对于骨盆严重偏向另一侧的患者,治疗师可用控制髋部的手把骨盆拉过来。

·一定要在床边做,这是保证安全的重要措施。

·为了限制患者的抓扶,可以令其非瘫痪侧的手背后。

- -

直腿上楼:基本同上,只是令另一侧下肢迈上一级楼梯(图3-1-5)。

[口令]

"好脚迈上一级楼梯,下来。"

"上来后屁股要向前移!"

[分析]

较上个动作患腿的单次负重时间更长。这是一个指向明确的训练,对于挪步或迈步太小的患者,可以起到改善的作用。

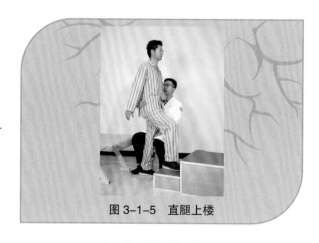

图 3-1-5　直腿上楼

[注意]

为了提高患者重心前后转移的幅度和另一腿的腾空时间，可上二级楼梯。对于骨盆严重偏向另一侧的患者，治疗师可用控制髋部的手把骨盆拉过来（图3-1-6）。

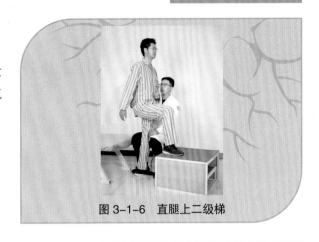

图 3-1-6　直腿上二级梯

屈膝上楼1：患者床边站立，患脚置二阶梯的第一层上，治疗师坐患侧辅助控制髋和膝（图3-1-7），令另一侧下肢迈上二阶梯的第一层（图3-1-8）。复位，重复上述动作。

[口令]

"好脚上到楼梯上！"

"先把重心向前移，压到这条腿上来，那条腿才能抬起来！"

"下的时候，也要先把重心移到患腿上，健腿屈膝再下！"

"不能用好脚蹬地获得反冲力来上楼梯，要让患脚踩楼梯来上！"

"要挺腰抬头，不要向下看！"

"我会扶好您的，肯定不会摔到，您要大胆点！"

"手不要去扶其他人，我们会保证您的安全！"

"上来后要赶快挺腰！"

"楼梯踩得太响，说明您没有把重心移过来！"

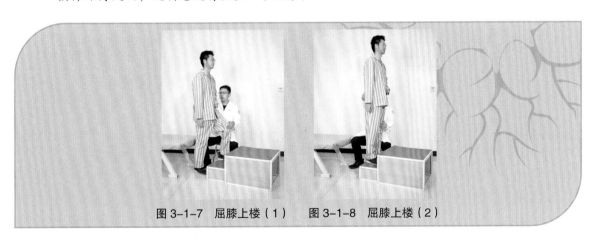

图 3-1-7　屈膝上楼（1）　　图 3-1-8　屈膝上楼（2）

[分析]

该动作在负重的同时，突出了股四头肌的向心和离心收缩。

[注意]

·要观察患者的对线，及时提醒纠正，并限制另一侧的代偿。

·要保证重心压到患腿上。

·另一只脚上来后及时挺腰是保证安全的措施之一。

·辅助控制髋的手可给一个向前的助力。

屈膝上楼 2：基本同上，只是一步上两个台阶（图 3-1-9、图 3-1-10）。

[口令]

"好脚一步上两阶楼梯，下来。"

"要向正前方迈步！"

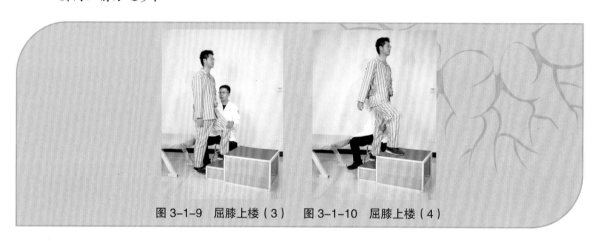

图 3-1-9　屈膝上楼（3）　　图 3-1-10　屈膝上楼（4）

[分析]

较上动作患腿的单次负重时间更长，重心移动幅度也更大，是上楼的基本成分之一。

[注意]

·可以让助手把手挡在患者胸前约垂直于二阶梯两阶交界的地方，以限制患者躯干前倾。不能扶持患者，保证安全的有效方法是令患者上去后及时挺腰。

·以上都是负重的过渡动作。

上坡：患者床边站立，患脚置一 15°的斜坡上，治疗师坐患侧辅助控制髋和膝（图 3-1-11），令另一侧下肢迈上一步（图 3-1-12）。复位，重复。

[口令]

"重心移过来，上一步，退。"

"要向正前方迈步！"

"屁股要大胆地向前！"

[分析]

步行大致有三种环境：平路、楼梯、坡，这是让患者适应坡路的行走。

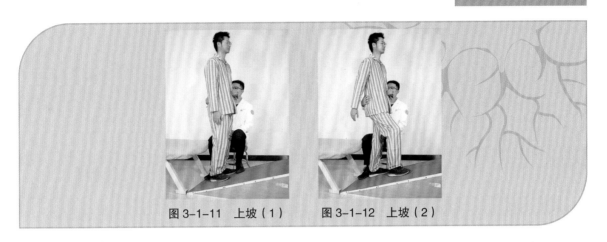

图 3-1-11 上坡（1）　　　图 3-1-12 上坡（2）

[注意]

这也是一个基础动作，要保证骨盆充分前移以增强牵伸效果。

倒上楼梯：患者背向二阶梯站立，患脚置第一级上，治疗师坐患侧辅助控制髋和膝（图 3-1-13），令另一侧下肢退上一步（图 3-1-14）。复位，重复。

[口令]

"倒上楼梯，下来。"

"重心要移过来！"

"尽量不要用好脚蹬地的反弹力来上楼梯！"

"上来后要赶快挺腰！"

"只有屁股向前，膝才能屈曲。"

"屈膝再下就不会向前栽了！"

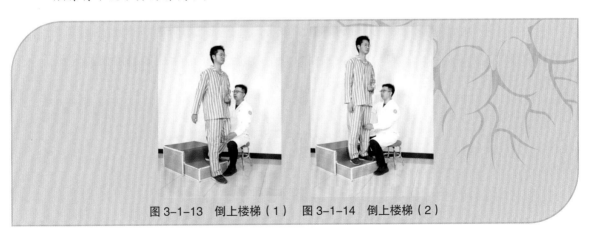

图 3-1-13 倒上楼梯（1）　　　图 3-1-14 倒上楼梯（2）

[分析]

该动作的设计目的主要是训练下楼梯。

[注意]

这也是一个基础动作，但很难完全限制上楼时另一侧的代偿。

旋转捡物：患者站立，用健侧手把面前桌子上的物品拿起放到身后桌子上的容器里（图3-1-15、图3-1-16）。

［口令］

"拿起那个积木，转身放到身后的盘子里！"

"转的幅度要够大！"

"好脚要一步到位，不要小碎步挪动！"

"要挺胸抬头！"

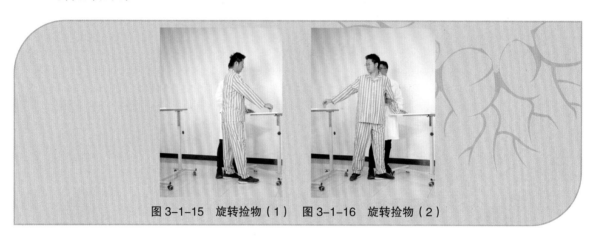

图3-1-15　旋转捡物（1）　图3-1-16　旋转捡物（2）

［分析］

该动作的设计目的是训练患侧负重的同时完成旋转。

［注意］

要保证患者的安全和对线。

（二）上肢的负重训练

仰卧推手：患者仰卧，瘫痪上肢外展约30°，治疗师一只手控制患肘使其伸直，另一只手推患侧掌跟向肩约3～5 min，嘱患者抵抗（图3-1-17）。

［口令］

"用力来推我的手。"

［分析］

这是卧床阶段的上肢类负重训练。负重训练是帮助患肢恢复本体感觉、促进Ⅰ型肌纤维功能的基础方法。

［注意］

脑出血的早期不要求患者用力。

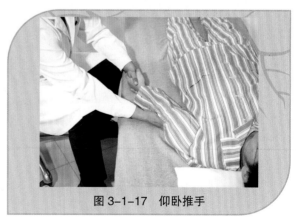

图3-1-17　仰卧推手

压手: 患者坐位,瘫痪上肢外展约30°,手托床以支撑体重,治疗师一只手控制患肘使其伸直,另一只手压住患手以使手指伸直(图 3-1-18)。

[口令]

"身体压过来,要挺腰抬头。"

"要让您的胳膊用上劲!"

[分析]

利用上身部分重量使上肢负重,可以诱发上肢肌肉恢复功能,同时有牵伸上臂和前臂屈肌群的作用。

[注意]

·禁止牵拉患侧上肢。可以口令提示患者向患侧侧倾躯干,或用拉另一肩的方式。

·屈肌痉挛的患者可能有肘和腕部的疼痛。

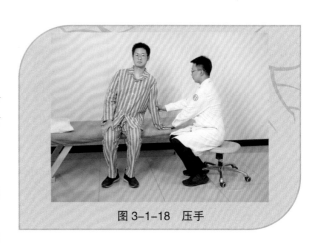

图 3-1-18　压手

·患者自己能控制伸肘时,治疗师应撤销辅助。

·挺腰抬头是保证患侧负重和防止跌倒的有效措施。

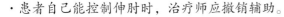
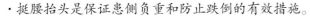

站立位上肢负重训练: 患者站立位,治疗师把患侧上肢伸直并把手固定在牵伸架上,使上肢与躯干约呈90°(图 3-1-19),嘱患者用健侧手把固定在牵伸架同高度的弹力带拉开(图 3-1-20)。

[口令]

"用劲拉长弹力带,并向后转身!"

"患侧的肘关节要伸直!"

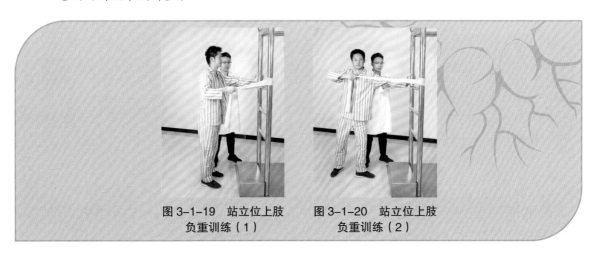

图 3-1-19　站立位上肢　　图 3-1-20　站立位上肢
　　负重训练(1)　　　　　负重训练(2)

[分析]

为了获得拉弹力带的反作用力,患侧上肢会反射性地收缩。

［注意］

很多时候可能需要治疗师辅助把患者手固定在牵伸架上，并辅助患者伸直肘关节。

推轮椅训练：患者推轮椅，家属坐在轮椅上用双脚撑地以增加摩擦力，标准是患者可以推动轮椅但很困难。治疗师可能需要站在患侧把患者的手固定在轮椅上，并把患侧肘关节扶直（图 3-1-21）。

［口令］

"不能向瘫痪侧偏，两侧上肢用力要平衡！"

"肘关节要伸直！"

"脚尖要用力蹬地！"

"不要弯腰，要屈髋用力！"

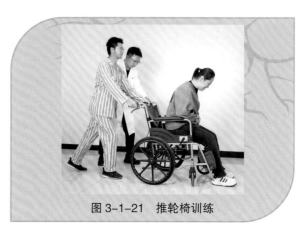

图 3-1-21　推轮椅训练

［分析］

上肢是最后把力作用于轮椅的身体部分，因此推轮椅是一个上肢的等长收缩训练。为了推动轮椅，患者下肢会蹬地。只要轮椅前进的方向基本是直线，患者瘫痪侧肢体就发出了和健侧大小相当的力。在需要转弯的地方要让瘫痪侧在外转弯，也可以多设计一些瘫痪侧在外的转弯，以增加患侧肢体做功，特别是患侧上肢做功。

［注意］

治疗师需要保证患者的安全，并及时调整患者的运动姿势以及轮椅的前进方向。

（三）躯干的姿势维持训练

仰卧位头悬空训练：患者仰卧位，肩胛骨下角以上部分身体悬于床外，下巴靠向颈椎以免仰头，使头与躯干在同一个平面内，维持至患者力竭（图 3-1-22）。

［口令］

"把头悬到床外，我会保证您的安全的！"

"收紧下巴，不要仰头！"

"收紧下巴，不要抬头！"

"头不要左右扭！"

［分析］

这是躯干前部肌肉维持姿势的能力训练，强度较大，很多患者只能坚持几秒钟。

［注意］

上肢不能去扶床，如有可能可以让患者双上肢外展，以兼顾上肢前屈肌群的等长训练。

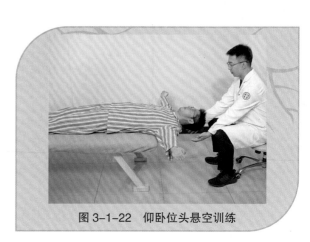

图 3-1-22　仰卧位头悬空训练

侧卧位头悬空训练：患者侧卧位，肩胛骨下角以上部分身体悬于床外，下巴靠向颈椎以使头在躯干平面内，诱导头在中立位，避免侧屈，维持至患者力竭（图3-1-23）。

[口令]

"把头悬到床外，我会保证您的安全的！"

"收紧下巴，不要仰头！"

"不要侧方抬头！"

"头颈尽可能伸长！"

"上面的腿可以伸直抬起！是向侧面抬起！"

[分析]

这是躯干侧面肌肉维持姿势的能力训练，需要双侧训练。

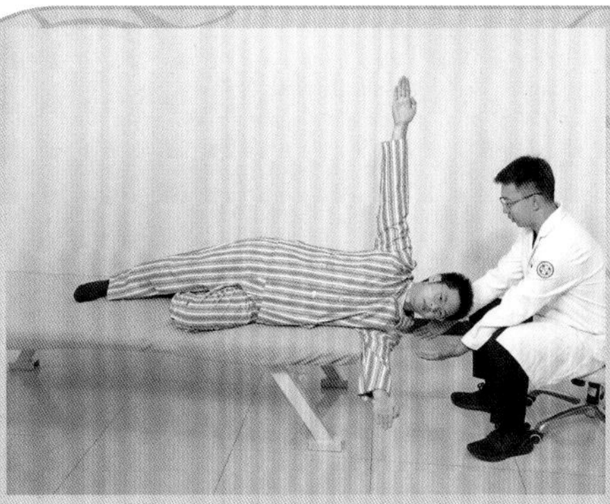

[注意]

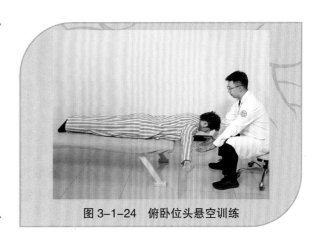

图3-1-23　侧卧位头悬空训练

上肢不能去扶床，情况允许可以让患者下面的上肢伸直前屈90°，上面的上肢伸直外展90°。

俯卧位头悬空训练：患者俯卧位，剑突以上部分身体悬于床外，下巴靠向颈椎以使头在躯干平面内，诱导头在中立位，避免仰头和低头，维持至患者力竭（图3-1-24）。

[口令]

"把头悬到床外，我会保证您的安全的！"

"收紧下巴，不要仰头！"

"不要低头！"

"头颈尽可能伸长！"

"腿可以伸直抬起！"

[分析]

这是躯干背面肌肉维持姿势的能力训练。

[注意]

上肢不能去扶床，如有可能双上肢可外展90°维持姿势。

图3-1-24　俯卧位头悬空训练

仰卧位下肢悬空训练：患者仰卧位，坐骨结节以下部分身体悬于床外，下巴靠向颈椎以使头在躯干平面内，双下肢抬平，维持至患者力竭（图3-1-25）。

[口令]

"把腿悬到床外，我会保证您的安全的！"

"收紧下巴，不要仰头！"

"抬平两条腿！"

[分析]

这是躯干前面肌肉维持姿势的能力训练，与仰卧位头悬空训练的不同之处在于强化骨盆带肌。

[注意]

上肢不能去扶床，如有可能双上肢可外展90°维持姿势。

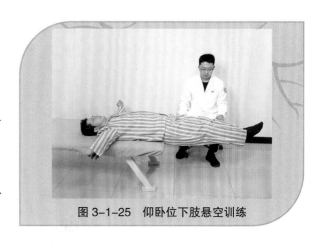

图3-1-25 仰卧位下肢悬空训练

侧卧位下肢悬空训练：患者侧卧位，坐骨结节以下部分身体悬于床外，下巴靠向颈椎以使头在躯干平面内，双下肢抬平，维持至患者力竭（图3-1-26）。

[口令]

"把腿悬到床外，我会保证您的安全的！"

"收紧下巴，不要仰头！"

"抬平两条腿！"

[分析]

这是骨盆带肌侧面肌肉维持姿势的能力训练。

[注意]

需双侧进行。上肢不能去扶床，情况允许可以让患者下面的上肢伸直前屈90°，上面的上肢伸直外展90°。

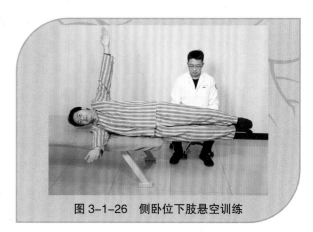

图3-1-26 侧卧位下肢悬空训练

俯卧位下肢悬空训练：患者俯卧位，腹股沟以下部分身体悬于床外，下巴靠向颈椎以使头在躯干平面内，双下肢抬平，维持至患者力竭（图3-1-27）。

[口令]

"把腿悬到床外，我会保证您的安全的！"

"收紧下巴，不要仰头！"

"抬平两条腿！"

[分析]

这是骨盆带肌背面肌肉维持姿势的能力训练。

[注意]

·上肢不能去扶床，双上肢可伸直外展90°。

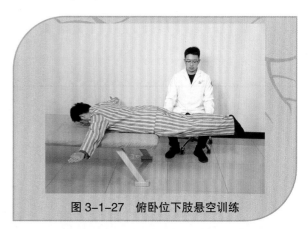

图3-1-27 俯卧位下肢悬空训练

·锥体外系主要控制Ⅰ型肌纤维，这是激活阈值非常低的肌纤维，负重训练、姿势维持训练是康复医学常用的激活Ⅰ型肌纤维的方法。一旦Ⅰ型肌纤维被激活，患者往往会自己恢复熟练的日常生活功能，比如步行。但上肢功能往往涉及复杂的技巧，与锥体系相关性更大，故恢复上肢功能尚有待开拓。

（四）浅筋膜治疗

躯干浅筋膜的热疗与手法松动：患者卧位，治疗师手持电吹风给皮肤移动加热，加热以皮肤的象限为单位，当某个象限的皮肤温暖后，加热另一个象限，同时治疗师用手按摩已经温暖的皮肤，加热与按摩在两个象限交替进行，至手下的皮肤变得柔软。

［分析］

浅筋膜及其表面的皮肤黏膜被Stecco称为整体系统，是一个有屏障功能、免疫功能、排泄功能、内分泌功能和感受功能的复杂系统。该系统的结缔组织（真皮和浅筋膜）直接影响细胞和器官的功能，并影响与之相连的肌肉等的功能。肌张力增高的一个可能因素就是浅筋膜的硬化，给予浅筋膜外结构热刺激和力刺激，可以降低浅筋膜和真皮的硬度，进而降低浅筋膜内本体感受器的敏化，实现降低肌张力的目的。

［注意］

不能烫伤患者，开始时治疗师要测试电吹风的热度是否合适，在治疗的过程中要持续地移动电吹风，当患者反映烫时要调低电吹风的档位。

肢体浅筋膜的热疗与手法松动：患者卧位，治疗师手持电吹风给整个肢体的皮肤移动加热，加热以皮肤的象限为单位，当某个象限的皮肤温暖后，加热另一个象限，同时治疗师用手按摩已经温暖的皮肤，加热与按摩在两个象限交替进行，至手下的皮肤变得柔软。

［注意］

肢体浅筋膜硬度增加可能是肢体肌张力增高的原因之一，热疗就是康复医学作用于浅筋膜的方法之一，但传统的热疗作用面积有限，影响了其疗效表达。浅筋膜的治疗一定是整个肢体或躯干。

头颈浅筋膜的热疗与手法松动：患者卧位，治疗师手持电吹风给颈部或头部的皮肤移动加热（加热面部皮肤时要嘱患者闭眼），加热以皮肤的象限为单位，当某个象限的皮肤温暖后，加热另一个象限，同时治疗师用手按摩已经温暖的皮肤，加热与按摩在两个象限交替进行，至手下的皮肤变得柔软。

［注意］

外界环境的刺激首先作用于皮肤或黏膜，经感受器及其连接的传入神经传导到中枢。当这些刺激被中枢识别为不良刺激时，这些刺激就成为焦虑和抑郁的基础。温热刺激和抚触刺激是人体天然的良性刺激，经全身的浅筋膜输入这样的良性刺激，特别是通过头颈等集中表达情绪的部位输入良性刺激，可能有助于缓解患者的情绪紧张，有利于患者降低肌张力，特别是头颈部肌张力。

有氧运动松动浅筋膜：给予条件允许的患者有氧运动，可以使患者的代谢增加，从而由内到外增加浅筋膜的温度，有助于降低肌张力。

［注意］

有氧运动的形式不限，只要能让患者的运动强度达到有氧运动水平，患者就会从有氧运动获益，包括肌张力的降低。

浅筋膜的冷疗：对于触诊有结节或条索的地方，特别是合并有疼痛时，在结节和条索的地方给予冷疗，至触诊时，疼痛缓解或结节消散。

[分析]

冷刺激并不是一个良性刺激，但冷刺激对于扳机点的结节、条索和疼痛是非常有效的。

虽然研究认为扳机点是退变的肌小节，但冷疗并不能直接作用于肌小节，冷疗是一个作用于浅筋膜之外的方法。

[注意]

不能冻伤患者，建议使用0℃左右的普通冰块，1次接触皮肤的持续时间不要超过5 min。在冷疗的过程中要反复拿起冰块，触诊条索，评估患者的压痛，这也相当于一个力学刺激。

二、锥体系的训练

锥体系主要负责应激任务的完成，对瘫痪患者来说，锥体系的训练不仅可以帮助患者恢复力量、速度和技巧，恢复"战斗和逃跑"的本领，而且锥体系的功能代表了肌肉的高水平收缩，高水平收缩预示着肌肉高水平代谢，可以最大限度激活肌肉功能，包括肌肉产生细胞因子的功能，从而实现诱导神经功能再塑。

对于老年人来说，增龄相关的肌少症表现为Ⅱ型纤维减少比Ⅰ型纤维更为显著，对抗衰老需要进行锥体系的训练。对于瘫痪患者来说，很多时候可能需要诱发运动，一旦能诱发运动，就可以通过重复至肌肉达到无氧运动的水平，就能让靶肌肉分泌更多的神经营养因子来诱导神经的修复。

（一）髋的无氧训练

髋前屈的无氧训练1：患者仰卧位，嘱患者伸直下肢抬离床面，尽可能抬高（图3-1-28），然后迅速放下，但腘窝以下不能放到床面（图3-1-29），快速重复至患者大腿根部酸困。

[口令]

"把腿抬起，然后放下！"

"膝关节不能弯曲！"

"只抬一条腿！"

"大腿根部酸困就可以了！"

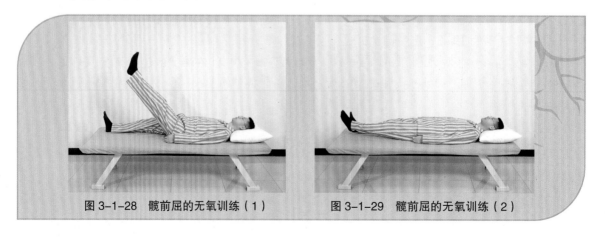

图 3-1-28　髋前屈的无氧训练（1）　　　图 3-1-29　髋前屈的无氧训练（2）

［分析］

这是屈髋肌群的无氧训练。

［注意］

上肢不能去扶床，双上肢可抱胸。

髋前屈的无氧训练 2：患者仰卧位，训练下肢置于床外，使髋关节处于过伸位（图 3-1-30），嘱患者下肢上抬，尽可能抬高（图 3-1-31），然后迅速放下，快速重复至患者大腿根部酸困。

［口令］

"移到床边您的腿就会抬起来了！"

"把腿抬起，然后放下！"

"大胆去做，我会保证您的安全的！"

"大腿根部酸困就可以了！"

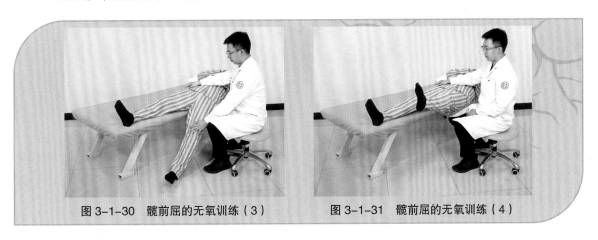

图 3-1-30　髋前屈的无氧训练（3）　　图 3-1-31　髋前屈的无氧训练（4）

［分析］

这是屈髋肌群的诱发训练，腿移到床外的目的是增加屈髋肌的初长度。诱发动作也可以进行无氧训练。

［注意］

上肢不能去扶床，双上肢可抱胸。

髋前屈的无氧训练 3：患者健侧卧位，健侧下肢自然屈曲髋膝关节，以增加支撑面，治疗师控制患侧大腿和小腿，使髋关节过伸、膝关节屈曲（图 3-1-32），在最大的过伸角度，嘱患者屈髋，在患者主动屈髋的最后，治疗师立即把髋关节再次拉回到起始位（图 3-1-33），医患配合快速重复至患者大腿根部酸困。

［口令］

"把腿向前屈！"

"就是向前顶我的手！"

"快速完成，中间不能休息！"

"不要外展髋关节！"

"大腿根部酸困就可以了！"

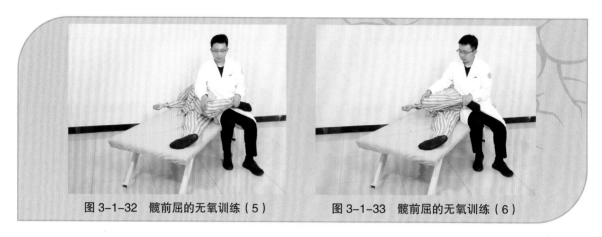

图 3-1-32 髋前屈的无氧训练（5）　　图 3-1-33 髋前屈的无氧训练（6）

［分析］

这是功能更差的患者的诱发训练，屈曲膝关节的目的是增加股直肌的初长度。

发现患者在完成训练时有代偿，就提示需要降低训练难度。

［注意］

可让家属帮助患者控制躯干。

髋外展的无氧训练1：患者健侧卧位，健侧下肢自然屈曲髋膝关节，以增加支撑面，嘱患者大幅度外展髋（图 3-1-34），然后把腿放下，但足不能触及床面（图 3-1-35），快速重复，至患者臀部外侧酸困。

［口令］

"把腿尽可能抬起，然后放下，放下时不能放到床上！"

"速度要快！"

"快速完成，中间不能休息！"

"不要前屈髋关节！"

"臀部外侧酸困就可以了！"

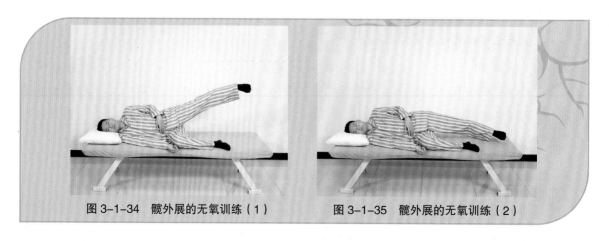

图 3-1-34 髋外展的无氧训练（1）　　图 3-1-35 髋外展的无氧训练（2）

［分析］

这是髋外展肌群的无氧训练。

［注意］

可让家属帮助患者控制躯干。也可以让患者躺在床边，把腿垂到床外，以增加髋外展肌的初长度。

髋外展的无氧训练 2：患者仰卧位，健侧下肢外展，治疗师把患侧下肢内收到最大位，以增加髋外展肌的初长度（图 3-1-36），嘱患者外展髋，在患者主动外展髋的最后，治疗师立即把髋关节再次拉到最大内收位（图 3-1-37），医患配合快速重复至患者臀部外侧酸困。

［口令］

"把腿外展！"

"就是向外顶我的手！"

"快速完成，中间不能休息！"

"不要抬起髋关节！"

"臀部外侧酸困就可以了！"

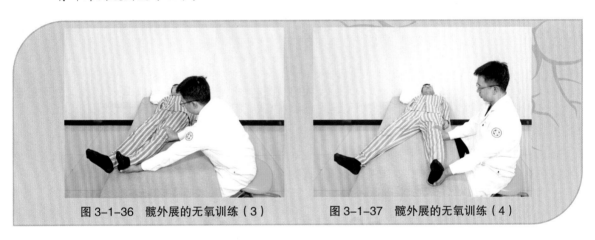

图 3-1-36　髋外展的无氧训练（3）　　　　图 3-1-37　髋外展的无氧训练（4）

［分析］

这是髋外展肌群的诱发训练。

［注意］

功能很差也可以进行诱发的无氧运动训练。

髋内收的无氧训练 1：患者患侧卧位，健侧下肢屈髋屈膝 90°，为患侧髋内收训练提供空间，嘱患者把大腿尽可能抬离床面（图 3-1-38），然后迅速放下，放下时膝关节最好不要触及床面（图 3-1-39），重复至患者大腿内侧酸困。

［口令］

"把腿抬向天花板的方向！"

"不要完全放到床面，要快速转换！"

"髋关节不要前屈！"

"大腿内侧酸困就可以了！"

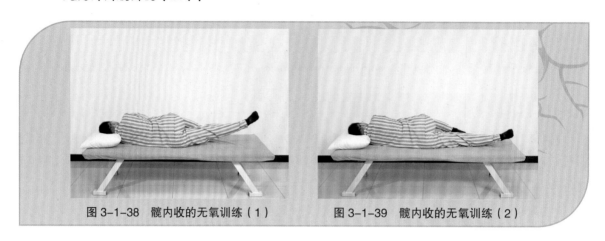

图 3-1-38　髋内收的无氧训练（1）　　　图 3-1-39　髋内收的无氧训练（2）

[分析]

这是髋内收肌群的无氧训练。很多人可能认为髋内收肌是容易痉挛的肌群，是优势肌群，这个说法是错误的。首先，痉挛不是功能强大的表现，而是失去上位中枢抑制的表现，是一种功能低下状态。其次，髋内收肌是重要的抗重力肌，是重心侧移的主要肌肉，并且和泌尿生殖系统是邻居，是需要重点进行无氧训练的肌群。髋内收肌群的无氧训练可有效地改善步态，改善内环境，促进神经再塑。

- -

髋内收的无氧训练2：患者仰卧位，治疗师控制患侧大腿，使髋关节最大程度外展（图 3-1-40），嘱患者内收髋关节，在患者主动内收髋的最后，治疗师立即把髋关节再次拉到起始位（图 3-1-41），医患配合快速重复至患者大腿内侧酸困。

[口令]

"把腿向内收！"

"就是向内顶我的手！"

"快速完成，中间不能休息！"

"不要前屈髋关节！"

"大腿内侧酸困就可以了！"

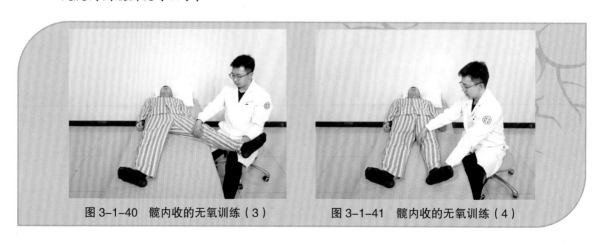

图 3-1-40　髋内收的无氧训练（3）　　　图 3-1-41　髋内收的无氧训练（4）

［分析］

这是髋内收肌的诱发训练。

髋后伸的无氧训练 1：患者俯卧位，嘱患者尽可能伸髋，然后放下（图 3-1-42），但膝关节不要触及床面（图 3-1-43），快速重复至患者臀后部酸困。

［口令］

"把腿向后抬起！"

"要伸直腿抬，不能屈膝关节！"

"腿向远处蹬直就抬起来了！"

"快速完成，中间不能休息！"

"臀后部酸困就可以了！"

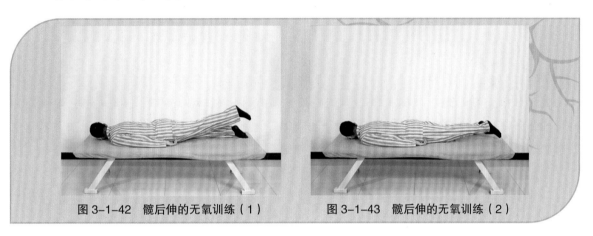

图 3-1-42　髋后伸的无氧训练（1）　　　图 3-1-43　髋后伸的无氧训练（2）

［分析］

这是伸髋肌群的无氧训练。

［注意］

膝关节不触及床面，标志着伸髋肌群一直处于向心收缩和离心收缩的交替之中，便于在较短的时间内实现无氧。

髋后伸的无氧训练 2：患者俯卧于床边，治疗师控制患侧下肢垂于床外，使髋关节前屈（图 3-1-44），嘱患者伸直下肢向后伸髋，然后放下（图 3-1-45），快速重复至患者臀后部酸困。

［口令］

"躺在床边。我会保证您的安全的！"

"把腿向远端伸直然后抬起！"

"不要抬起屁股！"

"快速完成，中间不能休息！"

"臀后部酸困就可以了！"

第三章

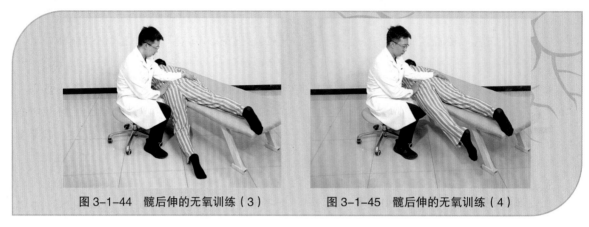

图 3-1-44　髋后伸的无氧训练（3）　　　　图 3-1-45　髋后伸的无氧训练（4）

[分析]

这是髋后伸的诱发训练。

[注意]

下垂下肢的目的是增加初长度。

- -

髋后伸的无氧训练 3：患者侧卧位，治疗师控制患侧下肢向腹部屈髋，使髋关节过度前屈并尽可能伸直膝关节（图 3-1-46），嘱患者抵抗治疗师置于大腿的手向后伸髋，然后在患者运动的末端把大腿再次推到起始位（图 3-1-47），快速重复至患者臀后部酸困。

[口令]

"把腿尽可能地屈向腹部，然后顶我的手！"

"不要抬头！"

"快速完成，中间不能休息！"

"臀后部酸困就可以了！"

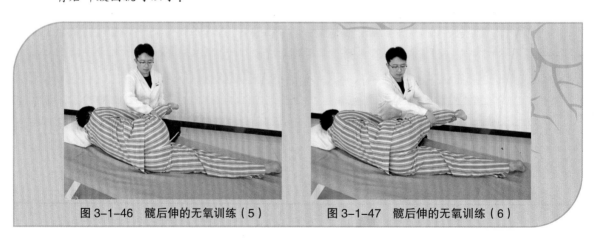

图 3-1-46　髋后伸的无氧训练（5）　　　　图 3-1-47　髋后伸的无氧训练（6）

[分析]

这是功能更差的髋后伸的诱发训练。

[注意]

很多患者可能有膝关节骨关节病，不宜强行屈曲膝关节。

- -

髋外旋的无氧训练：患者患侧卧位，健侧下肢伸直，患侧下肢屈髋屈膝90°（图3-1-48），嘱患者患侧小腿抬离床面，然后放下（图3-1-49），快速重复至患者臀部酸困。

[口令]

"抬起小腿，然后放下！"

"不要屈伸膝关节！"

"快速完成，中间不能休息！"

"臀部酸困就可以了！"

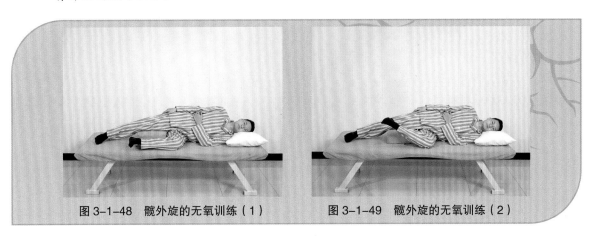

图3-1-48 髋外旋的无氧训练（1）　　　图3-1-49 髋外旋的无氧训练（2）

[分析]

这是髋外旋的无氧训练。

[注意]

髋关节的矢状面和冠状面的无氧训练已基本可以练到髋关节的大部分肌群，轴面的旋转训练可以作为髋关节的提升训练，不设诱发的方法。

- -

髋内旋的无氧训练：患者健侧卧位，健侧下肢伸直，患侧下肢屈髋屈膝90°（图3-1-50），嘱患者患侧小腿抬离床面，然后放下（图3-1-51），快速重复至患者臀部酸困。

[口令]

"抬起小腿，然后放下！"

"不要屈伸膝关节！"

"快速完成，中间不能休息！"

"臀部酸困就可以了！"

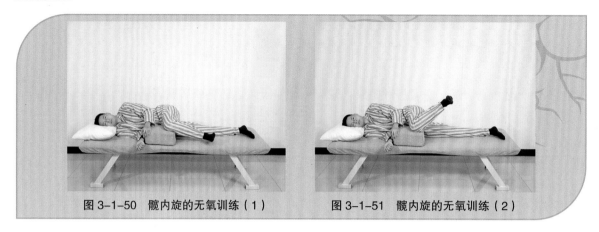

图 3-1-50　髋内旋的无氧训练（1）　　　图 3-1-51　髋内旋的无氧训练（2）

［分析］

这是髋内旋的无氧训练。

［注意］

髋节段处于躯干与下肢的过渡区，下肢的锥体系训练从髋节段开始，髋节段恢复神经控制，是神经控制恢复的基础。

（二）膝的无氧训练

伸膝的无氧训练 1：患者站于床前，双手在背后固定一根直棍，使头和骶骨紧贴在棍上（图 3-1-52），嘱患者坐下站起（图 3-1-53），快速重复至患者膝前部酸困。

［口令］

"屈髋坐下，然后站起！"

"头和骶骨不能离开棍！"

"是屈髋坐下，骶骨离开棍说明您弯腰了！"

"屈髋就是向后撅屁股！"

"快速完成，中间不能休息！"

"膝前部酸困就可以了！"

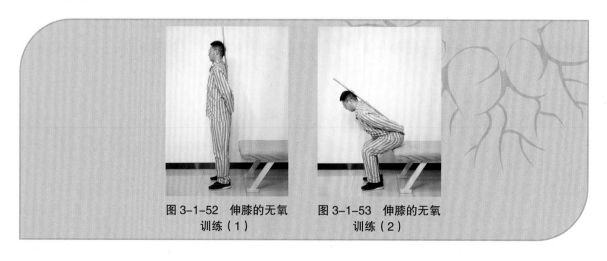

图 3-1-52　伸膝的无氧　　　图 3-1-53　伸膝的无氧
　　　　训练（1）　　　　　　　　　训练（2）

[分析]

这是伸膝的无氧训练，并能兴奋所有下肢抗重力肌，且可让患者学会用屈髋来完成站起坐下。

伸膝的无氧训练 2：患者坐于床头，用弹力带把足踝和床腿连接在一起（图 3-1-54），嘱患者伸直膝关节，然后放下（图 3-1-55），快速重复至患者膝前部酸困。

[口令]

"伸直膝关节，然后放松！"

"小腿屈曲不能超过 90°"

"快速完成，中间不能休息！"

"膝前部酸困就可以了！"

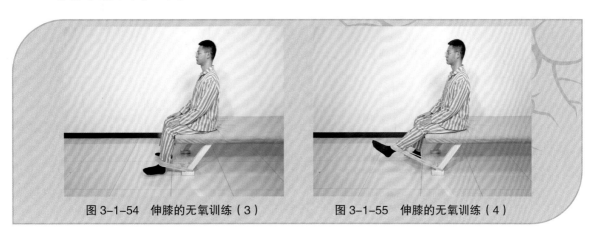

图 3-1-54　伸膝的无氧训练（3）　　　　图 3-1-55　伸膝的无氧训练（4）

[分析]

这是伸膝的无氧训练，特点是通过屈髋屏蔽了股直肌，因此训练的是股中间肌、股内侧肌、股外侧肌。

伸膝的无氧训练 3：患者仰卧，膝关节以下部分置于床头之外，用弹力带把足踝和床腿连接在一起（图 3-1-56），嘱患者伸直膝关节，然后放下（图 3-1-57），快速重复至患者膝前部酸困。

[口令]

"伸直膝关节，然后放松！"

"小腿屈曲不能超过 90°"

"快速完成，中间不能休息！"

"膝前部酸困就可以了！"

第三章

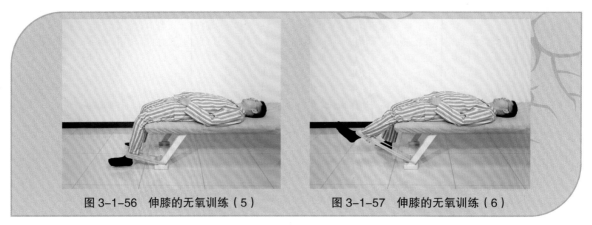

图 3-1-56　伸膝的无氧训练（5）　　　图 3-1-57　伸膝的无氧训练（6）

[分析]

这是伸膝的无氧训练，包括股直肌在内都参与进来。

[注意]

仰卧位的目的是增加股直肌的初长度。

伸膝的无氧训练 4：患者健侧卧位，治疗师控制患侧下肢使其尽可能伸髋屈膝（图 3-1-58），嘱患者伸膝，然后治疗师在患者主动伸膝的末端快速把小腿拉回（图 3-1-59），重复至患者膝前部酸困。

[口令]

"伸膝，就是把我的手踢开！"

"快速完成，中间不能休息！"

"膝前部酸困就可以了！"

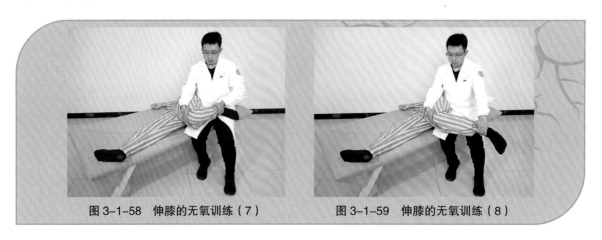

图 3-1-58　伸膝的无氧训练（7）　　　图 3-1-59　伸膝的无氧训练（8）

[分析]

这是伸膝的诱发训练，特点是充分地增加了伸膝肌群的初长度，并屏蔽了腘绳肌的拮抗。

屈膝的无氧训练 1：患者坐于凳上，用弹力带把足踝和床腿连接在一起（图 3-1-60），嘱患者屈曲膝关节，然后放松（图 3-1-61），快速重复至患者膝后部酸困。

［口令］

"屈膝，把弹力带拉到最长！"

"快速完成，中间不能休息！"

"膝后部酸困就可以了！"

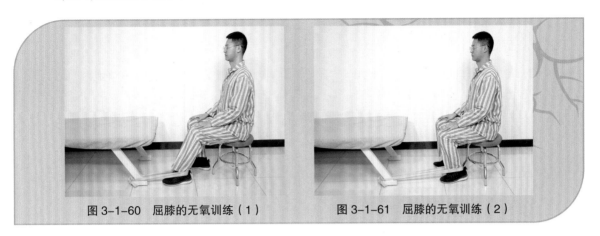

図 3-1-60　屈膝的无氧训练（1）　　　图 3-1-61　屈膝的无氧训练（2）

［分析］

这是屈膝的无氧训练。

［注意］

调整患者坐的位置，使膝关节一直受到弹力带的牵拉，不能在回位时让屈膝肌群完全休息下来。

屈膝的无氧训练 2：患者健侧卧位，患者健侧手把患侧大腿尽可能拉向腹部，治疗师面向患者坐于凳上，一只手使患者踝关节背屈，另一只手控制小腿使患者尽可能伸膝（图 3-1-62），嘱患者屈膝，然后治疗师在患者主动屈膝的末端快速把小腿拉回（图 3-1-63），重复至患者膝后部酸困。

［口令］

"屈膝，就是把我的手拉向您的大腿！"

"快速完成，中间不能休息！"

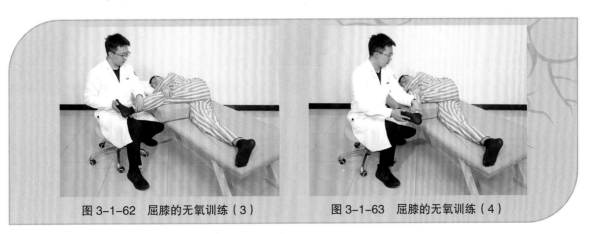

图 3-1-62　屈膝的无氧训练（3）　　　图 3-1-63　屈膝的无氧训练（4）

"膝后部酸困就可以了！"

[分析]

这是屈膝的诱发训练。屈髋的目的是抑制股直肌的拮抗，踝背屈的目的是增加腓肠肌的初长度，从而使所有的屈膝肌群处于最好的生物力学条件。

（三）踝足肌群的无氧训练

胫骨前肌的无氧训练：患者仰卧位，治疗师把踇趾和其余足趾背伸，以屏蔽踇长伸肌和趾长伸肌，并使足处于外翻跖屈位（图3-1-64），嘱患者背屈踝关节，然后治疗师在患者主动背屈的末端把足拉回起始位（图3-1-65），重复至患者膝前下部酸困。

[口令]

"背屈踝关节！"

"快速完成，中间不能休息！"

"膝前下部酸困就可以了！"

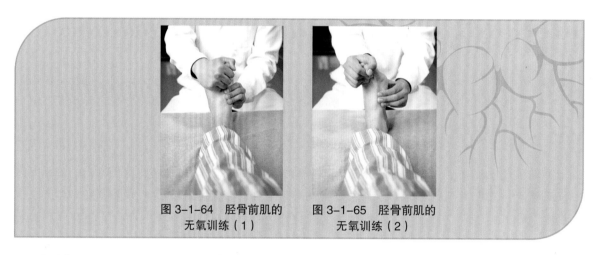

图3-1-64　胫骨前肌的　　　图3-1-65　胫骨前肌的
　　　无氧训练（1）　　　　　　　无氧训练（2）

[分析]

胫骨前肌的功能是使足背屈、内翻和内收，因此，这是胫骨前肌拉长位的无氧训练。

[注意]

胫骨前肌止于楔跖关节，治疗师可以在此给患者一个阻力，以诱导胫骨前肌收缩。

踇长伸肌的无氧训练：患者仰卧位，治疗师使踇趾屈曲，足趾背伸，前足处于外翻位，踝关节跖屈位（图3-1-66），嘱患者伸踇趾，然后治疗师在患者主动伸踇趾的末端快速把踇趾拉回（图3-1-67），重复至患者小腿部酸困。

[口令]

"用踇趾来顶我的手！"

"快速完成，中间不能休息！"

"小腿酸困就可以了！"

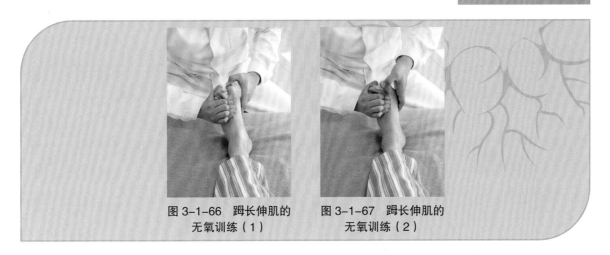

图 3-1-66　踇长伸肌的　　　图 3-1-67　踇长伸肌的
　　　无氧训练（1）　　　　　　无氧训练（2）

[分析]

踇长伸肌具有伸踇趾、背屈踝关节并使前足内翻的作用。动作的设计原理是增加踇长伸肌的初长度，同时屏蔽代偿肌群（如趾长伸肌），进行无氧训练。

- -

趾长伸肌的无氧训练：患者仰卧位，治疗师把踇趾置于背屈位，并使前足处于内翻位，踝关节处于跖屈位，以屏蔽踇长伸肌和胫骨前肌，同时屈曲趾关节（图 3-1-68），嘱患者伸趾，然后治疗师在患者主动伸趾的末端把趾拉回起始位（图 3-1-69），重复至患者小腿部酸困。

[口令]

"伸趾，就是用脚趾顶开我的手！"

"快速完成，中间不能休息！"

"小腿部酸困就可以了！"

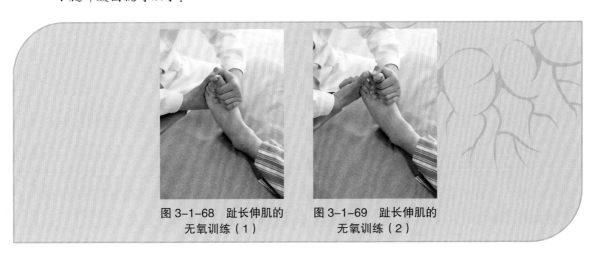

图 3-1-68　趾长伸肌的　　　图 3-1-69　趾长伸肌的
　　　无氧训练（1）　　　　　　无氧训练（2）

[分析]

这是趾长伸肌拉长位的无氧训练，同时尽可能地屏蔽了可能代偿的肌群。

［注意］

趾长伸肌的作用是伸趾、背屈踝关节并外翻前足。

腓骨长肌及腓骨短肌的无氧训练：患者仰卧位，治疗师把足趾背伸，以屏蔽趾长伸肌，并使前足内翻，以拉长腓骨长肌和腓骨短肌，治疗师用手同时按住第5跖骨的背侧和第1楔跖关节掌侧（图3-1-70），嘱患者抗阻足外翻，然后在患者主动外翻的末端把足拉回起始位（图3-1-71），重复至患者小腿酸困。

［口令］

"外翻足，就是小趾这个地方来碰我的手！"

"快速完成，中间不能休息！"

"小腿酸困就可以了！"

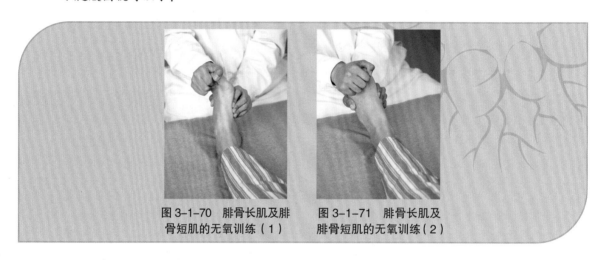

图3-1-70　腓骨长肌及腓
骨短肌的无氧训练（1）

图3-1-71　腓骨长肌及
腓骨短肌的无氧训练（2）

［分析］

这是腓骨长肌及腓骨短肌拉长位的无氧训练，在屏蔽可能代偿肌群的同时，通过感觉输入来诱导靶肌群的收缩，因此要注意诱导手放置的位置。

［注意］

外翻是前足的功能，不是踝关节的功能，为了增加视觉反馈，可以让患者在坐位完成。

踇短伸肌的无氧训练：患者仰卧位，治疗师把踝关节背屈以屏蔽踇长伸肌、胫骨前肌和趾长伸肌等肌肉，并使踇趾屈曲（图3-1-72），嘱患者背伸踇趾，然后治疗师在患者主动背屈的末端把踇趾拉回起始位（图3-1-73），重复至患者足部酸困。

［口令］

"伸踇趾！"

"快速完成，中间不能休息！"

"足部酸困就可以了！"

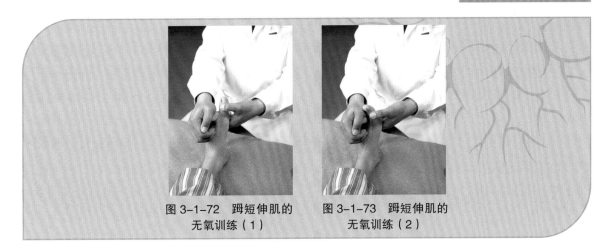

图 3-1-72　蹈短伸肌的　　图 3-1-73　蹈短伸肌的
无氧训练（1）　　　　　无氧训练（2）

[分析]

这是蹈短伸肌拉长位的无氧训练。

[注意]

蹈短伸肌起于跟骨，止于蹈趾近节趾骨底，治疗师要在近节趾骨给患者一个阻力，以诱导蹈短伸肌收缩。

趾短伸肌的无氧训练：患者仰卧位，治疗师把踝关节背屈，以屏蔽蹈长伸肌、胫骨前肌和趾长伸肌，并使 2 ～ 5 趾处于屈曲位（图 3-1-74），嘱患者背伸近端趾间关节，然后治疗师在患者主动背伸的末端把足趾拉回起始位（图 3-1-75），重复至患者足部酸困。

[口令]

"背伸脚趾头！"

"快速完成，中间不能休息！"

"足部酸困就可以了！"

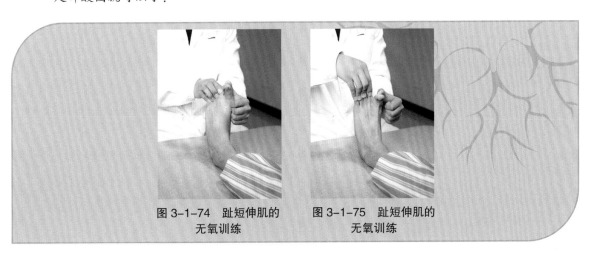

图 3-1-74　趾短伸肌的　　图 3-1-75　趾短伸肌的
无氧训练　　　　　　　无氧训练

[分析]

这是趾短伸肌拉长位的无氧训练。

[注意]

趾短伸肌起于跟骨，止于中节趾骨底，治疗师可以在近节趾骨给患者一个阻力，以诱导趾短伸肌收缩。

小腿后肌群的无氧训练：患者站立位，嘱患者踮起脚后跟（图 3-1-76、图 3-1-77），重复至患者小腿后部酸困。

[口令]

"踮起脚后跟，然后放下！"

"快速完成，中间不能休息！"

"小腿后部酸困就可以了！"

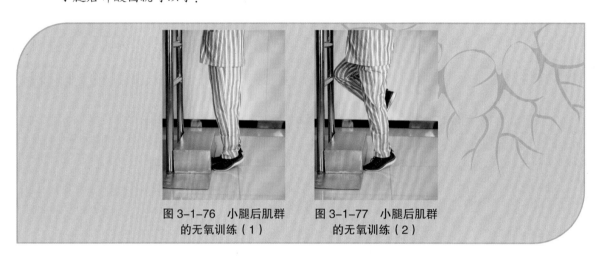

图 3-1-76　小腿后肌群　　图 3-1-77　小腿后肌群
的无氧训练（1）　　　　　的无氧训练（2）

[分析]

这是小腿后肌群的无氧训练，图 3-1-76 是双脚支撑的训练，图 3-1-77 是瘫痪侧小腿后肌群的训练。

[注意]

降低难度，可以让患者站于斜坡上，以增加小腿后肌群的初长度。

腓肠肌的无氧训练：患者仰卧位，伸直膝关节，治疗师把踇趾和其余足趾屈曲，并内翻前足，以屏蔽踇长屈肌、趾长屈肌和胫骨后肌，把踝关节背屈，以拉长腓肠肌（图 3-1-78），嘱患者抗阻跖屈踝关节，然后治疗师在患者主动运动的末端把足拉回起始位（图 3-1-79），重复至患者小腿后部酸困。

[口令]

"用劲向下踩我的手！"

"快速完成，中间不能休息！"

"小腿后部酸困就可以了！"

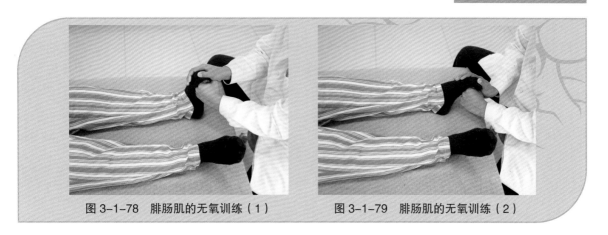

图 3-1-78　腓肠肌的无氧训练（1）　　　　图 3-1-79　腓肠肌的无氧训练（2）

［分析］

这是腓肠肌拉长位的无氧训练。

比目鱼肌的无氧训练：患者仰卧位，膝关节下垫物以屈曲膝关节，从而屏蔽腓肠肌，治疗师把踇趾和其余足趾屈曲，并内翻前足，以屏蔽踇长屈肌、趾长屈肌和胫骨后肌，治疗师另一只手控制踝关节处于背屈位，以拉长比目鱼肌（图 3-1-80），嘱患者抗阻向下踩治疗师的手，然后治疗师在患者主动运动的末端把足拉回起始位（图 3-1-81），重复至患者小腿后部酸困。

［口令］

"跖屈踝关节，就是踩我的手！"

"快速完成，中间不能休息！"

"小腿后部酸困就可以了！"

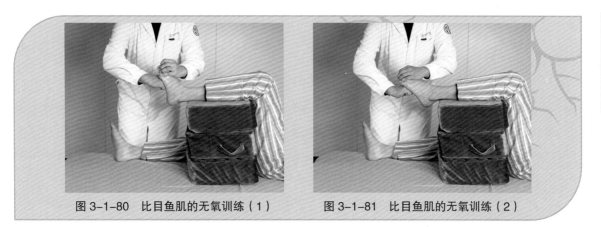

图 3-1-80　比目鱼肌的无氧训练（1）　　　　图 3-1-81　比目鱼肌的无氧训练（2）

［分析］

这是比目鱼肌的无氧训练。

胫骨后肌的无氧训练：患者仰卧位，治疗师把姆趾和其余足趾屈曲，以屏蔽姆长屈肌和趾长屈肌，并使足处于外翻位，踝关节处于背屈位，以拉长胫骨后肌（图 3-1-82），嘱患者内翻前足，然后治疗师在患者主动运动的末端把足拉回起始位（图 3-1-83），重复至患者小腿后部酸困。

［口令］
"内翻足，就是压我这几个指头！"
"快速完成，中间不能休息！"
"小腿后部酸困就可以了！"

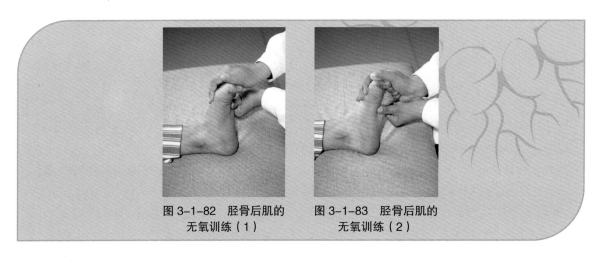

图 3-1-82　胫骨后肌的
无氧训练（1）　　　图 3-1-83　胫骨后肌的
无氧训练（2）

［分析］
这是胫骨后肌拉长位的无氧训练。

［注意］
·胫骨后肌止于楔骨掌侧和舟骨粗隆。
·可让患者坐位增加视觉反馈以诱发运动。

姆长屈肌的无氧训练：患者仰卧位，治疗师把足趾跖屈，以屏蔽趾长屈肌，把踝关节跖屈以屏蔽胫骨后肌，并使姆趾处于背屈位，以拉长姆长屈肌（图 3-1-84），嘱患者跖屈姆趾，然后治疗师在患者主动运动的末端把姆趾拉回起始位（图 3-1-85），重复至患者小腿后部酸困。

［口令］
"跖屈姆趾，就是姆趾向下踩！"
"快速完成，中间不能休息！"
"小腿后部酸困就可以了！"

［分析］
这是姆长屈肌拉长位的无氧训练。

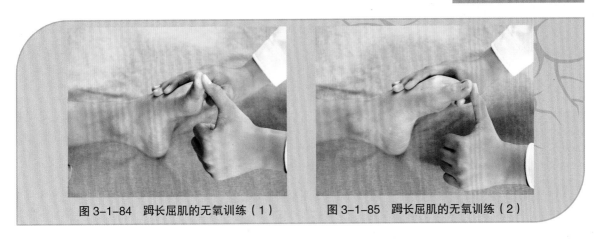

图 3-1-84　踇长屈肌的无氧训练（1）　　　图 3-1-85　踇长屈肌的无氧训练（2）

[注意]

踇长屈肌止于第 1 趾的远节趾骨底，具有屈踇趾、外翻前足和跖屈踝关节的作用。

趾长屈肌的无氧训练：患者仰卧位，治疗师把踇趾跖屈，前足外翻，踝关节跖屈，以屏蔽踇长屈肌和胫骨后肌，并使第 2～5 趾背伸，以拉长趾长屈肌（图 3-1-86），嘱患者屈曲第 2～5趾，然后治疗师在患者主动运动的末端把第 2～5 趾拉回起始位（图 3-1-87），重复至患者小腿后部酸困。

[口令]

"屈曲第 2～5 趾，踇趾不要往下踩！"

"快速完成，中间不能休息！"

"小腿后部酸困就可以了！"

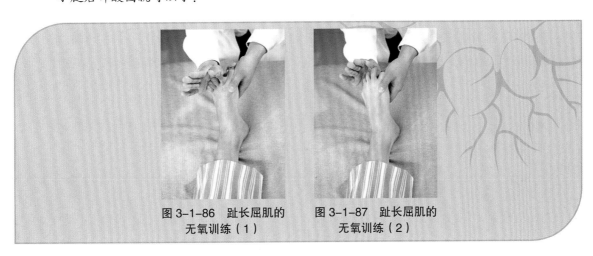

图 3-1-86　趾长屈肌的　　　　图 3-1-87　趾长屈肌的
无氧训练（1）　　　　　　　无氧训练（2）

[分析]

这是趾长屈肌拉长位的无氧训练。

[注意]

趾长屈肌止于第 2～5 远节趾骨底，作用是屈曲趾骨、内翻前足和跖屈踝关节。

　　<u>跨</u>收肌的无氧训练：患者仰卧位，治疗师把<u>跨</u>趾外展至最大（图 3-1-88），嘱患者内收<u>跨</u>趾，然后治疗师在患者主动运动的末端把<u>跨</u>趾拉回起始位（图 3-1-89），重复至患者足部酸困。

　　[口令]

　　"内收<u>跨</u>趾，注意不是足的内收！"

　　"快速完成，中间不能休息！"

　　"足部酸困就可以了！"

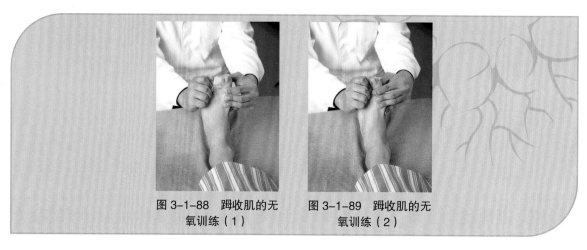

图 3-1-88　<u>跨</u>收肌的无氧训练（1）　　图 3-1-89　<u>跨</u>收肌的无氧训练（2）

　　[分析]

　　这是<u>跨</u>收肌拉长位的无氧训练。

　　[注意]

　　<u>跨</u>收肌是足部一块大肌肉，应该在足部的控制中有重要作用。

　　<u>跨</u>外展肌的无氧训练：患者仰卧位，治疗师把<u>跨</u>趾内收（图 3-1-90），嘱患者外展<u>跨</u>趾，然后治疗师在患者主动运动的末端把<u>跨</u>趾拉回起始位（图 3-1-91），重复至患者足部酸困。

　　[口令]

　　"外展<u>跨</u>趾，不需要背伸<u>跨</u>趾！"

　　"快速完成，中间不能休息！"

　　"足部酸困就可以了！"

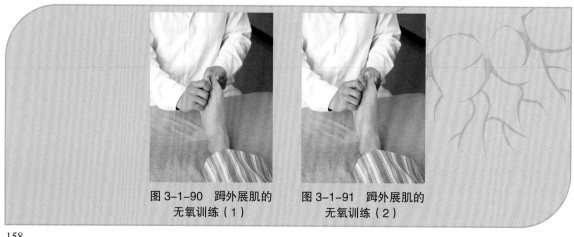

图 3-1-90　<u>跨</u>外展肌的无氧训练（1）　　图 3-1-91　<u>跨</u>外展肌的无氧训练（2）

[分析]

这是姆外展肌拉长位的无氧训练。

足骨间背侧肌及小趾展肌的无氧训练：患者仰卧位，治疗师分别把 3 ~ 5 趾靠近第 2 趾（图 3-1-92 ~ 图 3-1-95），嘱患者分别外展这些趾头（离开第 2 趾），然后治疗师在患者主动运动的末端把趾头拉回起始位，重复至患者足部酸困。

[口令]

"外展趾头，要伸直展开！"

"快速完成，中间不能休息！"

"足部酸困就可以了！"

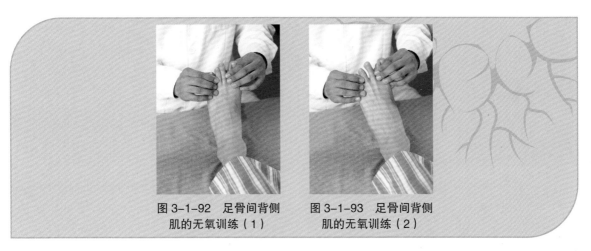

图 3-1-92　足骨间背侧
肌的无氧训练（1）　　　图 3-1-93　足骨间背侧
肌的无氧训练（2）

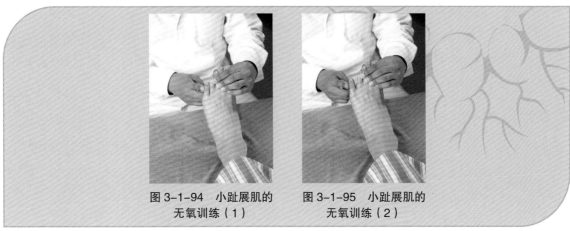

图 3-1-94　小趾展肌的
无氧训练（1）　　　图 3-1-95　小趾展肌的
无氧训练（2）

[分析]

这是足骨间背侧肌和小趾展肌的拉长位的无氧训练。

足骨间掌侧肌的无氧训练：患者仰卧位，治疗师把第 3 ~ 5 趾被动外展（离开第 2 趾）（图 3-1-96 ~ 图 3-1-99），嘱患者分别内收这些趾头，然后治疗师在患者主动运动的末端把这些趾头拉回起始位，重复至患者足部酸困。

［口令］

"内收趾头！"

"快速完成，中间不能休息！"

"足部酸困就可以了！"

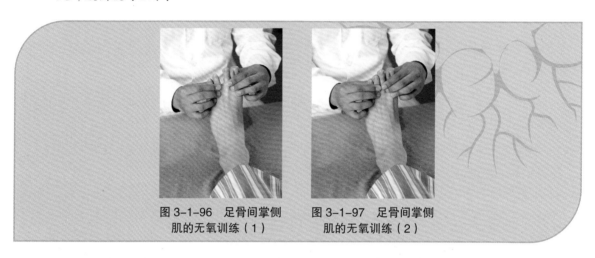

图 3-1-96　足骨间掌侧肌的无氧训练（1）　　图 3-1-97　足骨间掌侧肌的无氧训练（2）

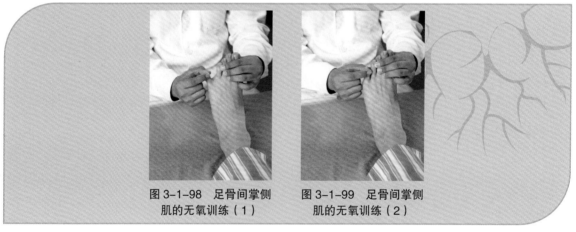

图 3-1-98　足骨间掌侧肌的无氧训练（1）　　图 3-1-99　足骨间掌侧肌的无氧训练（2）

［分析］

这是足骨间掌侧肌拉长位的无氧训练。

- -

足蚓状肌的无氧训练：患者仰卧位，治疗师跖屈患者的踝关节，并用另一只手把第 2 ~ 5 趾的趾间关节被动屈曲，以屏蔽趾长屈肌和趾短屈肌（图 3-1-100），嘱患者屈曲跖趾关节，然后治疗师在患者主动运动的末端把这些趾头拉回起始位（图 3-1-101），重复至患者足部酸困。

［口令］

"足部酸困就可以了！"

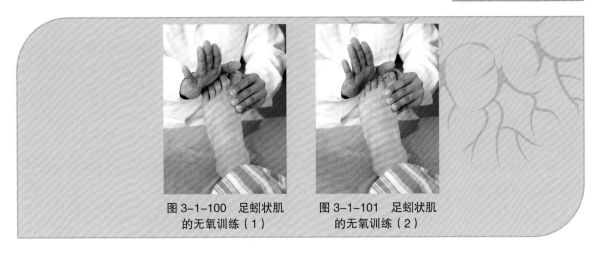

图 3-1-100　足蚓状肌
的无氧训练（1）　　　图 3-1-101　足蚓状肌
的无氧训练（2）

［分析］

这是足蚓状肌的无氧训练。

［注意］

·足蚓状肌的功能是屈跖趾关节，伸趾间关节，能够屈曲跖趾关节的肌肉包括趾长屈肌、趾短屈肌和蚓状肌，通过跖屈踝关节和屈曲趾间关节，可以屏蔽趾长屈肌和趾短屈肌，剩余屈曲跖趾关节的肌肉就是蚓状肌，并且屈曲趾间关节可以拉长蚓状肌。这个动作对于足来说，诱发存在着困难，但毫无疑问蚓状肌是个重要的肌群。

·患者瘫痪之后，存在着废用综合征，甚至存在着肌少症，这标志着所有肌肉都存在着废用，强化所有的肌肉，并且用无氧运动来强化这些肌肉，是促进锥体系重塑的重要思路。

·针对肌肉设计无氧训练的思路包括：屏蔽功能类似的肌肉，增加靶肌肉的初长度，在靶肌肉的止点提供阻力作为患者的发力点。

（四）肩胛骨的无氧训练

肩胛骨环转的无氧训练：患者坐位，双上肢垂于体侧，治疗师捏住患侧肩峰，为患者提供感觉输入（图 3-1-102），嘱患者肩峰向上—向前—向下—向后运动，构成肩胛骨的环转，治疗师放开肩峰，让患者快速重复，至患者肩部酸困。亦需要反方向环转。

［口令］

"感觉到我捏住的这个地方，这个骨头向上，向前，向下，向后，再向上，向前，向下，向后！"

"很好，就这么转。"

"快速完成，中间不能休息！"

"肩部酸困就可以了！"

"接下来反着转！"

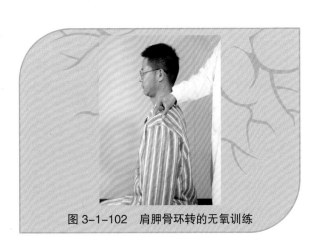

图 3-1-102　肩胛骨环转的无氧训练

[分析]

这是肩胛骨环转的无氧训练。

[注意]

日常生活运动中，肩胛骨很少做高强度的随意运动，但肩胛带肌非常重要，要用无氧运动来强化肩胛带肌。

肩胛骨前伸后缩的无氧训练：患者坐位，嘱患者肩峰向前再缩向后（图3-1-103），快速重复至患者肩部酸困。

[口令]

"肩峰向前再缩向后！"

"不要用肱骨带着肩峰动，而是要用肩峰带着肱骨动！"

"快速完成，中间不能休息！"

"肩部酸困就可以了！"

[分析]

这是肩胛骨周围肌肉的无氧训练。胸小肌、斜方肌、菱形肌等是主动肌。

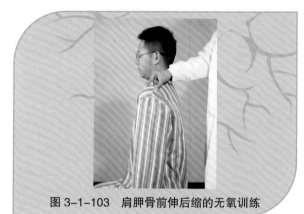

图 3-1-103　肩胛骨前伸后缩的无氧训练

肩胛骨前伸的无氧训练：患者仰卧位，治疗师把手压在喙突附近（图3-1-104），嘱患者用肩胛骨顶起治疗师的手，然后治疗师在患者主动运动的末端把肩胛骨压回起始位，重复至患者肩部酸困。

[口令]

"把我的手顶起来！"

"快速完成，中间不能休息！"

"肩部酸困就可以了！"

[分析]

这是肩胛骨前伸肌群的无氧训练。

[注意]

如果患者不能完成，可让患者仰卧位下肩部悬在床外，治疗师保证患者安全，然后下压肩胛骨，使前伸肌群初长度增加，以诱发肩胛骨的前伸。

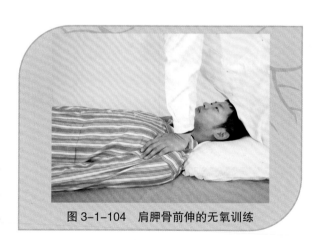

图 3-1-104　肩胛骨前伸的无氧训练

肩胛骨后缩肌群的无氧训练：患者俯卧位，治疗师按住肩胛冈的外侧端（图 3-1-105），嘱患者用肩胛骨顶起治疗师的手，然后治疗师在患者主动运动的末端把肩胛骨压回起始位，重复至患者肩部酸困。

［口令］

"把我的手顶起来！"

"不能抬头！"

"快速完成，中间不能休息！"

"肩部酸困就可以了！"

［分析］

这是肩胛骨后缩肌群的无氧训练。

［注意］

如果患者不能完成，可让患者俯卧位下肩部悬在床外，治疗师保证患者安全，然后下压肩胛骨，使后缩肌群初长度增加，以诱发肩胛骨的后缩。

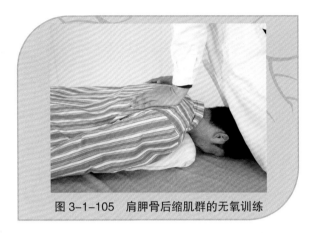

图 3-1-105　肩胛骨后缩肌群的无氧训练

肩胛骨上抬下压肌群的无氧训练：患者仰卧位，嘱患者肩胛骨向头端运动（耸肩）（图 3-1-106），然后肩胛骨向足端运动，快速重复至患者肩部酸困。

［口令］

"耸肩然后肩胛骨向足端运动！"

"幅度要尽可能大！"

"不要做成肘关节的屈伸。"

"快速完成，中间不能休息！"

"肩部酸困就可以了！"

［分析］

这是肩胛骨上抬下压肌群的无氧训练。仰卧位是要利用摩擦力增加运动的阻力。

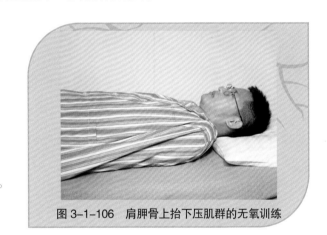

图 3-1-106　肩胛骨上抬下压肌群的无氧训练

肩胛骨上抬肌群的无氧训练：患者仰卧位，治疗师向足侧推肩胛骨（图 3-1-107），嘱患者用肩胛骨向头端顶起治疗师的手，然后治疗师在患者主动运动的末端把肩胛骨压回起始位，重复至患者肩部酸困。

［口令］

"把我的手顶起来！"

"快速完成，中间不能休息！"

"肩部酸困就可以了！"

［分析］

这是肩胛骨上抬肌群的无氧训练。

［注意］

如果患者不能完成，可先把患者肩胛骨向足端推，以增加耸肩肌群的初长度。

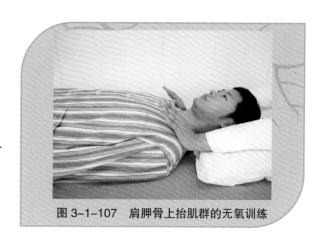

图 3-1-107　肩胛骨上抬肌群的无氧训练

肩胛骨下压肌群的无氧训练：患者仰卧位，治疗师控制患侧上肢使肘关节伸直，并把肩胛骨通过上肢向头端推（图 3-1-108），嘱患者肩胛骨抗阻向足端推，然后治疗师在患者主动运动的末端把肩胛骨压回起始位，重复至患者肩部酸困。

［口令］

"把我的手向脚的方向推！"

"快速完成，中间不能休息！"

"肩部酸困就可以了！"

［分析］

这是肩胛骨下压肌群的无氧训练。

［注意］

如果患者不能完成，可先把患者肩胛骨向头端推，以增加下压肌群的初长度。

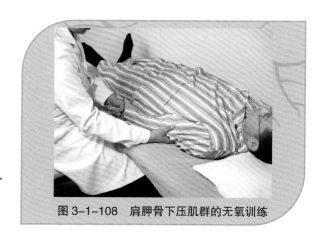

图 3-1-108　肩胛骨下压肌群的无氧训练

（五）盂肱关节的无氧训练

盂肱关节前屈的无氧训练 1：患者仰卧位，治疗师控制患侧上肢使肘关节伸直（图 3-1-109），嘱患者前屈盂肱关节（图 3-1-110），然后复位，但肘关节不触及床面，重复至患者肩部酸困。

［口令］

"抬起胳膊，然后放下！"

"整个胳膊往长处伸，然后抬起！"

"肘关节不要触及床面！"

"快速完成，中间不能休息！"

"肩部酸困就可以了！"

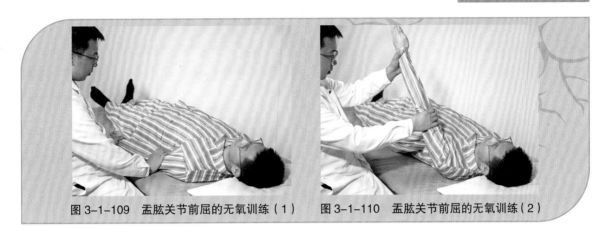

图 3-1-109　盂肱关节前屈的无氧训练（1）　　　图 3-1-110　盂肱关节前屈的无氧训练（2）

［分析］

这是盂肱关节前屈肌群的无氧训练。

［注意］

患者很难伸肘完成时，也可以屈曲肘关节至最大，以屏蔽肱二头肌（图 3-1-111），并在肱骨远端加阻力（图 3-1-112）。

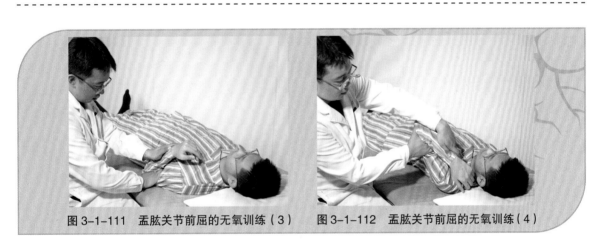

图 3-1-111　盂肱关节前屈的无氧训练（3）　　　图 3-1-112　盂肱关节前屈的无氧训练（4）

盂肱关节前屈的无氧训练 2：患者仰卧位，躯干移向床边，使患侧上肢垂于床外，但不能让患者因后伸而引发关节疼痛（图 3-1-113），嘱患者前屈盂肱关节，然后复位（图 3-1-114），重复至患者肩部酸困。

［口令］

"抬起胳膊，注意不是屈肘！"

"快速完成，中间不能休息！"

"肩部酸困就可以了！"

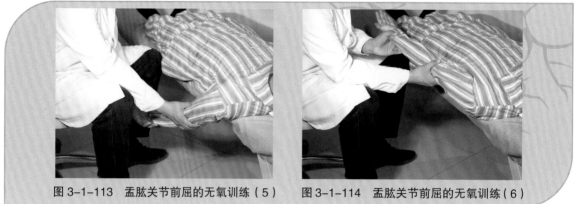

图 3-1-113　盂肱关节前屈的无氧训练（5）　　图 3-1-114　盂肱关节前屈的无氧训练（6）

［分析］

这是盂肱关节前屈肌群诱发的无氧训练。

［注意］

患侧上肢置于床外的目的是增加盂肱关节前屈肌群的初长度。

- -

盂肱关节后伸肌群的无氧训练 1：患者俯卧位，患侧上肢放于床面（图 3-1-115），嘱患者后伸盂肱关节，然后复位（图 3-1-116），重复至患者肩部酸困。

［口令］

"后伸胳膊，注意不要屈肘关节！"

"整个胳膊往长处伸，然后抬起！"

"快速完成，中间不能休息！"

"肩部酸困就可以了！"

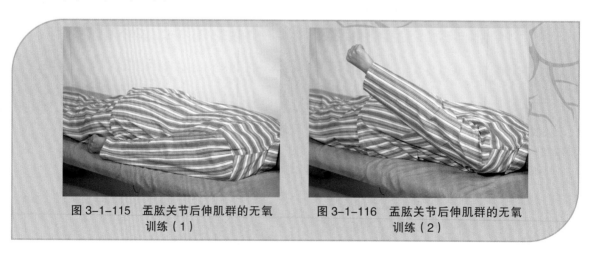

图 3-1-115　盂肱关节后伸肌群的无氧　　　图 3-1-116　盂肱关节后伸肌群的无氧
　　　　　　　训练（1）　　　　　　　　　　　　　　　　训练（2）

［分析］

这是盂肱关节后伸肌群的无氧训练。

［注意］

如果患者功能较好，可以施加阻力。

- -

盂肱关节后伸肌群的无氧训练 2：患者俯卧位，躯干移向床边，患侧上肢垂于床外，但不能让患者因前屈而引发关节疼痛（图 3-1-117），嘱患者后伸盂肱关节，然后复位（图 3-1-118），重复至患者肩部酸困。

［口令］

"后伸胳膊，注意不要屈肘关节！"

"整个胳膊往长处伸，然后抬起！"

"快速完成，中间不能休息！"

"肩部酸困就可以了！"

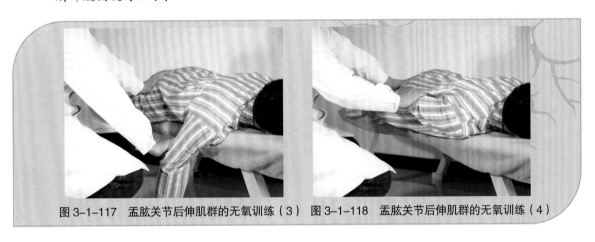

图 3-1-117　盂肱关节后伸肌群的无氧训练（3）　图 3-1-118　盂肱关节后伸肌群的无氧训练（4）

［分析］

这是盂肱关节后伸肌群诱发的无氧训练。

盂肱关节内收肌群的无氧训练 1：患者仰卧位，治疗师控制患侧上肢使盂肱关节外展至 90°以内（图 3-1-119），嘱患者内收盂肱关节，然后治疗师在患者主动运动的末端把上肢拉回起始位（图 3-1-120），重复至患者肩部酸困。

［口令］

"内收胳膊！"

"快速完成，中间不能休息！"

"肩部酸困就可以了！"

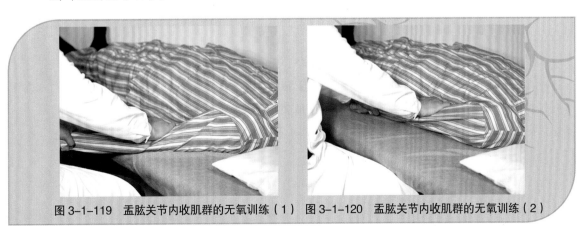

图 3-1-119　盂肱关节内收肌群的无氧训练（1）　图 3-1-120　盂肱关节内收肌群的无氧训练（2）

［分析］

这是盂肱关节内收肌群的无氧训练。

［注意］

最大外展角度不能超过 90°。

盂肱关节外展肌群的无氧训练 1：患者仰卧位，患侧上肢置于体侧（图 3-1-121），嘱患者外展盂肱关节，然后治疗师在患者主动运动的末端把上肢推回起始位（图 3-1-122），重复至患者肩部酸困。

［口令］

"外展胳膊！"

"快速完成，中间不能休息！"

"肩部酸困就可以了！"

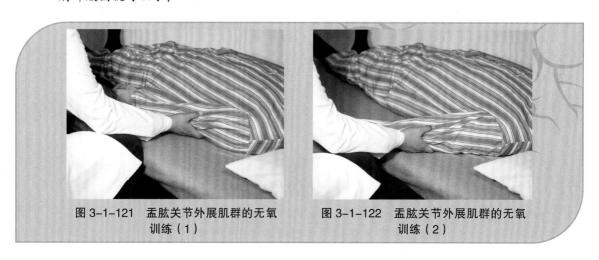

图 3-1-121　盂肱关节外展肌群的无氧　　　　图 3-1-122　盂肱关节外展肌群的无氧
　　　　　　　训练（1）　　　　　　　　　　　　　　　　训练（2）

［分析］

这是盂肱关节外展肌群的无氧训练。

［注意］

·如果患者不能完成，可把患者上肢向身体前方中线方向进一步内收，以增加外展肌群的初长度。

·盂肱关节是很容易损伤的关节，不推荐进行盂肱关节内外旋转训练。

·如果患者功能较好，可以站于牵伸架前完成以下动作。

盂肱关节前屈肌群的无氧训练 3：患者站于牵伸架前，背对牵伸架，患侧上肢肱骨用弹力带和牵伸架连接，调整患者的距离，使弹力带在肱骨的起始位就有一定的预张力（图 3-1-123），嘱患者前屈盂肱关节，然后复位（图 3-1-124），重复至患者肩部酸困。

［口令］

"用力前屈胳膊！然后复位，复位时不能回到躯干后。"

"不要屈肘。"

"快速完成，中间不能休息！"

"肩部酸困就可以了！"

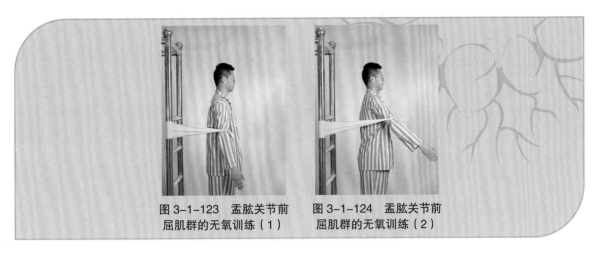

图 3-1-123　盂肱关节前　　图 3-1-124　盂肱关节前
屈肌群的无氧训练（1）　　屈肌群的无氧训练（2）

[分析]

这是站位平衡较好且盂肱关节可以抗阻前屈的无氧训练。

[注意]

对于手功能较好的患者，也可以让患者手握弹力带训练。

- -

盂肱关节后伸肌群的无氧训练3：患者站于牵伸架前，面对牵伸架，患侧上肢肱骨用弹力带和牵伸架连接，调整患者的距离，使弹力带在肱骨的起始位就有一定的预张力（图 3-1-125），嘱患者后伸盂肱关节，然后复位（图 3-1-126），重复至患者肩部酸困。

[口令]

"后伸胳膊！注意复位时不能回到躯干的前面。"

"快速完成，中间不能休息！"

"肩部酸困就可以了！"

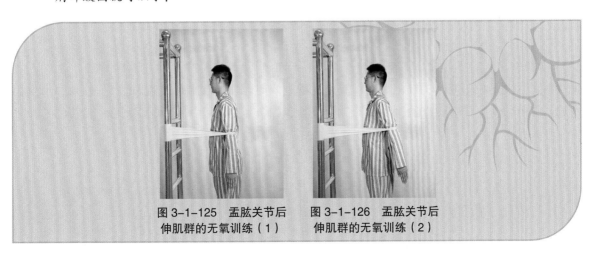

图 3-1-125　盂肱关节后　　图 3-1-126　盂肱关节后
伸肌群的无氧训练（1）　　伸肌群的无氧训练（2）

[分析]

这是站位平衡较好且盂肱关节可以抗阻后伸的无氧训练。

[注意]

· 对于手功能较好的患者，也可以让患者手握弹力带训练。

· 在起始位弹力带就有一定的预张力，可以使靶肌群一直处于收缩状态。

盂肱关节外展肌群的无氧训练 2：患者站于牵伸架前，健侧身体正对牵伸架，患侧上肢肱骨用弹力带和牵伸架连接，调整患者的距离，使弹力带在肱骨的起始位就有一定的预张力（图 3-1-127），嘱患者外展盂肱关节，然后复位（图 3-1-128），重复至患者肩部酸困。

[口令]

"外展胳膊！"

"快速完成，中间不能休息！"

"肩部酸困就可以了！"

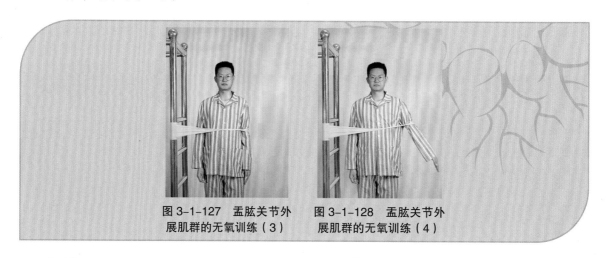

图 3-1-127　盂肱关节外展肌群的无氧训练（3）　　图 3-1-128　盂肱关节外展肌群的无氧训练（4）

[分析]

这是站位平衡较好且盂肱关节可以抗阻外展的无氧训练。

盂肱关节内收肌群的无氧训练 2：患者站于牵伸架前，患侧身体正对牵伸架，患侧上肢肱骨用弹力带和牵伸架连接，调整患者的距离，使弹力带在肱骨的起始位就有一定的预张力（图 3-1-129），嘱患者内收盂肱关节，然后复位（图 3-1-130），重复至患者肩部酸困。

[口令]

"内收胳膊！"

"快速完成，中间不能休息！"

"肩部酸困就可以了！"

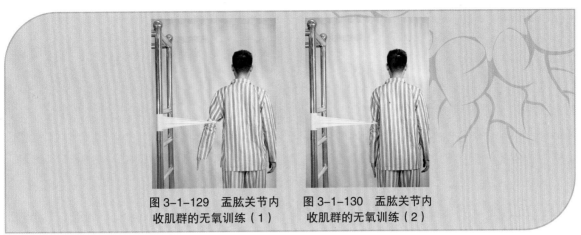

图 3-1-129　盂肱关节内收肌群的无氧训练（1）　图 3-1-130　盂肱关节内收肌群的无氧训练（2）

[分析]

这是站位平衡较好，盂肱关节可以抗阻内收的无氧训练。

（六）肘关节的无氧训练

肱二头肌的无氧训练 1：患者仰卧位，治疗师控制患侧上肢使肘关节伸直，以拉长肱二头肌，并屈曲腕关节，以屏蔽前臂屈肌（图 3-1-131），嘱患者屈肘，在屈肘达到 90° 之前，令患者回位但不触及床面（图 3-1-132），快速重复至患者肘部酸困。

[口令]

"屈肘，放松！"

"手不要放到床上！"

"快速完成，中间不能休息！"

"肘部酸困就可以了！"

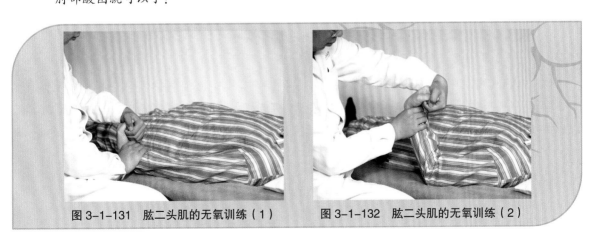

图 3-1-131　肱二头肌的无氧训练（1）　图 3-1-132　肱二头肌的无氧训练（2）

[分析]

这是肱二头肌的无氧训练。

第三章

171

[注意]

如果患者完成很好，治疗师可以给予适度的阻力。

肱二头肌的无氧训练2：患者仰卧位，躯干移向床边，患侧上肢置于床外使盂肱关节后伸，以增加肱二头肌的初长度，并屈曲腕关节，以屏蔽前臂屈肌（图3-1-133），嘱患者屈肘，然后回位（图3-1-134），快速重复至患者肘部酸困。

[口令]

"屈肘，放下！"

"快速完成，中间不能休息！"

"肘部酸困就可以了！"

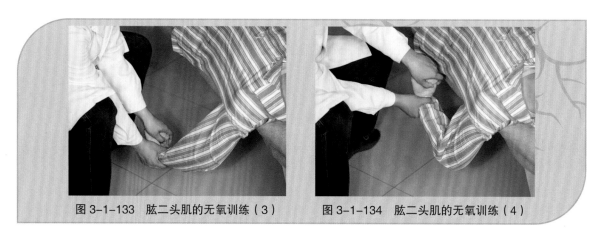

图3-1-133　肱二头肌的无氧训练（3）　　图3-1-134　肱二头肌的无氧训练（4）

[分析]

这是肱二头肌拉长位的无氧训练。

[注意]

观察患者可以完成的屈肘角度，以确定被动伸肘的时机。

肱肌的无氧训练：患者仰卧位，治疗师一只手控制患侧上肢使肩关节前屈90°，以屏蔽肱二头肌，另一只手屈曲腕关节，以屏蔽前臂屈肌，并同时为患者提供屈肘的阻力（图3-1-135），嘱患者从伸肘位开始屈肘，然后治疗师帮助快速回位（图3-1-136），重复至患者肘部酸困。

[口令]

"把我的手向下按！"

"快速完成，中间不能休息！"

"肘部酸困就可以了！"

[分析]

这是肱肌的无氧训练。

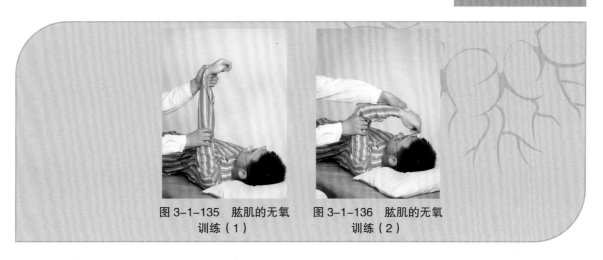

图 3-1-135　肱肌的无氧　　图 3-1-136　肱肌的无氧
训练（1）　　　　　　　　训练（2）

[注意]

这种体位进行肱肌训练，重力可以替肱肌做功，因此必须提供阻力。

屈肘肌群的无氧训练：患者站立于牵伸架前，把弹力带固定在牵伸架的最低处，患者双手握住弹力带的两头，距离以患者屈肘 20° 左右为宜，且起始位弹力带须有一定的紧张度（图 3-1-137）。嘱患者屈肘，然后返回起始位（图 3-1-138），重复至患者肘部酸困。

[口令]

"屈肘！"

"快速完成，中间不能休息！"

"肘部酸困就可以了！"

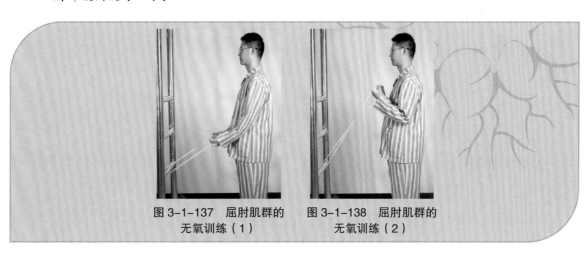

图 3-1-137　屈肘肌群的　　图 3-1-138　屈肘肌群的
无氧训练（1）　　　　　　无氧训练（2）

[分析]

这是功能较好患者屈肘肌群的无氧训练。

肱三头肌的无氧训练 1：患者仰卧位，治疗师控制患侧上肢使肘关节屈曲到最大，以拉长肱三头肌，同时另一只手背伸腕关节，以屏蔽前臂伸肌（图 3-1-139），嘱患者伸肘，治疗师给予适度阻力，然后治疗师在患者主动运动的末端（不能超过90°）把前臂送回起始位（图3-1-140），重复至患者肘部酸困。

[口令]

"把我的手推开！"

"快速完成，中间不能休息！"

"肘部酸困就可以了！"

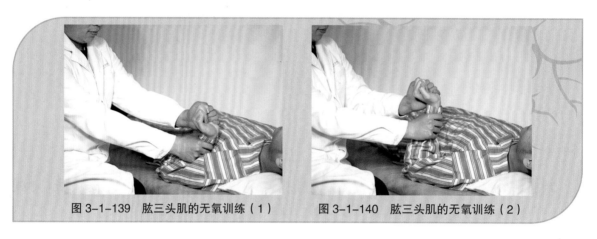

| 图3-1-139 肱三头肌的无氧训练（1） | 图3-1-140 肱三头肌的无氧训练（2） |

[分析]

这是肱三头肌的无氧训练。

肱三头肌的无氧训练2：患者仰卧位，治疗师控制患侧上肢使肩关节屈曲90°，肘关节最大限度屈曲，以拉长肱三头肌，同时另一只手背伸腕关节并提供阻力（图3-1-141），嘱患者伸肘，然后复位（图3-1-142），重复至患者肘部酸困。

[口令]

"伸肘！来触碰我的手。"

"快速完成，中间不能休息！"

"肘部酸困就可以了！"

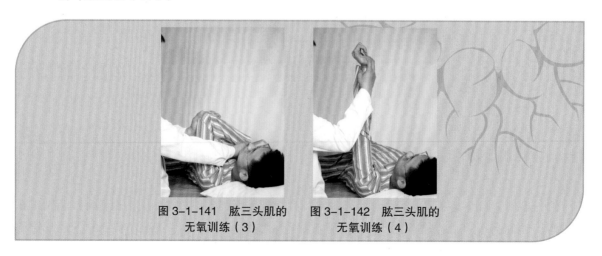

图3-1-141　肱三头肌的
无氧训练（3）　　　　图3-1-142　肱三头肌的
无氧训练（4）

[分析]

这是肱三头肌诱发的无氧训练。

[注意]

如果患者不能复位，治疗师要帮助患者复位。伸腕的目的是屏蔽伸腕肌群，因为伸腕肌群有伸肘作用。

肘肌的无氧训练：患者健侧卧位，治疗师控制患侧上肢使盂肱关节后伸，以屏蔽肱三头肌长头，同时另一只手背伸腕关节，以屏蔽前臂伸肌，并屈曲肘关节（图3-1-143），嘱患者伸肘，然后治疗师在患者主动运动的末端把前臂送回起始位（图3-1-144），重复至患者肘部酸困。

[口令]

"伸肘！"

"快速完成，中间不能休息！"

"肘部酸困就可以了！"

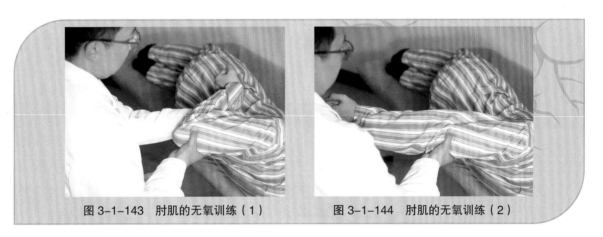

图3-1-143　肘肌的无氧训练（1）　　　图3-1-144　肘肌的无氧训练（2）

[分析]

这是肘肌的无氧训练。

伸肘肌群的无氧训练：患者站立于牵伸架前，把弹力带固定在牵伸架的高处，患者双手握住弹力带的两头，距离以患者屈肘60°左右为宜，且起始位弹力带须有一定的紧张度（图3-1-145）。嘱患者伸肘，然后返回起始位（图3-1-146），重复至患者肘部酸困。

[口令]

"伸肘！"

"快速完成，中间不能休息！"

"肘部酸困就可以了！"

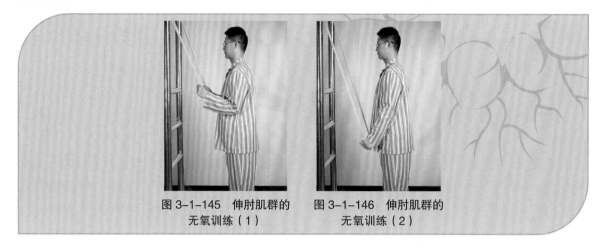

图 3-1-145　伸肘肌群的　　图 3-1-146　伸肘肌群的
　　　　　　无氧训练（1）　　　　　　　无氧训练（2）

[分析]

这是功能较好患者伸肘肌群的无氧训练。

前臂旋前肌群的无氧训练：患者仰卧位，患侧肘关节伸直，前臂处于旋后位，以拉长旋前圆肌，治疗师在桡骨中上部施加一阻力诱导（图 3-1-147），嘱患者前臂旋前，然后治疗师在患者主动运动的末端把前臂送回起始位（图 3-1-148），重复至患者肘部酸困。

[口令]

"把手翻向手掌向床！"

"快速完成，中间不能休息！"

"前臂酸困就可以了！"

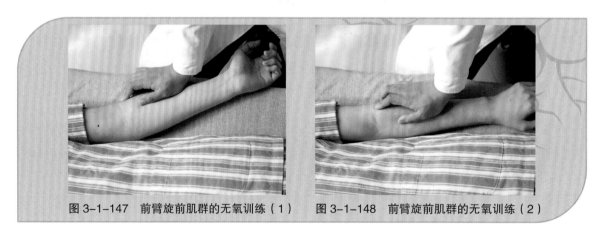

图 3-1-147　前臂旋前肌群的无氧训练（1）　　图 3-1-148　前臂旋前肌群的无氧训练（2）

[分析]

这是前臂旋前肌群的无氧训练。

[注意]

·如果患者不能完成，可进一步旋后以增加旋前肌群的初长度。

·可以在桡骨远端施加阻力，对旋前方肌进行无氧训练。

旋后肌群的无氧训练：患者仰卧位，患侧肘关节屈曲，前臂处于旋前位，治疗师在桡骨中上部施加一阻力诱导（图3-1-149），嘱患者前臂旋后，然后治疗师在患者主动运动的末端把前臂送回起始位（图3-1-150），重复至患者肘部酸困。

［口令］

"把手翻向手背向床！"

"快速完成，中间不能休息！"

"前臂酸困就可以了！"

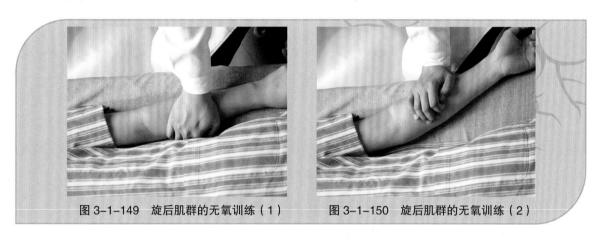

图3-1-149　旋后肌群的无氧训练（1）　　图3-1-150　旋后肌群的无氧训练（2）

［分析］

这是前臂旋后肌群的无氧训练。

［注意］

如果患者不能完成，可进一步旋前以增加旋后肌群的初长度。

（七）腕关节的无氧训练

伸腕肌群的无氧训练：患者坐位，患侧肘关节屈曲置于桌上，以使伸腕肌群的初长度增加，治疗师使患者手指伸展，以屏蔽伸指肌群（图3-1-151），嘱患者伸腕，然后治疗师在患者主动运动的末端把手送回起始位（图3-1-152），快速重复至患者肘部酸困。

［口令］

"伸腕！"

"快速完成，中间不能休息！"

"肘部酸困就可以了！"

［分析］

这是伸腕肌群诱发的无氧训练。

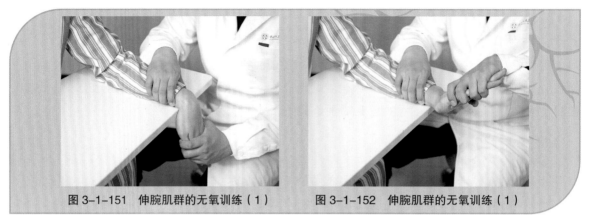

图 3-1-151 伸腕肌群的无氧训练（1）　　　　图 3-1-152 伸腕肌群的无氧训练（1）

[注意]

· 如果患者功能较好可以给予阻力。

· 也可在仰卧位进行训练。

屈腕肌群的无氧训练：患者坐位，患侧肘关节伸直置于桌上，以增加屈腕肌群的初长度，治疗师使患者手指屈曲，以屏蔽屈指肌群的屈腕作用（图 3-1-153），嘱患者屈腕，然后治疗师在患者主动运动的末端把手送回起始位（图 3-1-154），重复至患者肘部酸困。

[口令]

"屈腕！"

"快速完成，中间不能休息！"

"肘部酸困就可以了！"

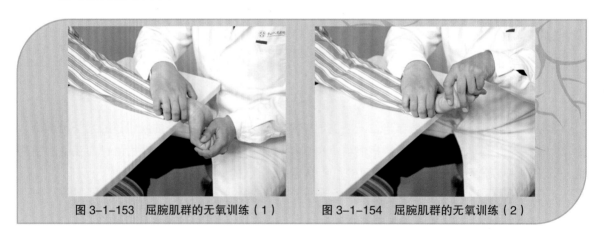

图 3-1-153 屈腕肌群的无氧训练（1）　　　　图 3-1-154 屈腕肌群的无氧训练（2）

[分析]

这是屈腕肌群诱发的无氧训练。

[注意]

· 如果患者功能较好可以给予阻力。

· 也可在仰卧位进行训练。

腕关节桡侧偏肌群的无氧训练：患者坐位，患侧前臂尺侧置于桌上，腕关节垂于桌外，治疗师可被动使腕关节尺侧偏，以增加桡侧偏肌群的初长度（图 3-1-155），嘱患者桡侧偏，然后治疗师在患者主动运动的末端把手送回起始位（图 3-1-156），重复至患者肘部酸困。

[口令]

"抬起您的手，注意胳膊不能抬起！"

"快速完成，中间不能休息！"

"前臂酸困就可以了！"

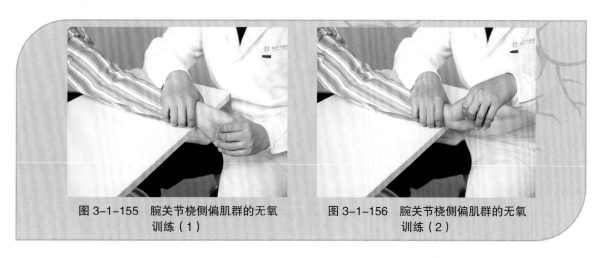

图 3-1-155 腕关节桡侧偏肌群的无氧训练（1）　　图 3-1-156 腕关节桡侧偏肌群的无氧训练（2）

[分析]

这是腕关节桡侧偏诱发的无氧训练。

[注意]

如果患者完成较好，可以给予阻力。

腕关节尺侧偏肌群的无氧训练：患者坐位，患侧前臂旋后置于桌上，治疗师被动使腕关节桡侧偏（图 3-1-157），嘱患者尺侧偏，然后治疗师在患者主动运动的末端把手送回起始位（图 3-1-158），重复至患者肘部酸困。

[口令]

"小鱼际来触碰我的手指！"

"快速完成，中间不能休息！"

"肘部酸困就可以了！"

第三章

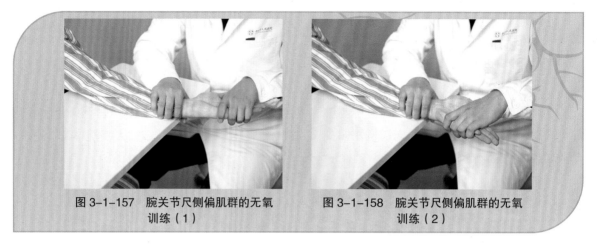

图 3-1-157　腕关节尺侧偏肌群的无氧
　　　　　训练（1）

图 3-1-158　腕关节尺侧偏肌群的无氧
　　　　　训练（2）

［分析］

这是腕关节尺侧偏诱发的无氧训练。

［注意］

· 如果患者完成较好，可给予阻力。

· 功能较好的患者也可以在前臂旋前位训练。

（八）手部肌肉的无氧训练

指伸肌／示指伸肌／小指伸肌的无氧训练：患者坐位，患侧肘关节屈曲，以增加指伸肌的初长度，前臂至掌指关节置于桌上处于旋前位，手指垂于桌外，治疗师在第 2～5 指施加一阻力诱导（图 3-1-159），嘱患者伸指，然后治疗师在患者主动运动的末端把手指送回起始位（图 3-1-160），重复至患者肘部酸困。

［口令］

"伸指！"

"快速完成，中间不能休息！"

"肘部酸困就可以了！"

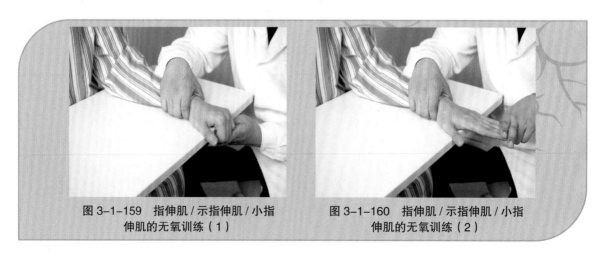

图 3-1-159　指伸肌／示指伸肌／小指
　　　　　伸肌的无氧训练（1）

图 3-1-160　指伸肌／示指伸肌／小指
　　　　　伸肌的无氧训练（2）

[分析]

这是指伸肌群诱发的无氧训练。

[注意]

给予阻力才可能诱发伸指肌群的收缩，对于功能很差的患者，可以把手指屈曲放于桌面上，嘱患者抵抗桌面的阻力伸指，很多时候可以诱发伸指运动。

指浅屈肌的无氧训练：患者坐位，患侧肘关节伸直，前臂置于桌上处于旋后位，以增加指浅屈肌的初长度，手指悬于桌外，治疗师屈曲患者的远侧指间关节，以屏蔽指深屈肌，在掌指关节以下施加一阻力诱导（图 3-1-161），嘱患者屈曲近侧指间关节，然后治疗师在患者主动运动的末端把手指送回起始位（图 3-1-162），重复至患者肘部酸困。

[口令]

"屈手指！"

"快速完成，中间不能休息！"

"肘部酸困就可以了！"

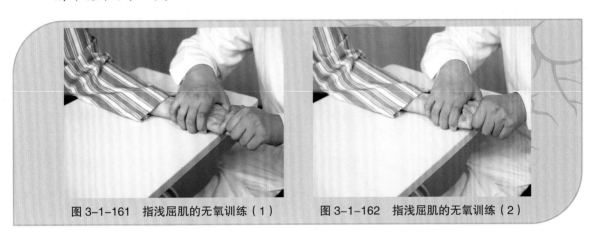

图 3-1-161　指浅屈肌的无氧训练（1）　　　图 3-1-162　指浅屈肌的无氧训练（2）

[分析]

这是指浅屈肌的无氧训练。

指深屈肌的无氧训练：患者坐位，患侧肘关节屈曲，以屏蔽指浅屈肌，前臂置于桌上处于旋后位，手指悬于桌外，治疗师在远节指骨施加一阻力诱导（图 3-1-163），嘱患者屈曲远侧指间关节，然后治疗师在患者主动运动的末端把手指送回起始位（图 3-1-164），重复至患者前臂酸困。

[口令]

"屈末节手指！"

"快速完成，中间不能休息！"

"前臂酸困就可以了！"

第三章

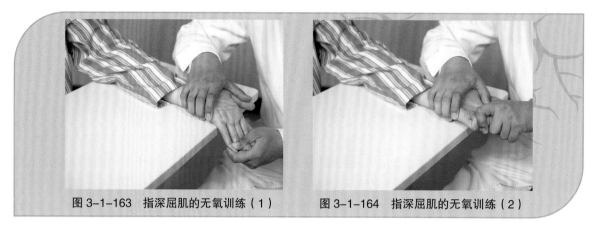

| 图 3-1-163 指深屈肌的无氧训练（1） | 图 3-1-164 指深屈肌的无氧训练（2） |

[分析]

这是指深屈肌的无氧训练。

- -

拇长屈肌的无氧训练：患者坐位，患侧前臂置于桌上处于旋后位，治疗师在拇指远节指骨施加一阻力诱导（图 3-1-165），嘱患者屈曲远节指骨，然后治疗师在患者主动运动的末端把拇指送回起始位（图 3-1-166），重复至患者前臂酸困。

[口令]

"屈拇指！"

"快速完成，中间不能休息！"

"前臂酸困就可以了！"

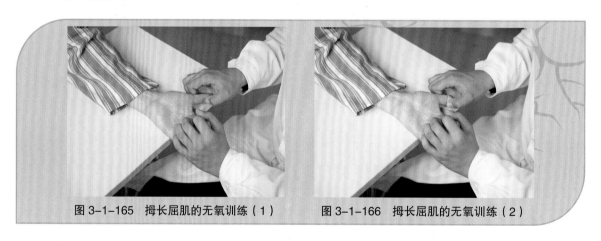

| 图 3-1-165 拇长屈肌的无氧训练（1） | 图 3-1-166 拇长屈肌的无氧训练（2） |

[分析]

这是拇长屈肌的无氧训练。

[注意]

·拇长屈肌起于桡骨中部 1/3、前臂骨间膜，止于拇指远节指骨底。接下来要训练的拇短屈肌起于腕部的屈肌支持带和大多角骨，止于拇指近节指骨底。

　　·不同的起止点决定了肌肉不同的功能。

　　拇短屈肌的无氧训练：患者坐位，患侧前臂置于桌上处于旋后位，可使腕关节掌屈，以屏蔽拇长屈肌，治疗师在拇指近节指骨施加一阻力诱导（图3-1-167），嘱患者屈曲拇指掌指关节，然后治疗师在患者主动运动的末端把拇指送回起始位（图3-1-168），重复至患者大鱼际酸困。

　　[口令]

　　"抵抗我的手屈拇指！"

　　"快速完成，中间不能休息！"

　　"大鱼际酸困就可以了！"

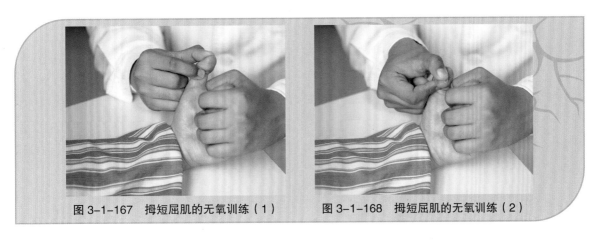

图3-1-167　拇短屈肌的无氧训练（1）　　　图3-1-168　拇短屈肌的无氧训练（2）

　　[分析]

　　这是拇短屈肌的无氧训练。

　　[注意]

　　拇短屈肌是3块大鱼际肌之一。

　　拇长展肌的无氧训练：患者坐位，前臂置于桌上处于旋前位，治疗师在第一掌骨的外侧远端施加一阻力诱导（图3-1-169），嘱患者第一掌骨外展，然后治疗师在患者主动运动的末端把第一掌骨送回起始位（图3-1-170），重复至患者前臂酸困。

　　[口令]

　　"推我的手指，外展第一掌骨！"

　　"快速完成，中间不能休息！"

　　"前臂酸困就可以了！"

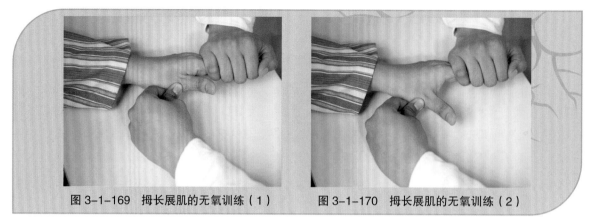

图 3-1-169　拇长展肌的无氧训练（1）　　　图 3-1-170　拇长展肌的无氧训练（2）

[分析]

这是拇长展肌的无氧训练。

[注意]

拇长展肌起于前臂骨间膜，止于第一掌骨底外侧。拇短展肌起于腕部屈肌支持带和舟骨，止于拇指近节指骨底。因此它们外展的不是同一块骨骼。

拇短展肌的无氧训练：患者坐位，患侧前臂置于桌上处于旋前位，治疗师在拇指近节指骨底外侧施加一阻力诱导（图 3-1-171），嘱患者外展拇指近节指骨，然后治疗师在患者主动运动的末端把拇指送回起始位（图 3-1-172），重复至患者大鱼际酸困。

[口令]

"外展拇指！用拇指推开我的手指！"

"快速完成，中间不能休息！"

"大鱼际酸困就可以了！"

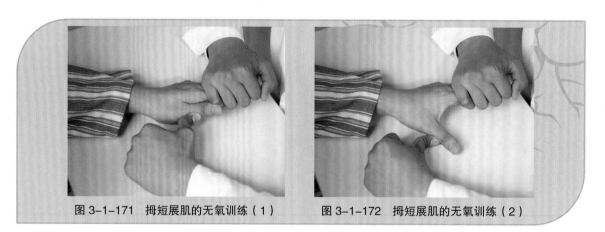

图 3-1-171　拇短展肌的无氧训练（1）　　　图 3-1-172　拇短展肌的无氧训练（2）

[分析]

这是拇短展肌的无氧训练。

[注意]

拇短展肌是3块大鱼际肌之一。可通过把拇指近节指骨向示指推来增加拇短展肌初长度。

- -

拇对掌肌的无氧训练：患者坐位，患侧前臂置于桌上处于旋后位（图3-1-173），嘱患者拇指去触及小指，然后治疗师在患者主动运动的末端把拇指送回起始位（图3-1-174），重复至患者大鱼际酸困。

[口令]

"拇指去触及小指！"

"快速完成，中间不能休息！"

"大鱼际酸困就可以了！"

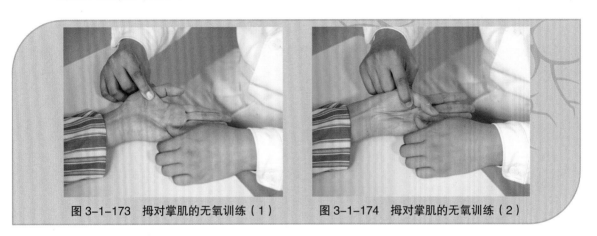

图3-1-173　拇对掌肌的无氧训练（1）　　　图3-1-174　拇对掌肌的无氧训练（2）

[分析]

这是拇对掌肌的无氧训练。

[注意]

3块大鱼际肌是拇对掌肌、拇短屈肌、拇短展肌。

- -

拇收肌的无氧训练：患者坐位，患侧前臂置于桌上处于旋前位，治疗师外展拇指至最大（图3-1-175），嘱患者内收拇指近节指骨，然后治疗师在患者主动运动的末端把拇指送回起始位（图3-1-176），重复至患者手部酸困。

[口令]

"内收拇指！"

"快速完成，中间不能休息！"

"手部酸困就可以了！"

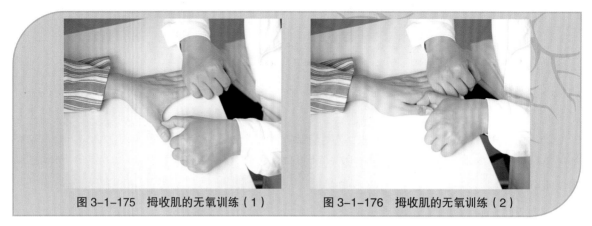

图 3-1-175　拇收肌的无氧训练（1）　　　图 3-1-176　拇收肌的无氧训练（2）

［分析］

这是拇收肌的无氧训练。

- -

手骨间背侧肌的无氧训练：患者坐位，患侧前臂置于桌上处于旋前位，治疗师在第 2、4 近节指骨施加一阻力诱导（图 3-1-177），嘱患者第 2 指和第 4 指离开中指，然后治疗师在患者主动运动的末端把手指送回起始位（图 3-1-178），重复至患者手部酸困。

［口令］

"2 指离开中指！"

"4 指离开中指！"

"快速完成，中间不能休息！"

"手部酸困就可以了！"

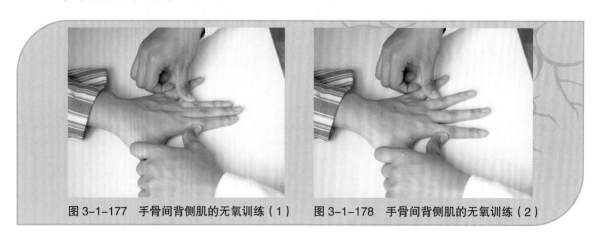

图 3-1-177　手骨间背侧肌的无氧训练（1）　　　图 3-1-178　手骨间背侧肌的无氧训练（2）

［分析］

这是骨间背侧肌的无氧训练。

- -

手骨间掌侧肌的无氧训练：患者坐位，患侧前臂置于桌上处于旋前位，治疗师把 2、4 指离开中指，以增加骨间掌侧肌的初长度（图 3-1-179、图 3-1-180），嘱患者 2 指靠近中指，4 指靠近中指，然后治疗师在患者主动运动的末端把手指送回起始位（图 3-1-181、图 3-1-182），重复至患者手部酸困。

［口令］

"2 指靠近中指！"

"4 指靠近中指！"

"快速完成，中间不能休息！"

"手部酸困就可以了！"

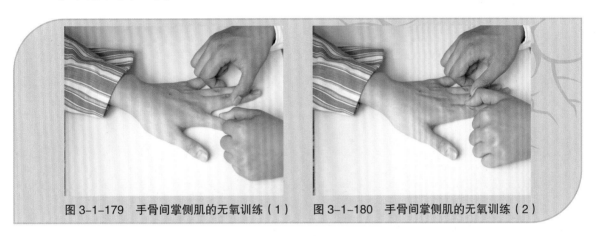

图 3-1-179　手骨间掌侧肌的无氧训练（1）　　图 3-1-180　手骨间掌侧肌的无氧训练（2）

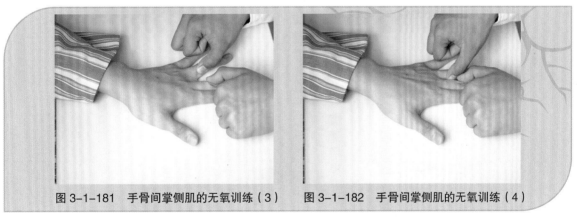

图 3-1-181　手骨间掌侧肌的无氧训练（3）　　图 3-1-182　手骨间掌侧肌的无氧训练（4）

［分析］

这是骨间掌侧肌诱发的无氧训练。

蚓状肌的无氧训练 1：患者坐位，患侧前臂置于桌上处于旋后位，屈曲肘关节、腕关节和指间关节，以屏蔽指浅屈肌和指深屈肌，伸直掌指关节，并在近节指骨施加阻力（图 3-1-183），嘱患者屈曲掌指关节，治疗师在屈曲的末端把近节指骨拉回起始位（图 3-1-184），重复至患者手部酸困。

第三章

[口令]

"屈曲掌指关节！"

"快速完成，中间不能休息！"

"手酸困就可以了！"

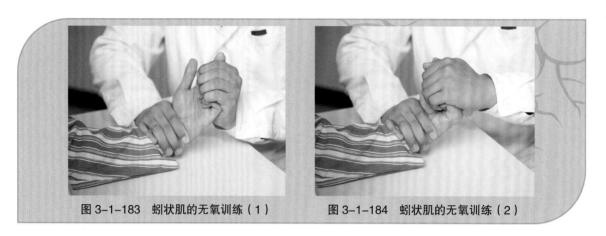

图 3-1-183　蚓状肌的无氧训练（1）　　　　图 3-1-184　蚓状肌的无氧训练（2）

[分析]

这是蚓状肌的无氧训练。

[注意]

屈曲掌指关节的肌肉包括指深屈肌、指浅屈肌和蚓状肌，在屏蔽指深屈肌、指浅屈肌之后，屈曲掌指关节的只有蚓状肌，因此，这个动作虽然不是蚓状肌标准的屈掌指关节伸指间关节，但在屈曲指间关节时，蚓状肌被拉长，此时训练的确实是蚓状肌。

- -

蚓状肌的无氧训练2：患者坐位，嘱患者通过蚓状抓握去拿起一卷沙袋（图 3-1-185），放下，重复至患者手部酸困。

[口令]

"指间关节伸直去拿起这个重物！"

"快速完成，中间不能休息！"

"手酸困就可以了！"

[分析]

蚓状肌是杯状抓握的主动肌。

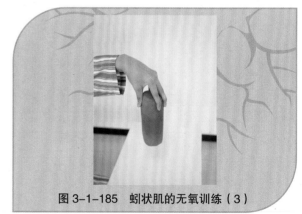

图 3-1-185　蚓状肌的无氧训练（3）

- -

小指对掌肌的无氧训练：患者坐位，患侧前臂置于桌上处于旋后位（图 3-1-186），嘱患者小指去触及拇指，然后治疗师在患者主动运动的末端把小指送回起始位（图 3-1-187），重复至患者小鱼际酸困。

［口令］

"小指去触及拇指！"

"快速完成，中间不能休息！"

"小鱼际酸困就可以了！"

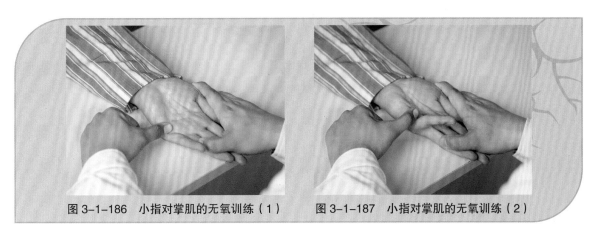

图 3-1-186 小指对掌肌的无氧训练（1）　　图 3-1-187 小指对掌肌的无氧训练（2）

［分析］

这是小指对掌肌的无氧训练。

［注意］

3 块小鱼际肌是小指对掌肌、小指展肌、小指短屈肌。

- -

小指展肌的无氧训练：患者坐位，患侧前臂置于桌上处于旋前位（图 3-1-188），嘱患者小指外展，然后治疗师在患者主动运动的末端把小指送回起始位（图 3-1-189），重复至患者小鱼际酸困。

［口令］

"小指外展！"

"快速完成，中间不能休息！"

"小鱼际酸困就可以了！"

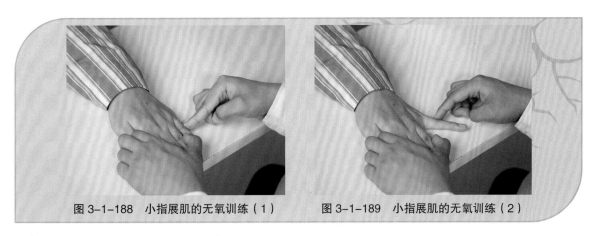

图 3-1-188 小指展肌的无氧训练（1）　　图 3-1-189 小指展肌的无氧训练（2）

第三章

［分析］

这是小指展肌的无氧训练。

［注意］

小指展肌起于腕部屈肌支持带和豌豆骨，止于小指近节指骨底。

小指短屈肌的无氧训练：患者坐位，患侧前臂置于桌上处于旋后位，腕关节处于屈曲位，以屏蔽指浅屈肌和指深屈肌（图 3-1-190），嘱患者小指掌指关节屈曲，然后治疗师在患者主动运动的末端把小指送回起始位（图 3-1-191），重复至患者小鱼际酸困。

［口令］

"小指屈曲！"

"快速完成，中间不能休息！"

"小鱼际酸困就可以了！"

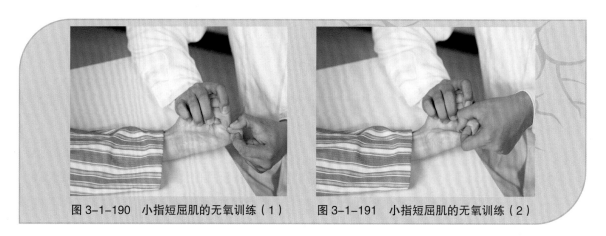

图 3-1-190　小指短屈肌的无氧训练（1）　　　图 3-1-191　小指短屈肌的无氧训练（2）

［分析］

这是小指短屈肌的无氧训练。

［注意］

可通过增加小指掌指关节的背伸来增加小指短屈肌的初长度。

（九）头颈的无氧训练

颈前屈的无氧训练：患者去枕仰卧位，收紧下巴，但不低头，治疗师把手置于头顶（图 3-1-192），引导患者在不低头的前提下颈椎前屈，然后复位（图 3-1-193），重复至患者颈部酸困。

［口令］

"收紧下巴，屈曲颈椎！"

"不是低头，是头去顶我的手，头和颈椎之间不产生位移，想象的是第七颈椎和第一胸椎之间产生位移。"

"快速完成，中间不能休息！"

"颈部酸困就可以了！"

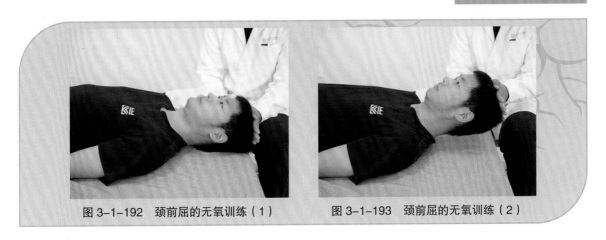

图 3-1-192　颈前屈的无氧训练（1）　　　　图 3-1-193　颈前屈的无氧训练（2）

[分析]

这是颈前屈的无氧训练，收紧下巴的目的是使颈椎处于中立位。

[注意]

颈和头的运动一定要分开。

颈后伸的无氧训练：患者俯卧位，收紧下巴，但不仰头，头悬于床外，治疗师把小鱼际置于第二颈椎棘突的位置（图 3-1-194），引导患者颈椎后伸，然后复位（图 3-1-195），重复至患者颈部酸困。

[口令]

"收紧下巴，颈部来顶我的手！"

"不是仰头，头和颈椎之间不产生位移，可以想象是第七颈椎和第一胸椎之间产生位移。"

"快速完成，中间不能休息！"

"颈部酸困就可以了！"

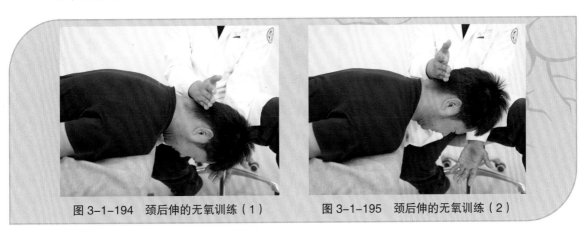

图 3-1-194　颈后伸的无氧训练（1）　　　　图 3-1-195　颈后伸的无氧训练（2）

[分析]

这是颈后伸的无氧训练。

[注意]

颈和头的运动对脑干损伤致共济失调、头颈控制不良的患者非常重要。

第三章

191

颈侧屈的无氧训练：患者侧卧位，收紧下巴，头处于中立位，治疗师把小鱼际置于乳突下的颈部（图 3-1-196），引导患者颈椎侧屈，然后复位（图 3-1-197），重复至患者颈部酸困。

[口令]

"收紧下巴，侧屈颈椎！"

"头要保持中立位。"

"快速完成，中间不能休息！"

"颈部酸困就可以了！"

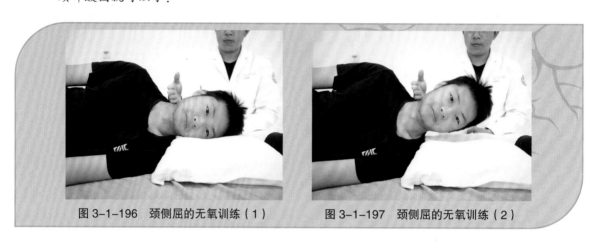

图 3-1-196　颈侧屈的无氧训练（1）　　图 3-1-197　颈侧屈的无氧训练（2）

[分析]

这是颈侧屈的无氧训练。

[注意]

双侧都要进行训练。

颈旋转的无氧训练：患者去枕仰卧位，收紧下巴，治疗师把手指置于 $C_2 \sim C_4$ 横突背侧（图 3-1-198），引导患者颈椎旋转，然后复位，重复至患者颈部酸困。

[口令]

"收紧下巴，颈椎横突来压我的手！"

"快速完成，中间不能休息！"

"颈部酸困就可以了！"

[分析]

这是颈旋转的无氧训练。

[注意]

· 双侧都要进行。

· 颈椎横突的体表定位为胸锁乳突肌后缘。

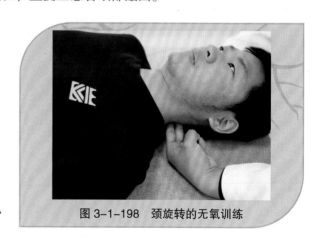

图 3-1-198　颈旋转的无氧训练

头前屈的无氧训练：患者去枕仰卧位，治疗师把手指置于额部（图3-1-199），引导患者头前屈，然后复位（图3-1-200），重复至患者颈部酸困。

［口令］

"头来顶我的手！"

"快速完成，中间不能休息！"

"颈部酸困就可以了！"

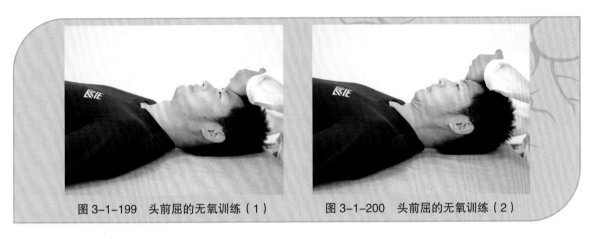

图3-1-199 头前屈的无氧训练（1）　　图3-1-200 头前屈的无氧训练（2）

［分析］

这是头前屈的无氧训练。

［注意］

不是仰头，是头前屈。

头后仰的无氧训练：患者俯卧位，头悬于床外，治疗师把小鱼际置于枕骨顶骨交界处的位置（图3-1-201），引导患者头后仰，然后复位（图3-1-202），重复至患者颈部酸困。

［口令］

"仰头来顶我的手！不要让颈椎动。"

"快速完成，中间不能休息！"

"颈部酸困就可以了！"

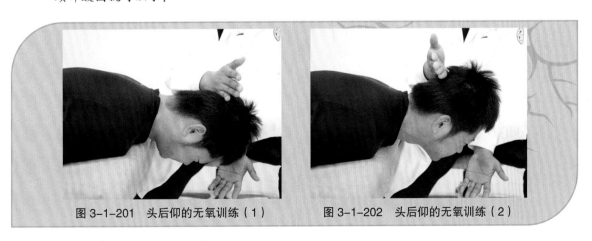

图3-1-201 头后仰的无氧训练（1）　　图3-1-202 头后仰的无氧训练（2）

[分析]

这是头后仰的无氧训练。

[注意]

可以在做完颈后伸，接着做头后仰的训练，让患者体验头和颈运动的差异。

头侧屈的无氧训练：患者去枕仰卧位，治疗师把手指置于耳朵上方的颅骨上（图 3-1-203），引导患者头侧屈，然后复位（图 3-1-204），重复至患者颈部酸困。

[口令]

"头来顶我的手！是头侧屈，而不是头旋转。"

"快速完成，中间不能休息！"

"颈部酸困就可以了！"

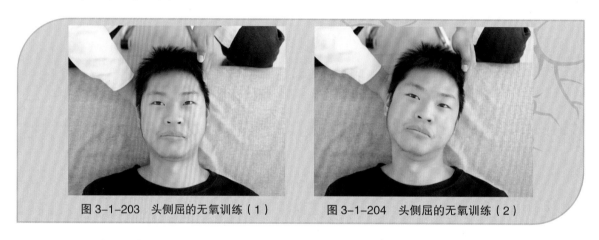

图 3-1-203　头侧屈的无氧训练（1）　　　　图 3-1-204　头侧屈的无氧训练（2）

[分析]

这是头侧屈的无氧训练，颈椎不要产生位移。

[注意]

·治疗师诱导的手一定要放对位置。

·要双侧进行。

头旋转的无氧训练：患者去枕仰卧位，治疗师把手指置于眉毛外侧端上方（图 3-1-205），引导患者头旋转，然后复位（图 3-1-206），重复至患者颈部酸困。

[口令]

"头来顶我的手，注意不是抬头，是头旋转！"

"快速完成，中间不能休息！"

"颈部酸困就可以了！"

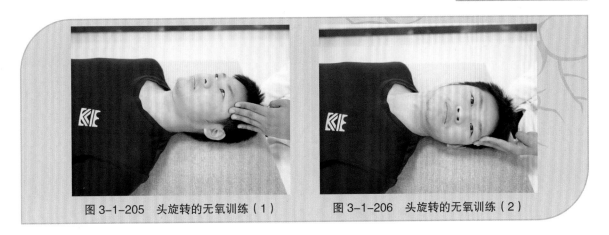

图 3-1-205 头旋转的无氧训练（1）　　　图 3-1-206 头旋转的无氧训练（2）

［分析］

这是头旋转的无氧训练。

［注意］

要双侧训练。

三、以骨骼为导向的脊柱肌群的无氧训练

脊柱肌群与身体的平衡或者说稳定性密切相关，在重症病人身上经常可见到坐位平衡障碍，坐位平衡差预示着患者步行功能恢复较慢。因此，为了促进控制脊柱肌群的神经恢复功能，对这些肌肉进行无氧训练是必需的。但脊柱肌群除了浅层和中层的大肌肉，还有深层的小肌肉，且肌肉数目众多，很难用屏蔽肌肉的方法，一块一块地进行训练。

脊柱的运动是以关节突关节为主导的运动，使关节突关节的间隙变窄可限制该节段脊柱的运动，从而减少脊柱肌群的代偿，下面的运动就根据该原理设计。

（一）骨盆的无氧训练

骨盆旋转的无氧训练：患者仰卧位，腰部垫枕（图 3-1-207），治疗师将手置于一侧髂前上棘，通过手给患者提供运动方向，引导患者骨盆旋转，然后复位（图 3-1-208），重复至患者臀部酸困，双侧进行。

［口令］

"骨盆来顶我的手，另一侧臀部向床压！"

"快速完成，中间不能休息！"

"臀部酸困就可以了！"

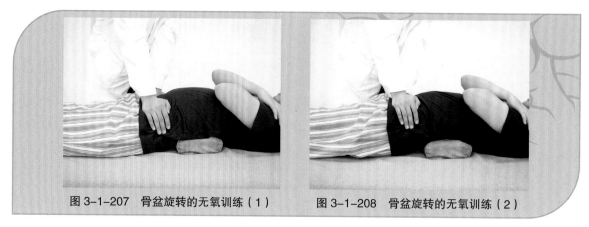

图 3-1-207 骨盆旋转的无氧训练（1）　　　　图 3-1-208 骨盆旋转的无氧训练（2）

[分析]

这是骨盆旋转的无氧训练，通过增加腰椎前凸角度来限制腰椎代偿。

骨盆侧屈的无氧训练：患者仰卧位，腰部垫枕（图 3-1-209），治疗师手置于患者臀部外侧，通过手给患者提供运动方向，引导患者骨盆侧摆，然后在侧摆末端将骨盆推回（图 3-1-210），重复至患者臀部酸困，双侧进行。

[口令]

"骨盆来顶我的手！"

"快速完成，中间不能休息！"

"臀部酸困就可以了！"

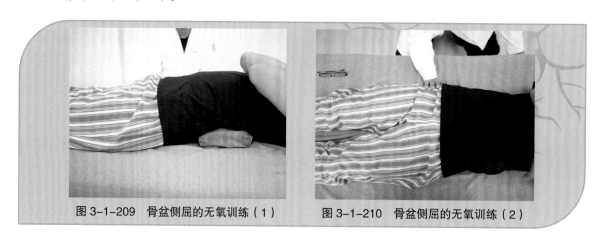

图 3-1-209 骨盆侧屈的无氧训练（1）　　　　图 3-1-210 骨盆侧屈的无氧训练（2）

[分析]

这是骨盆侧屈的无氧训练。

[注意]

双侧都要进行，要限制患者通过蹬床来代偿。

（二）腰椎的无氧训练

腰椎旋转的无氧训练：患者仰卧位，屈髋屈膝，胸椎部垫枕，治疗师一只手握拳置于一侧腰部（图 3-1-211），嘱患者下压一侧治疗师的拳头，引导患者腰椎旋转，重复至患者胸腰部酸困。双侧进行。

［口令］

"来压我的手！"

"快速完成，中间不能休息！"

"胸腰部酸困就可以了！"

［分析］

这是腰椎的无氧训练，通过直立的拳头可以增加旋转肌群的初长度。

［注意］

胸椎垫枕是为了减小胸椎后凸，从而限制其代偿。

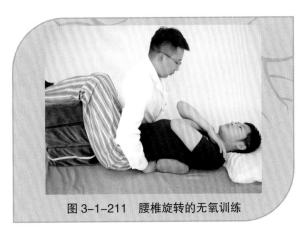

图 3-1-211　腰椎旋转的无氧训练

腰椎侧屈的无氧训练：患者仰卧位，屈髋屈膝，胸椎部垫枕（图 3-1-212），治疗师把手置于一侧腰部，通过手给患者提供运动方向，引导患者腰椎侧屈，然后在侧屈末端把腰部推回（图 3-1-213），重复至患者胸腰部酸困。双侧进行。

［口令］

"腰部来推我的手！"

"快速完成，中间不能休息！"

"胸腰部酸困就可以了！"

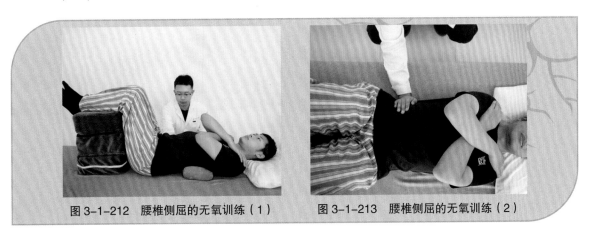

图 3-1-212　腰椎侧屈的无氧训练（1）　　　图 3-1-213　腰椎侧屈的无氧训练（2）

［分析］

双侧都要进行，这是腰椎侧屈的无氧训练，可通过向对侧推腰增加侧屈肌群的初长度来实现。

（三）胸椎的无氧训练

胸椎旋转的无氧训练：患者仰卧位，颈部和腰部垫枕，治疗师将手分置于一侧胸廓下方（图3-1-214），通过手给患者提供运动方向，引导患者胸廓旋转，然后复位，重复至患者胸部酸困。双侧进行。

［口令］

"胸廓向下压我的手！"

"快速完成，中间不能休息！"

"胸部酸困就可以了！"

［分析］

这是胸椎旋转的无氧训练。

［注意］

·腰部垫枕是为了增加腰椎前凸，从而限制腰椎的代偿。

·诱导手不能放在肩部和乳房上。

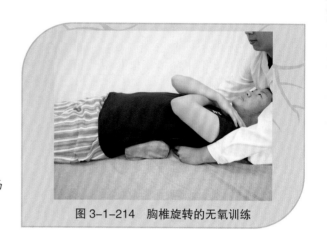

图3-1-214　胸椎旋转的无氧训练

胸椎侧屈的无氧训练：患者仰卧位，颈部和腰部垫枕（图3-1-215），治疗师一只手置于腋窝下方的胸廓上，通过手给患者提供运动方向，引导患者胸廓侧屈，然后复位（图3-1-216），重复至患者胸部酸困。双侧进行。

［口令］

"胸廓来顶我的手！"

"快速完成，中间不能休息！"

"胸部酸困就可以了！"

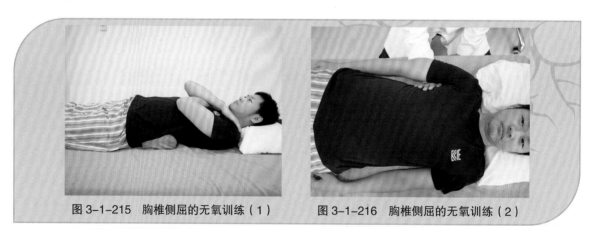

图3-1-215　胸椎侧屈的无氧训练（1）　　　图3-1-216　胸椎侧屈的无氧训练（2）

［分析］

双侧都要进行，这是胸椎侧屈的无氧训练，通过胸廓侧屈来实现。

（四）下颈椎的无氧训练

下颈椎旋转的无氧训练：患者仰卧位，头枕高枕以使颈椎前屈，治疗师将手分置于一侧 C_3、C_4 横突背侧（图 3-1-217），通过手给患者提供运动方向，引导患者下颈椎旋转，然后复位，重复至患者颈部酸困。双侧进行。

［口令］

"来压我的手！"

"快速完成，中间不能休息！"

"颈部酸困就可以了！"

［分析］

这是下颈椎旋转的无氧训练，通过横突旋转来实现。

［注意］

高枕是为了使颈椎后凸，从而充分打开下位颈椎的关节突关节。

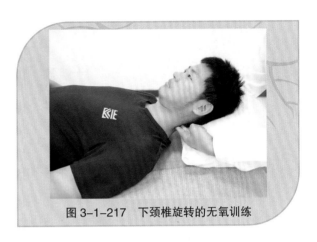

图 3-1-217 下颈椎旋转的无氧训练

下颈椎侧屈的无氧训练：患者仰卧位，头枕高枕以使颈椎前屈，治疗师将手置于一侧 C_3、C_4 横突侧面（图 3-1-218），通过手给患者提供运动方向，引导患者下颈椎侧屈，然后复位，重复至患者颈部酸困。双侧进行。

［口令］

"来顶我的手！"

"快速完成，中间不能休息！"

"颈部酸困就可以了！"

［分析］

这是下颈椎侧屈的无氧训练，通过横突侧屈来实现。

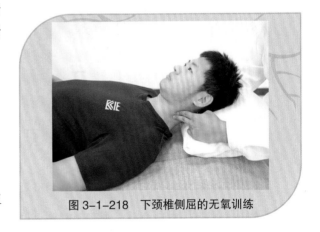

图 3-1-218 下颈椎侧屈的无氧训练

（五）上颈椎的无氧训练

上颈椎旋转的无氧训练：患者仰卧位，颈胸交界部垫枕以使头后仰，治疗师将分置于一侧眉毛外侧端（图 3-1-219），通过手给患者提供运动方向，引导患者上颈椎旋转，然后复位（图 3-1-220），重复至患者头颈部酸困。双侧进行。

［口令］

"来顶我的手！"

"快速完成，中间不能休息！"

"颈部酸困就可以了！"

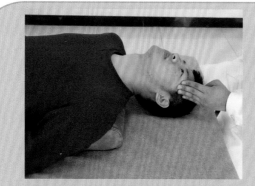
图 3-1-219　上颈椎旋转的无氧训练（1）

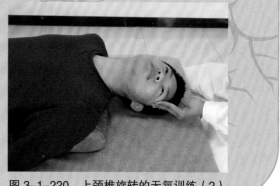
图 3-1-220　上颈椎旋转的无氧训练（2）

［分析］

这是上颈椎旋转的无氧训练，通过头旋转来实现。

［注意］

颈胸交界部垫枕是为了使颈椎前凸，从而锁死下位颈椎的关节突关节。

第二节　技巧再塑

我们容易相信职业运动是有技巧的，而日常生活功能每个人都会，似乎没有什么技巧。但日常生活功能，如翻身、侧卧位坐起、坐位平衡、站起坐下、站位平衡、步行、上肢穿脱衣裳、盥洗、取物等，具有跨种族现象，即不同的人完成这些任务都非常接近，具有基本的规律。这种规律是人类适应地球重力环境的结果，只有这样做才最节能、最安全，违背这样的规律可能增加损伤，甚至可能不能完成。临床观察发现很多患者在瘫痪之后，为了保证安全，喜欢用自己的方法去完成作业，但这些方法往往违背规律，患者完成任务出现困难。因此，面对患者的作业问题，临床需要技巧再塑。在《中风病人的运动再学习方案》和 Mcgill 的专著中，系统研究了日常生活功能的运动规则，现把相关内容整合作一介绍。

健侧卧位翻身：患者仰卧，令翻到健侧卧位。复位，重复（图 3-2-1 ~ 图 3-2-3）。

［口令］

"翻过身来。"

"要先把头扭过来！"

"屁股要用力往前扭！"

"不能用好手去抓床，用您的好手去把病手拉过来！"

"您的肩要用力往前扭！"

［分析］

翻身是日常生活功能之一，也是卧位训练躯干旋转的重要方法，同时还能改善肩胛带前伸。

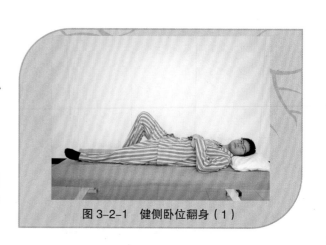
图 3-2-1　健侧卧位翻身（1）

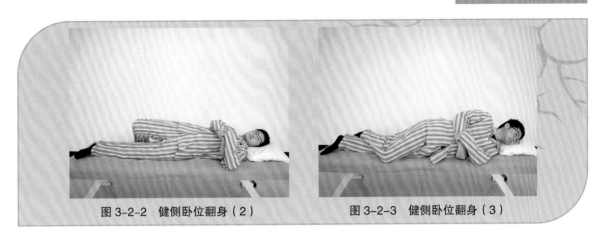

图 3-2-2 健侧卧位翻身（2）　　图 3-2-3 健侧卧位翻身（3）

[注意]

· 禁止用拉床边的方法来翻身；患者可能有患侧忽略，要让患者用另一只手来看护患手，确保患手落在胸前，以防扭伤患肩。

· 在训练的过程中可以配合拍打肩、臀的手法告诉患者用力点。

· 在训练的过程中可以帮助患者屈患侧下肢并固定，但是不提倡用另一侧下肢来屈患侧下肢。

侧卧坐起：患者健侧卧位，令其坐起，然后躺下。复位，重复（图 3-2-4 ~ 图 3-2-8）。

[口令]

"用手撑床，用力坐起。"

"头要用力往高抬！"

"要用肘部支撑换成手掌支撑！"

"头和身体不能向后仰！"

"躺下时头向患侧屈可以减缓躺下的速度，避免跌倒在床上！"

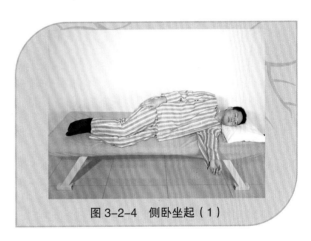

图 3-2-4 侧卧坐起（1）

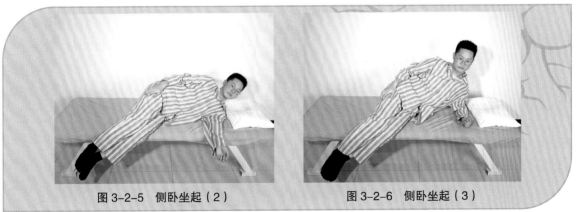

图 3-2-5 侧卧坐起（2）　　图 3-2-6 侧卧坐起（3）

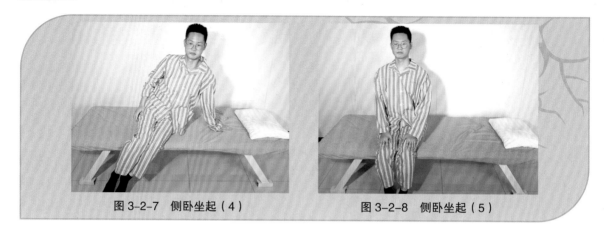

图3-2-7 侧卧坐起（4）　　　　　图3-2-8 侧卧坐起（5）

[分析]

侧卧坐起是日常生活功能之一，是上肢支撑和整个躯干侧屈协调的结果。躺下时侧屈肌群要做离心收缩。

[注意]

可用手扶头部帮助患者坐起。要预防患者向后倒。躺下时也要保护患者，避免跌到床上。

- -

坐位平衡：患者床边坐，两脚踩地，两手掌心向上放于大腿上，抬头挺腰，令左右转头或左右侧弯。

[口令]

"抬头，挺腰，坐直。"

"身体向健侧倾，要不就跌倒了！"

"手不能托大腿，掌心要朝上！"

"让您的身体往高长就挺直腰了！"

"向后看墙上有什么东西？"

"再转向这边看看。"

"肩膀要随头向后扭！"

"大胆地转身，有人保护您！"

"在向后转的时候不能跌倒！"

"手不能托床！"

"身体向健侧倾，复位。"

"身体向患侧倾，复位。"

"要侧倾，不要向后扭！"

[分析]

坐位平衡是日常生活的基础，是躯干负重状态下维持姿势、完成任务的能力体现。

[注意]

·两脚要踩地，但无须并拢，因为我们是以正常人的相应动作为模本的。

·口令是限定环境的重要工具，在实践中要根据患者的具体情况选择口令，口令的一个功能是告诉患者用力方向，如："让您的身体往高长就挺直腰了！"。

·坐位躯干旋转时患者容易向患侧和后方跌倒，要在这两个方向配备助手保护。

·侧倾时患者容易向患侧倒，可以先练习向非瘫痪侧倾，这样也容易激活患侧侧倾肌群。但练习向患侧倾可以打消患者不敢向患侧倾的疑虑。

·以上内容完成较好时，可晋级做坐位取物。

坐位取物：体位同上，令非瘫痪侧手去左、右、前、后、地板上取物（图3-2-9～图3-2-12）。

[口令]

"用好手来拿这个沙袋，去放到另一边。"

"再去拿过来放到身后。"

"再去拿过来放到脚前。"

"拿起来再去放到患脚前。"

"拿起来放到我的手里。"

"不能低头！"

"脚要踩紧地，防止向前栽倒！"

"要尽量往后放！"

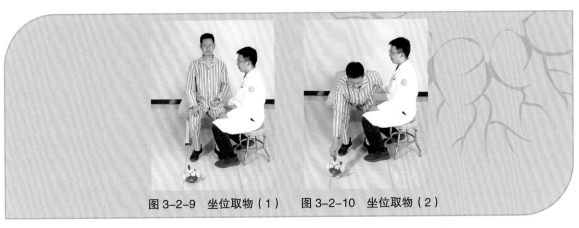

图3-2-9 坐位取物（1）　　图3-2-10 坐位取物（2）

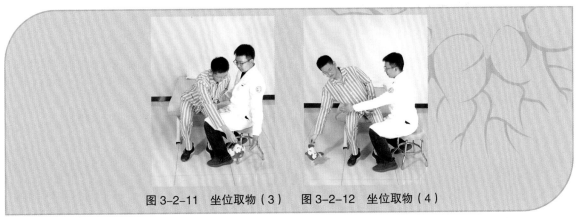

图3-2-11 坐位取物（3）　　图3-2-12 坐位取物（4）

[分析]

这个动作可提高患者对周围事物的支配能力，沙袋通过杠杆作用可显著增加脊柱负荷。

[注意]

要注意在前方保护患者。

- -

床边站起坐下：患者床边坐，两脚踩地，非瘫痪侧手背后，令站起，然后坐下（图3-2-13 ~ 图3-2-15）。

[口令]

"脚向后收，下巴收紧，屈髋，站起。"

"（站起后）挺腰就站稳了！"

"头向前拱，肩关节要超过膝关节，膝关节要超过踝关节！"

"我在您的患侧，肯定能保证您的安全！"

"不要低头！"

"坐下时要屈髋屈膝，身体不能过早往后！"

"屁股墩在床上说明身体过早往后了！"

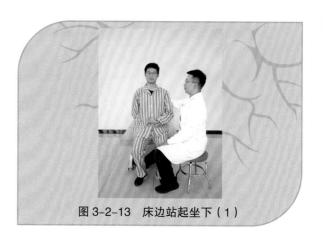

图3-2-13　床边站起坐下（1）

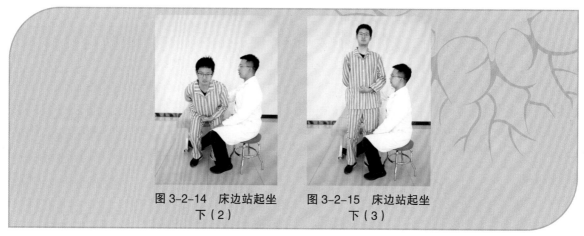

图3-2-14　床边站起坐下（2）　　图3-2-15　床边站起坐下（3）

[分析]

这是日常生活功能之一，是下肢和躯干的协同运动。

[注意]

·应用电视荧光检查显示健康个体从直立位缓慢前屈时，最初和最后的运动必定发生在髋关节。收紧下巴可以限制患者弯腰。

·治疗师坐患侧，必要时可一只手控制患侧肩部使向前移，另一只手控制患侧膝部辅助伸膝，双脚控制患足避免在站起过程中移动。

站位平衡训练

站位平衡训练要尽早开始，因为站位平衡功能是下肢训练的基础，站立可以提高腰肌功能，促进骨盆恢复正常的前倾角度和腰椎恢复正常的生理曲度，从而提高坐位平衡功能。

站位平衡训练的内容主要是站位的身体对线、躯干旋转和侧弯，可参照坐位平衡进行。开始可能需要治疗师帮助患者控制患侧下肢，患侧下肢能配合另一腿负重时要撤销辅助。站立取物涉及下肢负重功能，同时步行等对平衡的要求比站立取物要高得多，因此一般不训练站立取物。

蹲下站起：患者站立，令蹲下、站起。重复（图 3-2-16 ~ 图 3-2-18）。

［口令］

"蹲下，然后站起。"

"保持蹲着。"

"头向前拱就蹲住了！"

"手不要托地！"

［分析］

这是蹲下、站起的训练，目的是进一步提高患者独立管理大、小便的能力。

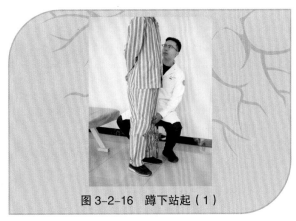

图 3-2-16　蹲下站起（1）

［注意］

·对初期的患者，可从练习在 15 ~ 20 cm 高的矮凳上站起、坐下开始，治疗师要坐患侧辅助控制肩和膝。

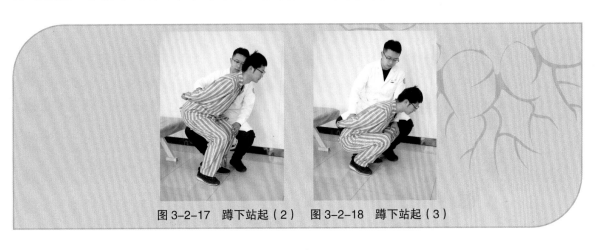

图 3-2-17　蹲下站起（2）　　图 3-2-18　蹲下站起（3）

患者站立，令步行。

［口令］

"好腿先迈步，开始走。"

"要挺腰抬头，不准向下看！"

"身体要敢于向患侧压！"

"好腿迈的步要尽量大一点！"

"要向正前方迈步！"

"要尽量屈膝！"

"要保证足跟先着地！"

［注意］

·步行时要着重对患腿迈步相的内容进行纠正。

·对早期患腿不能独立负重的患者可在身后扶持帮助行走，患腿支撑有一定能力后，可在患侧前方控制患者的肩部，帮助患者维持患腿支撑相的平衡。

·不提倡扶拐步行。因为扶拐会使患者弯腰、屈髋，非瘫痪侧手扶拐还会强化非瘫痪侧下肢负重。

·手背后有助于重心向患侧移。

令患者上楼、下楼。

［口令］

"好腿先迈步，上楼。"

"好腿先迈步，患腿屈膝，下楼。"

"要挺腰抬头，不准向下看！"

"不准弯腰，弯腰您的膝就不会屈了！"

"手不要抓栏杆！"

"不论上下，两个脚都不要放到同一个台阶上！"

［注意］

·治疗师可在患侧控制患肩，但要限制非瘫痪侧手的抓扶，如手背后。

·治疗师要密切注意患者对线，非瘫痪侧下肢下楼时要提醒患者患膝屈曲，这是保证安全的重要措施。

令患者跑步。

［口令］

"跑步。"

［分析］

跑步是检查前足支撑和蹬伸能力的有效方式，也是提高前足支撑和蹬伸能力的有效训练方法。

［注意］

·要紧跟患者，保证安全。

墙上写字：患者面向墙站立，并举起手用指头在墙上写字。

［口令］

"在墙上写……"

"胳膊要举高！"

"字要横平竖直！"

[分析]

这是肩上举时的作业训练，对提高肩维持姿势的能力和上肢的协调性均有价值。

[注意]

· 可根据情况选择书写的内容。早期也可把写字改为擦洗墙壁。

· 对手功能较好者，可用粉笔在黑板上写，但要注意必须举手。

· 利手和非利手均可做。

· 要多练，可作为家庭作业。

端物：令肩抗阻前屈，计时（图 3-2-19）。

[口令]

"端着这个沙袋，前屈胳膊，我给您计时。"

"胳膊往高抬。"

"好手放到腿上，不要向后倾身体！"

"要端平！"

"尽量伸直肘！"

"不错，您这次端了 1 min！"

[分析]

这是模拟端物训练。

[注意]

应使前臂旋后。

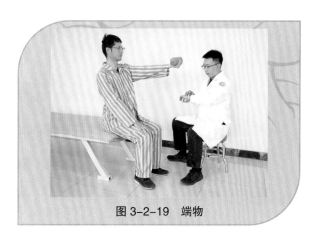

图 3-2-19　端物

揉大腿：患者坐位，令用手去揉自己的大腿。复位，重复（图 3-2-20、图 3-2-21）。

[口令]

"用手背去揉大腿，"

"要用力揉！"

"复位时您不准用力！"

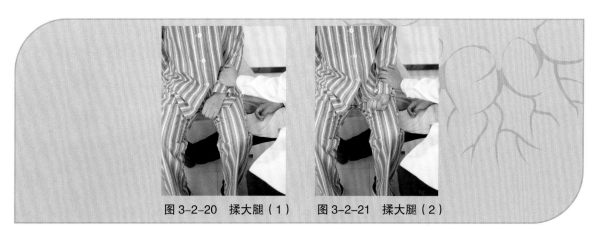

图 3-2-20　揉大腿（1）　　图 3-2-21　揉大腿（2）

[分析]

这是旋后的作业训练。

[注意]

治疗师要控制患手，或辅助，或施阻，同时帮助复位。

拧毛巾：患者坐位，令用手去拧毛巾。复位，重复。

[口令]

"患手向外拧毛巾。"

[分析]

这也是旋后的作业训练。

[注意]

作业时要保证患手旋后，另一只手起固定作用。

模拟捏：患者坐位，患手放腿上，手掌向上，令拇指依次去和其余四指相捏。放松，重复。

[口令]

"用力捏。"

[分析]

这是指头精确抓的训练，可以提高手内附肌的功能。

[注意]

治疗师要一只手保证指腹相对，另一只手捏拇指的指间关节和另一指的近侧指间关节，使二者靠近，这时患者感觉两指用力捏。

柱状抓：患者坐位，令患手去拿起一物体。放松，重复（图 3-2-22、图 3-2-23）。

[口令]

"先展开手，再去拿。"

"手腕要背伸！"

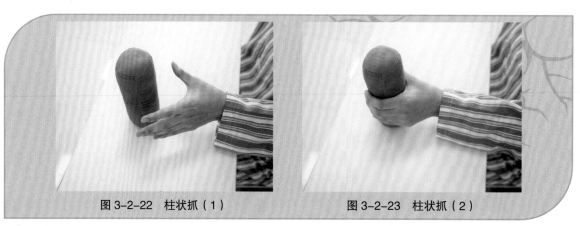

图 3-2-22　柱状抓（1）　　　　图 3-2-23　柱状抓（2）

[分析]

这是抓握的训练。

[注意]

·肩功能较差的患者，治疗师要在对于前臂处辅助控制。

·要随着功能的改善，不断调整物体的重量。

抗阻捏：患者坐位，令拇指依次去和其余四指捏一水瓶。放松，重复（图3-2-24～图3-2-26）。

[口令]

"用这两个指头把沙袋捏起。"

[分析]

这是"指头－指头"型精确抓的抗阻训练，目的是提高相关肌群的肌力。

[注意]

·治疗师要用手限制其他三指。

·可通过调整沙袋的重量或改变沙袋的粗细来改变难度，不同的手指，可用不同的重物。

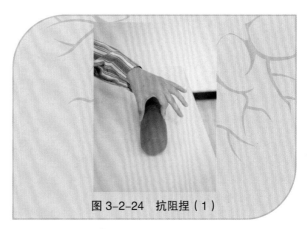

图 3-2-24　抗阻捏（1）

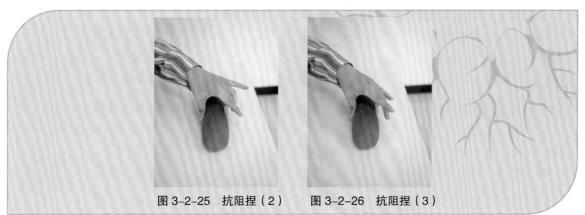

图 3-2-25　抗阻捏（2）　　图 3-2-26　抗阻捏（3）

精确捏：患者坐位，患手置桌上，令拇指依次去和其他指捏一小物体。复位，重复。

[口令]

"去捏起这颗豆，放到那里。"

"去捏起这粒大米，放到那里。"

"只允许两个指头去捏！"

[分析]

这是"指尖－指尖"型精确抓的训练。

[注意]

· 小物体可以是小石子、黄豆或大米。

· 治疗师必要时要限制其他三指。

触摸：患者站位，令患手去揉臀部。

[口令]

"用手掌去揉臀部。"

"用手背去揉下腰部。"

"不要弯腰！"

"手要用力去揉！"

[分析]

这是手的触摸训练，同时加强背后的作业能力，也可提高肩的功能。

[注意]

要限制用身体来代偿。

上肢的其他作业训练：进餐（包括利手的用匙、用筷和非利手的端碗）、洗脸、利手写字、系（解）扣、打（解）结、点钞等。

[要领]

用匙：桡侧三指要握紧，前臂旋后要充分，肩能稳定支撑并充分前屈，不能低头用嘴去找饭。

用筷：桡侧三指控制一支筷，使分开和夹紧，尺侧两指固定另一支筷不动，夹起东西后前臂能旋后，肩能稳定支撑并充分前屈，不能低头用嘴去找饭。

端碗：前臂能充分旋后使碗端平，肩和肘能提供足够长时间的稳定支撑。

洗脸：手指能充分伸直，肩能在一定弧度内协调屈伸，并为手提供适当的向脸的压力，不要用脸去搓手，也不要低头去够手。洗脸还有提高肩前屈位维持和手的触摸的作用。

利手写字：桡侧两指捏笔，其他三指提供支撑，手腕调节笔尖与纸的距离及笔尖的运动方向和速度，肩、肘与之配合。

患手系(解)扣：持扣眼与扣相套，拇指下拉扣眼，示、中指上推扣，完成系扣；拇指向下压扣，其余四指向同侧衣服，完成解扣。

打（解）结：包括拇指把绳向下塞或示指把绳向上塞，桡侧三指或两指把绳拉出。另一只手可提供固定。

利手点钞：两手固定钞票，利手的拇指向后搓动，并记数。

[注意]

· 上肢的作业训练提倡以小组的形式进行，这便于引入竞争，提高患者的兴趣。

· 功能障碍不一定是瘫痪，可能是运动技巧的错误。发展到目前，生物力学已经积累了很多关于运动规则的研究，贯彻这些运动规则，抑制患者错误的做法，技巧再塑可以即刻提高患者的功能。

第三节 心理再塑

行为心理学的一个基本观点就是行为是心理的反映，通过行为可以解读患者的心理。同理，面对瘫痪患者，首先要强调这是一个有心理的人，瘫痪之后的功能输出，不仅是生物力学规律的再现和神经肌肉功能的表达，还是患者尝试和恐惧的矛盾运动的表达。这种尝试代表了患者追求功能恢复、追求生活自理的积极的一面，这种心理会在功能障碍早期占据主导，给我们留下的印象是患者太过鲁莽。如果患者的尝试没有获得成功感，或者患者在患病前就知道这种问题会导致不以人的意志为转移的功能障碍，那么患者最终会走向恐惧，甚至沮丧，在行为上表现为过度保护，从生物力学的角度可能研判为技巧错误，但技巧再塑强调的是行为的改造。本节强调的是心理再塑。

心理再塑要求第一次接触患者就要识别患者存在的心理障碍，即分析其行为中过度保护的成分，要鼓励患者去尝试，在患者尝试中读懂患者的心理。

第一次接触患者就要设计安全的环境，并要向患者讲解安全设计的原理。例如告诉患者：我坐到你的患侧就会保证你的安全，因为你不可能往健侧倒，即便倒的话，你的健侧手也会通过扶持保证安全；你往后倒的话，我这只手会帮你保持平衡，你往前倒的话，我另一只手会把你扶住。因此你要听我的口令，大胆去完成任务。

假设患者有推拒综合征，或者患者坐位平衡很差，治疗师要在患者背后设置一个助手。如果患者是截瘫，可能对侧也需要有一个助手，并且要向助手讲解在训练过程中他们的具体任务。

在保证安全之后，治疗师要在第一次接触患者时评估每个动作的必要性和可行性，即这个动作是否符合我们前面讲解的科学原理。如果是在评估的基础上选择的动作，具有必要性，就要让患者尝试完成，来评估患者执行动作的可行性。首先要尽可能地限制代偿，其次要降低难度，比如增加床的高度，让患者独立站起（实际上这相当于降低了动作的前负荷）。也可以通过向患者提供辅助，即治疗师通过手法帮助患者完成（实际上这相当于降低了后负荷）。首先，要注意治疗师的辅助和患者的代偿是两个性质不同的行为，辅助完成的时空顺序是正确的，代偿的时空顺序是错误的。其次，对于辅助，治疗师可以根据患者的情况随时撤除，但代偿会强化错误，强化患者对环境的依赖，最后使患者适应环境的能力受限。因此第一次接触，我们应该尽快让患者获得成功感，可以辅助，但不能代偿。

对恐惧最有效的心理治疗是脱敏疗法。在第一次训练患者获得成功感之后，要保持持续的安全环境的设计，要持续让患者重复这种成功感，这就是脱敏，即成功感重复多次之后，患者会自动淡化恐惧。但要让患者走出沮丧，需要不断地减少辅助，并增加作业的难度，让患者获得更多的功能。例如，患者由侧卧位坐起到坐位平衡，再到床边站起、站位平衡、步行、上下斜坡、上下楼梯、蹲下站起、跑步等。

在实施脱敏疗法的过程中，除了让患者获得持续的成功感，对一些瘫痪严重的患者来说，找到榜样也是重要的。周围功能类似的病人的成功案例，会鼓励患者跟着治疗师完成功能再塑和心理再塑。

第四节　体能再塑

体能可以看作是身体其他系统支持运动系统执行运动任务的能力，可分为肌骨系统体能和支持系统体能。体能问题在瘫痪患者中间普遍存在，但又被普遍忽视，比如，导致肌骨系统体能降低的肌少症、骨质疏松未被神经康复重视。支持系统体能包括神经、心理、心肺、营养、内分泌、消化、肝肾、应激、并发症都会影响运动，但临床重视的是神经，其他如心肺、营养、内分泌、消化、肝肾、应激、疼痛等并未强调其与运动的关系。

一、肌少症

肌少症是指增龄导致的骨骼肌体积的萎缩和脂肪化、肌肉力量的下降、肌肉及其附属结构的强度下降。在瘫痪患者身上，一些患者可能因为老年，本身就存在着肌少症，且瘫痪导致的运动减少特别是速度、力量和技巧类运动的大幅减少，会诱导或加重肌少症。例如，研究发现，瘫痪24 h就可观察到肌肉质量的减少；在瘫痪患者身上，因肌少症导致的肌筋膜、肌腱、韧带的强度下降也是普遍存在的，代表疾病就是卒中后肩痛，实际上这是发生于卒中之后的肩袖损伤，肩袖损伤预示着肌腱的断裂，同时往往还伴发腱鞘炎、韧带的损伤、盂唇的损伤。因此，肌少症是瘫痪患者常见的影响运动功能恢复的问题。

从临床角度出发，肌少症目前的评估存在障碍，双能X线测定可能更多用于科研，握力测定可能存在着以偏概全。务实的方法可能是临床调查。比如年龄，70岁以上的老年人普遍存在着肌少症；骨骼肌无氧运动的生活史，如果患者长期缺乏骨骼肌的无氧运动，肌少症的可能性非常大；瘫痪和制动的时间，瘫痪和制动都会影响个体从事骨骼肌的无氧运动，1天以上就可以诱发肌肉的萎缩；氮的负平衡，如果患者疾病之后就处于氮的负平衡，有消耗性疾病病史，能量摄入不足（比如管饲饮食），体重进行性下降，都提示患者存在肌少症；肌骨损伤史，如骨关节病史、肩袖损伤史；MR发现肌肉脂肪化。这些都提示患者的运动功能障碍可能与肌少症导致的体能下降相关。

肌少症是一个全身性疾病，肌少症发生时全身所有的肌肉都萎缩了。肌少症不是肌纤维数量的减少，而是肌纤维体积的减小，从细胞生物学的角度来看，肌纤维体积的减小主要包括两个方面：细胞器的减少（如线粒体、核糖体）和分子的减少（如肌糖原、蛋白质）。因此，肌少症的治疗除了要保证氮的正平衡，给予全身骨骼肌，特别是全身长肌无氧运动是必需的，因为无氧运动能增加骨骼肌细胞器的数量和分子的数量，这对普通人都是一个难题，对瘫痪患者更是挑战。在神经再塑一节介绍的无氧训练的方法是改善肌少症的基本方法。

二、骨质疏松症

骨质疏松症是一个形态学的疾病，但形态学改变的背后是钙代谢的紊乱。钙是构建骨骼的重要原材料，是实现肌腱、韧带、关节囊、椎间盘与骨连接的元素，是细胞内重要的第二信使，是肌肉的兴奋—收缩耦联，是线粒体生产标准能源和核糖体合成蛋白质的重要介质；因此钙代谢的背后是所有细胞的代谢，这些代谢对机体的影响可能要比钙库的钙减少更重要。抗骨质疏松使用骨健康补充剂，从营养学的角度更好理解，但要逆转骨质的丢失还必须有两个附加条件：一是调节化学信号，比如二磷酸盐、降钙素、甲状旁腺激素、活性维生素 D；二是调整机体的代谢状态，使钙元素在身体内的需求旺盛才能促进钙的吸收，抑制钙从肾脏的流失。

骨质疏松症的诊断依赖骨密度和脆性骨折病史。骨密度的检测使用双能 X 线吸收检测法，脆性骨折的病史可以通过病史采集，但要强调所谓脆性骨折就是指日常生活活动导致的骨折，比如冬天在雪地里滑了一跤就导致骨折。脆性骨折还可以通过脊柱 X 线片发现压缩性骨折来判断，比如椎体楔形变的变形率大于 20%，或者椎体与其邻近上一椎体后高相比薄了 20%，都提示压缩性骨折，排除暴力损伤史后，这也是一种脆性骨折。

骨质疏松除了应用骨健康补充剂和抗骨质疏松药物，通过有氧运动来抗骨质疏松也是需要强调的。具体的方法同锥体系训练，基本机制在于有氧运动可以提高心脏的每搏输出量，从而使组织液回流的后负荷下降，而组织液流速的增加会刺激骨细胞逆转骨钙的流失。具体的意义在于把机体调到高代谢水平，可以使细胞内的钙元素不至于进入组织间隙形成异位钙化；可以使肾小管重吸收钙增加，不至于通过尿排出形成泌尿系结石；可以丰富成骨细胞的力学刺激，兴奋成骨细胞，使成骨超过破骨。

三、疼痛

疼痛会导致运动功能障碍，但疼痛诊断需要具备 3 个层面内容，可能才会对患者的问题有个比较全面的认识。第一个层面就是排除患者的疼痛是骨折、肿瘤、感染、风湿、血管疾病、内脏疾病所致，也就是被康复临床强调的红旗示警病变，这些问题有相应的专业处理，康复医师需要转诊；第二个层面需要评估患者是否有性激素水平下降、躯体化障碍、骨质疏松症、肌少症，这些问题导致的疼痛没有特征，很可能是患者疼痛的背景性疾病，处理这些背景性疾病有助于患者疼痛的缓解，特别有助于远期疗效；第三个层面需要用神经兴奋模型定位患者的疼痛，以确定患者疼痛是末梢伤害感受器疼痛，神经干疼痛，神经根疼痛，脊髓节段疼痛，还是脊上中枢疼痛。

对于第二个层面的问题要积极处理。比如启用雌激素替代治疗、抗抑郁抗焦虑、抗骨质疏松、无氧训练等。对于第三个层面，末梢伤害感受器疼痛要通过无氧训练来改善局部成纤维细胞的功能，以提高患者的修复能力；要通过处理矢量集中点和有氧运动，来改善筋膜传递信息、传递能量的能力；可以应用离子通道阻滞剂、局部阻滞等来缓解患者的疼痛。神经根干疼痛可以通过提高神经卡压位点肌肉的功能来实现对神经的保护，必要时需要骨科手术干预。脊髓节段疼痛可进行脊髓节段阻滞治疗。脊上中枢疼痛需进行抗焦虑抗抑郁治疗。

四、提高心功能和心健康

心功能不全是瘫痪患者常见的并发症，心功能不全的康复包括三方面的措施：一是降低前负荷，即要限制静脉输液，限制患者水的摄入，使用利尿剂；二是降低后负荷，可以使用血管扩张剂，但扩血管的方法可以导致血压下降，临床并不把血管扩张剂当作心力衰竭的常规用药；三是强心，临床常用洋地黄制剂。在这三方面措施中，循证医学最推荐的是利尿剂。从康复的角度来看，扩血管和强心也可以作为心衰康复的靶点。最有效的强心药并不是洋地黄，肾上腺素是心博骤停时的急救药品，是最有效的强心药，有氧运动可以使肾上腺产生大量的肾上腺素，提供内源性肾上腺素是心力衰竭康复的重要接口。同时有氧运动可使血流加速，从而使动脉内皮产生更多的 NO，NO 是最有效的扩血管药物（心肌梗死急救药品硝酸甘油就是提供外源性的 NO）。

心健康下降可以导致水肿，特别是下肢水肿，特点是晨起水肿缓解，下垂到下午后，水肿开始加重。严重者表现为典型的静脉水肿，即水肿并伴水肿区域皮肤的色素沉着。但这些患者不一定有深静脉血栓形成，心力衰竭标志物也在正常范围之内。有氧运动是提高心健康水平的首选方法，可以通过内源性肾上腺素来实现提高心健康水平。

在使用有氧运动进行心脏康复时，患者可能出现喘气，可让患者休息下来，并通过刺激颅神经来帮助患者平喘。十二对颅神经中除了嗅神经和视神经的神经元不在脑干，其他神经的神经元均在脑干，或者说脑干是大多数颅神经的下级中枢，脑干从上往下分为中脑、脑桥和延髓3部分，颅神经核团也大致是从上往下分布，动眼神经、滑车神经的核团大致在中脑，5～8对颅神经的核团大致在脑桥，剩下的挤在延髓。当然，真正的界限并不是泾渭分明的。比如三叉神经核团从中脑到颈髓都有分布。如此详述是因为临床再次应用了通过刺激邻居来影响主体的原理。也就是说，喘气预示着患者的迷走神经等副交感神经受到抑制，通过用电扇吹脸就可以刺激三叉神经，三叉神经核团接收到刺激就可以影响其他颅神经核团。比如兴奋迷走神经核团。因此电扇吹脸这么看起来荒谬的措施竟然在肺康复中有循证医学证据。颅神经刺激是临床常用的调节颅神经本身、调节应激、改善内脏功能的方法，具体措施包括电扇吹脸、冷水擦脸、膏药温熨主要刺激三叉神经；眼球追视训练主要刺激动眼神经、滑车神经、发展神经；发音训练（吸气然后呼气发尽可能长的"O"音，气体呼完时再发"ha"音）、咳嗽、漱口训练刺激舌咽神经、舌下神经、副神经；掏耳朵刺激迷走神经；吐舌头训练刺激舌下神经。

五、肺康复

患者有慢阻肺病史、肺间质病变史、肺切除病史，或者本次疾病导致坠积性肺炎，甚至因呼吸功能衰竭致气管切开，都有可能因肺功能衰竭或肺健康下降，致使机体供氧和排出 CO_2 功能障碍，从而影响骨骼肌的功能，表现为肺支持的体能下降。

要提高肺的功能，需要从肺通气和肺换气两方面来着手。

1. 提高肺通气

首先要提高呼吸肌群的功能，要降低呼吸的前负荷和后负荷。提高呼吸肌群的功能包括提高呼吸稳定肌和主动肌的功能。稳定肌主要是肩胛带肌和头颈肌，可以通过这些肌肉的无氧训练来实现，对于存在矢量集中点硬化的患者，要给予手法的处理。呼吸的主动肌主要包括膈肌、肋间肌和腹肌，要通过心肌的有氧运动增加主动肌的负荷来实现，可以配合闭口呼吸训练、单鼻呼吸训练等方法来加强。如果在有氧运动的过程中，突发呼吸窘迫，要及时停止，通过刺激颅神经来缓解患者的呼吸窘迫，当呼吸窘迫解除之后可以再次给予有氧运动，以增加膈肌等呼吸肌的功能。

其次要改善气道痉挛，可以吸入一些交感神经兴奋剂，也可以通过闭口呼吸的有氧运动，来增加呼吸道合成 NO 的能力，NO 有很好的扩张支气管的作用。

2. 改善肺换气

首先要控制肺部感染，抗生素的使用是第一位的，但很多患者可能是多重耐药菌感染，缺乏敏感抗生素，此时调应激，特别是让患者在夜间能够进入副交感神经兴奋状态，有助于提升患者的免疫力，原则就是白天让患者多动，夜间保证患者睡眠。

其次要控制患者的痰液，比如控制病室的温度、湿度，以降低寒冷、高温、干燥对呼吸道黏膜的刺激，湿式清扫以减少灰尘对杯状细胞的刺激。对于黏痰可以使用化痰药稀释痰液以利排出，但痰液稀薄的患者要限制化痰药和气道湿化的使用。促进排痰最重要的是保持患者直立位，这种体位有助于纤毛发挥排痰作用。体外振动排痰和拍背也有一定的作用。低钠低氯血症、低蛋白血症也可以加剧肺水肿，要积极纠正；考虑过敏时，要积极抗过敏治疗。

六、贫血的纠正

贫血可以降低对患者骨骼肌的供氧能力，从而使患者的运动功能下降。但贫血的原因是复杂的，往往需要血液科会诊。具体诊疗措施以会诊意见为准。

运动可以向骨骼输入力学刺激，丰富的力学刺激有助于提升成骨细胞的功能，成骨细胞和造血干细胞相关联，也就是说力学刺激也可以提升造血干细胞的功能。实际上，运动使机体耗氧增加，也可以反射性地提升造血干细胞的功能。因此，对于贫血的瘫痪患者，很多时候可能不应该限制运动（运动性溶血除外），相反，运动有助于改善慢性贫血。

七、营养

营养素对运动的意义如前所述，有条件的话，应该请营养科会诊，对患者的营养状况作出评估，并提供专业的干预措施。但无论是否请营养科会诊，康复医师都应该认识到营养的意义，并关注患者营养上的一些问题。营养学提供了一种从元素到功能的思维方式，这种方式需要康复医学高度关注。

碳架是人体物质架构的基础和能量的基础，碳元素的摄入不足，首先会表现为能量的负平衡，很快就会表现出消瘦等物质的负平衡。为人体提供碳的营养素主要是碳水化合物，因此，碳水化合物是临床首先要关注的。吞咽障碍和意识障碍的患者都存在着碳水化合物摄入不足的风险，要通过体重（或外观上的消瘦）、摄入食物的热值、患者的血浆蛋白水平等来判断碳水化合物的摄入是否能满足身体的代谢需求。对于管饲患者，由于入量受到限制，要充分发挥脂肪的热值高的优点，不应该受脑血管病患者需要低盐低脂饮食的惯性束缚。同时要注意人体必须每天获得50～100 g糖类物质，否则脂肪代谢产生大量酮体不能完全氧化，会引起酮病、钠离子和水的丢失。糖尿病、高甘油三酯血症、代谢综合征多提示碳水化合物摄入过多，需要限制碳水化合物的摄入。对于糖尿病又合并能量负平衡的患者，要在补充能量的同时使用胰岛素，以避免摄入的糖导致血糖升高。口服碳水化合物补充能量时应尽量选择淀粉，单糖和双糖不宜超过14%，避免食物的升糖指数升高。

氮是蛋白质、多肽、核酸、脱氧核糖核酸等大分子物质构成的必需元素，这些物质对生命的意义毋庸置疑。氮元素的缺乏会导致机体功能的全面下降，氮元素的不足可能是摄入氮的量不够，可能是蛋白质作为供能物质被过度消耗，也可能是肝脏合成蛋白质的能力下降或经过肾脏丢失蛋白所致。因此需要评估之后才能找到氮元素不足的原因。对于吞咽障碍患者，能量摄入不足是负氮平衡的常见原因，要补足能量才能纠正负氮平衡。特别是对于肾功能衰竭的患者，补充氮元素可能会增加肾脏的负荷。

氧元素可以通过食物和空气摄入人体。水是人体摄入氢元素和氧元素的重要途径，同时也是人体的溶剂，绝大多数生化反应都在水溶液中进行，因此，临床需要特别关注水的入量和出量，脱水和水潴留都是需要及时处理的问题。

以上三大元素加上氢元素是人体的主要元素，这些元素的缺乏会导致骨骼肌萎缩，神经功能异常，必然会影响运动。

人体的常量元素包括钙、磷、镁、钾、钠、硫、氯，这些元素因生理功能重要已被临床广泛重视，有些可以通过血浆水平来评估。如临床非常重视的电解质，有些需要评估其在体内的库存，再如钙的不足需要通过骨质疏松来确诊。除了高钾临床常见，其他元素多以不足为常见，对于骨质疏松和电解质紊乱都需要临床及时纠正。

微量元素如铁、碘、锌、硒、铜等也都有特定的功能。铁是合成血红蛋白、肌红蛋白和细胞色素 C 的元素，碘是合成甲状腺素的元素，两者缺乏都会影响能量代谢。对于微量元素和维生素可以常规给予 21- 金维他等复方制剂短期内纠正。

营养问题常见于进食困难的重症患者，这些患者还存在膳食纤维摄入不足，或者长期使用抗生素，这些都会导致肠道的菌群失调。肠道细菌是人体合成五羟色胺的主要场所，肠道菌群失调会导致包括运动在内的很多方面功能紊乱，需要临床重视。不能进食的患者要补充益生菌（禁食除外），能够经口进食时要在补充益生菌的同时补充适量的膳食纤维。

八、消化康复

营养素可以经肠外渠道补充，但这是一个非正常状态，只可以短期使用，经消化道为患者补充营养是必需的。消化道的功能障碍会影响患者摄食，最常见的问题是吞咽障碍和急性胃肠功能损伤。

（一）吞咽

吞咽是一个感觉、运动依次发生，完成将食物从口腔到胃内的转移，同时保护气道的过程。可分为口准备阶段、口阶段、咽阶段和食管阶段。

口准备阶段的主要任务是张口接纳食物，把食物转换成食团，避免食物从口角流出或提前跨过舌根进入咽部。张口是翼外肌收缩和重力共同作用的结果，闭口是咬肌、颞肌、翼内肌共同作用的结果。例如食物为液体通常保存于舌和硬腭前部之间，此时唇闭紧、颊贴齿以防漏出。例如较硬的食物或有较硬的成分，则需咀嚼，此时牙龈和硬腭的三叉神经感受器感知温度、柔韧性和压力，并据此使关闭下颌的颊肌、颞肌收缩—松弛，在舌和颊的配合下，将食物反复地送入和推出磨牙之间，咀嚼形成食团（图 3-4-1）。

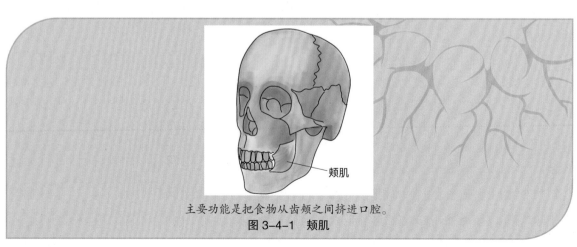

主要功能是把食物从齿颊之间挤进口腔。
图 3-4-1　颊肌

口阶段是舌后退推进食团向后运动到进入咽部之前的过程。食团一旦形成，舌即抬高，把口腔前部阻塞，并推动食团向后至咽部，咽腭弓收缩产生向内动作，以使食团通过舌根部，腭肌协助抬高软腭，并把鼻腔堵塞。口准备阶段和口阶段是随意阶段。

咽阶段是舌根继续收缩推动食团向后，继而咽缩肌接替舌根的收缩将食团送入食管的过程，为非随意阶段。其生物力学特征为：舌骨前上运动，喉部提升，使喉的入口关闭（包括声带关闭，喉前庭关闭，会厌向后反折），舌继续推进收缩，食管上括约肌（也称环咽肌）打开，咽缩肌顺序收缩推动食团或液体向下并清除食物残渣。喉口的关闭、环咽肌的打开和咽缩肌的蠕动都与舌骨的运动密切相关。因此，这些结构又被称为舌骨 – 喉复合体。虽然吞咽的咽阶段是一个非随意阶段，但舌骨的运动是随意的，康复就可以利用舌骨的运动训练来达到非随意内容的训练。

食管阶段是咽缩肌的收缩和食团的重力推动其进入食管，并刺激食管产生蠕动波，后者使食团通过贲门进入胃。

吞咽的基本特征可总结如下：实现并维持对食团的控制；通过产生不同的压力，维持食团尽快通过咽部；最大限度缩短呼吸暂停时间；防止食物或液体挤入鼻咽部或喉部；防止食管排空过程中胃内容物反流；消除咽部和食管内食物残渣。

下颌舌骨肌等吞咽肌的神经支配为双侧支配。

1. 基本成分

（1）口准备阶段

①能按需张口、闭口并保持口腔湿润。

②口轮匝肌、颊肌、颏肌能控制食物在口腔。

③能切割和磨碎食物。

④舌能按需"搅拌"食物。

（2）口阶段

①舌能抬高并把食团往后送入咽腔。

②软腭能为食团通过开放通道，并关闭鼻 – 咽连接。

③口腔感觉正常，能诱发食欲并启动正常的吞咽触发。

④进食时，软腭上抬关闭鼻咽腔，会厌下压关闭喉口，阻断气流通道，保证食团不进入鼻腔和气管。会厌下压耦联舌骨上抬，被称为舌骨 – 喉复合体。

（3）咽阶段

①会厌、声带能适时关闭喉口。

②环咽肌能适时开放食道入口使食团顺利通过。

③舌骨 – 喉复合体能使食团顺利通过咽喉，并保证无食物残留（图 3-4-2）。

（4）食管阶段

贲门括约肌能适开放和闭合。

2. 吞咽障碍的分析

以患者的临床表现和影像学特征（如电视透视检查）为基础进行生物力学分析。

（1）口准备阶段

①关闭下颌的肌群痉挛或翼外肌瘫痪致张口困难；张口呼吸等致口干、食团形成困难。

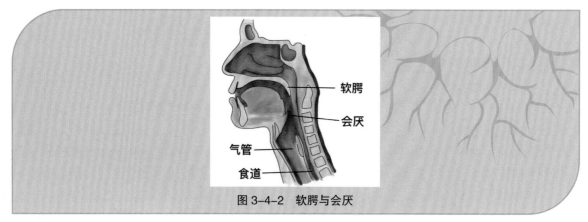

图 3-4-2 软腭与会厌

②口轮匝肌、颊肌瘫痪表现为流涎、液体或食物从口角漏出、固体食物残留于颊齿之间。

③咀嚼肌瘫痪表现为关闭下颌困难、食物切割、磨碎困难，食团形成困难。

（2）口阶段

①舌肌、舌骨肌瘫痪表现为舌运动差、舌根音不能、发 r 音困难、食物滞留口腔、进食缓慢、构音障碍、吞咽前咳嗽、连续吞咽、仰头吞咽。

②腭肌瘫痪表现为鼻反流、鼻音重、鼻音化、腭反射减弱。

③口腔感觉异常表现为口感差、厌食、吞咽的触发延迟或减弱。

（3）咽阶段

①会厌、声带瘫痪表现为吞咽时呛咳、唾液积聚口中、不能发声、声音嘶哑、肺炎、沉默性误吸。

②环咽肌瘫痪表现为哽噎感。

③舌骨–喉复合体功能异常表现为咽下无力、自主咳嗽减弱或消失、多次吞咽、清嗓、湿性音质、喉上抬差。

（4）食管阶段

贲门括约肌功能异常表现为食物反流、仰卧位非进食时出现咳嗽。

以上不同阶段的吞咽障碍，可在功能分析的基础上，进行吞咽造影检查，以进一步做出更明确的障碍判断。

3. 吞咽的训练

张口困难，如果被动张口阻力大，可在颞部、咬肌、颊肌、K 点（上、下后磨牙间的口颊内面）等处轻柔按摩，并令患者放松，慢慢张口；否则，考虑开下颌肌瘫痪，可经上关穴针刺翼外肌，促进开下颌功能的恢复；张口呼吸者如能坐要尽量坐，必须卧床时可在其口裂上覆盖一块浸水的敷料，进食前要湿润口腔；良好的口腔护理是改善吞咽的重要一环；口感觉差的患者可以用酸、冰刺激来改善；胃内容物反流患者禁止在进食后 30 min 内平卧，建议通过运动促进胃排空，如散步，卧位蹬腿等。

（1）面肌的训练

对相应面瘫肌群进行增加初长度的无氧运动训练，可使这些肌肉分泌更多的神经营养因子，从而诱导受损神经的再塑。

口轮匝肌的无氧运动：治疗师拉长患侧的口轮匝肌，或把口轮匝肌向健侧牵拉以抑制健侧的口轮匝肌并增加患侧口轮匝肌的初长度（图 3-4-3），然后嘱患者闭口或发"爸爸"这个音（图 3-4-4），重复至口轮匝肌酸困。

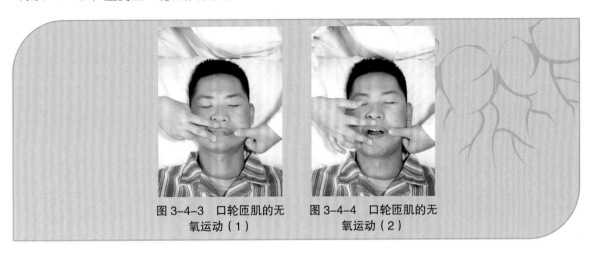

图 3-4-3　口轮匝肌的无氧运动（1）　　图 3-4-4　口轮匝肌的无氧运动（2）

提上唇肌的无氧运动：治疗师分别固定提上唇肌的起止点，然后拉长该肌肉（图 3-4-5），嘱患者对抗治疗师的手龇牙（图 3-4-6），复位，重复至提上唇肌酸困。

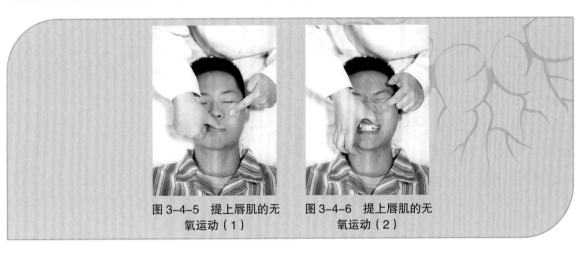

图 3-4-5　提上唇肌的无氧运动（1）　　图 3-4-6　提上唇肌的无氧运动（2）

提上唇鼻翼肌的无氧运动：治疗师分别固定提上唇鼻翼肌的起止点，然后拉长该肌肉（图 3-4-7），嘱患者对抗治疗师的手龇牙耸鼻（图 3-4-8），复位，重复至提上唇鼻翼肌酸困。

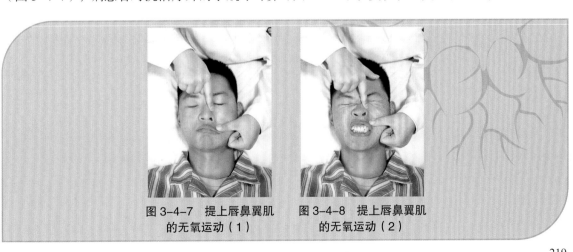

图 3-4-7　提上唇鼻翼肌的无氧运动（1）　　图 3-4-8　提上唇鼻翼肌的无氧运动（2）

降下唇肌的无氧运动：治疗师分别固定降下唇肌的起止点，然后拉长该肌肉（图 3-4-9），嘱患者对抗治疗师的手龇牙（图 3-4-10），复位，重复至降下唇肌酸困。

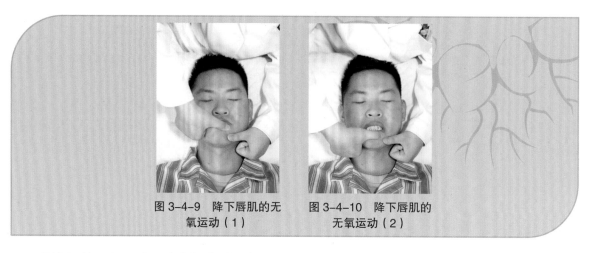

图 3-4-9　降下唇肌的无氧运动（1）　　图 3-4-10　降下唇肌的无氧运动（2）

颧小肌的无氧运动：治疗师分别固定颧小肌的起止点，然后拉长该肌肉（图 3-4-11），嘱患者对抗治疗师的手向外上方提口角（图 3-4-12），复位，重复至颧小肌酸困。

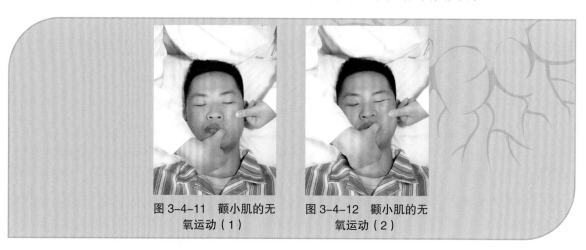

图 3-4-11　颧小肌的无氧运动（1）　　图 3-4-12　颧小肌的无氧运动（2）

提口角肌的无氧运动：治疗师分别固定提口角肌的起止点，然后拉长该肌肉（图 3-4-13），嘱患者对抗治疗师的手向上提口角（图 3-4-14），复位，重复至提口角肌酸困。

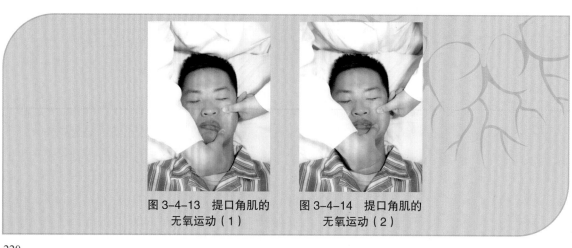

图 3-4-13　提口角肌的无氧运动（1）　　图 3-4-14　提口角肌的无氧运动（2）

颧大肌的无氧运动：治疗师分别固定颧大肌的起止点，然后拉长该肌肉（图 3-4-15），嘱患者对抗治疗师的手向外上方提口角（图 3-4-16），复位，重复至颧大肌酸困。

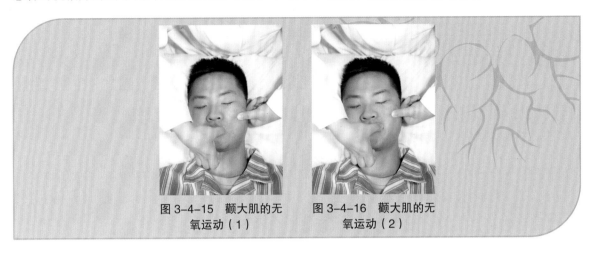

图 3-4-15　颧大肌的无　　　　图 3-4-16　颧大肌的无
氧运动（1）　　　　　　　氧运动（2）

笑肌的无氧运动：治疗师分别固定笑肌的起止点，然后拉长该肌肉（图 3-4-17），嘱患者对抗治疗师的手向后方拉口角（图 3-4-18），复位，重复至笑肌酸困。

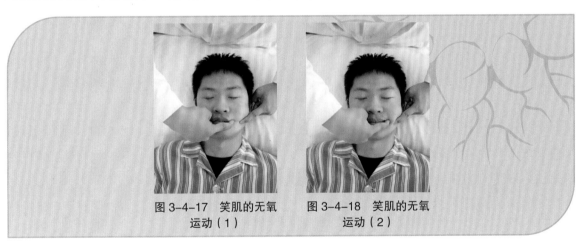

图 3-4-17　笑肌的无氧　　　　图 3-4-18　笑肌的无氧
运动（1）　　　　　　　　运动（2）

降口角肌的无氧运动：治疗师分别固定降口角肌的起止点，然后拉长该肌肉（图 3-4-19），嘱患者对抗治疗师的手向下降口角（图 3-4-20），复位，重复至降口角肌酸困。

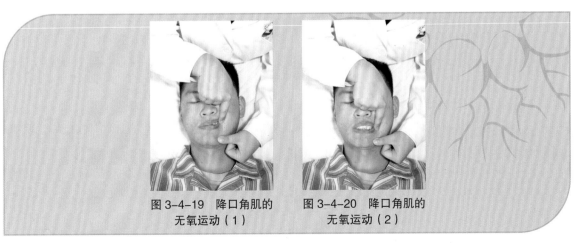

图 3-4-19　降口角肌的　　　　图 3-4-20　降口角肌的
无氧运动（1）　　　　　　　无氧运动（2）

颊肌的无氧运动：治疗师把一把勺子塞到患者的颊齿之间，用勺子的底把患者的颊部向外拉，以增加颊肌的初长度（图3-4-21），嘱患者对抗勺子吸吮（图3-4-22），复位，重复至颊肌酸困。

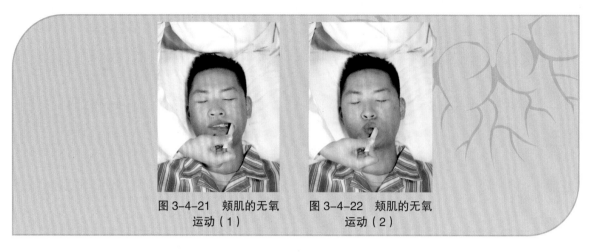

图3-4-21 颊肌的无氧
运动（1）

图3-4-22 颊肌的无氧
运动（2）

眼轮匝肌睑部的无氧运动：治疗师分别固定眼轮匝肌睑部的起止点，然后拉长该肌肉（图3-4-23），嘱患者对抗治疗师的手闭眼（图3-4-24），复位，重复至眼轮匝肌酸困。

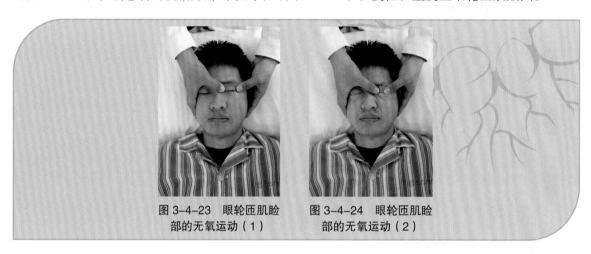

图3-4-23 眼轮匝肌睑
部的无氧运动（1）

图3-4-24 眼轮匝肌睑
部的无氧运动（2）

眼轮匝肌眶部的无氧运动：治疗师从中间把眼轮匝肌眶部提起，拉长该肌肉（图3-4-25），嘱患者对抗治疗师的手闭眼（图3-4-26），复位，重复至眼轮匝肌酸困。上下眼睑均进行。

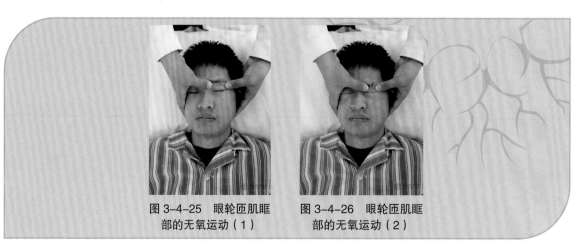

图3-4-25 眼轮匝肌眶
部的无氧运动（1）

图3-4-26 眼轮匝肌眶
部的无氧运动（2）

　　皱眉肌的无氧运动：治疗师分别固定皱眉肌的起止点，然后拉长该肌肉（图3-4-27），嘱患者对抗治疗师的手皱眉（图3-4-28），复位，重复至皱眉肌酸困。

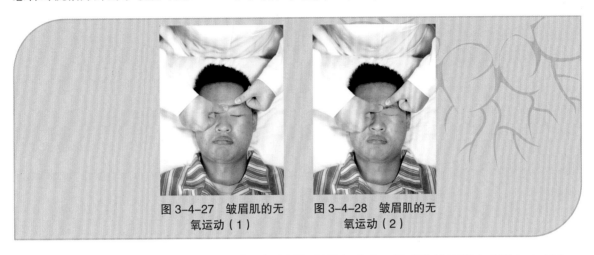

图3-4-27　皱眉肌的无
氧运动（1）　　　　图3-4-28　皱眉肌的无
　　　　　　　　　　氧运动（2）

　　降眉间肌的无氧运动：治疗师分别固定降眉间肌的起止点，然后拉长该肌肉（图3-4-29），嘱患者对抗治疗师的手皱眉（图3-4-30），复位，重复至降眉间肌酸困。

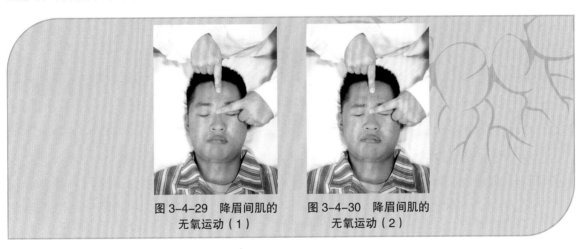

图3-4-29　降眉间肌的
无氧运动（1）　　　图3-4-30　降眉间肌的
　　　　　　　　　　无氧运动（2）

　　额肌的无氧运动：治疗师分别固定额肌的起止点，然后拉长该肌肉（图3-4-31），嘱患者对抗治疗师的手蹙额（图3-4-32），复位，重复至额肌酸困。

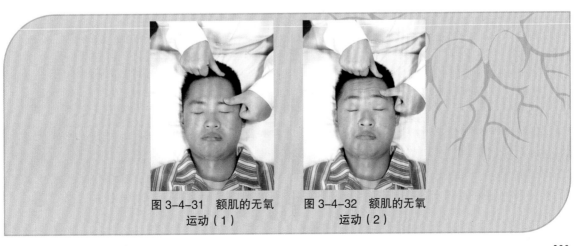

图3-4-31　额肌的无氧
运动（1）　　　　　图3-4-32　额肌的无氧
　　　　　　　　　　运动（2）

（2）舌肌的训练

舌肌可先用冰按摩瘫痪侧，方法是用冰水浸泡过的勺柄去按摩舌肌（图3-4-33）。舌肌的训练可通过舌尖前音、舌尖中音、舌尖后音、舌面前音等相应音节的训练进行，尤其是舌面前音对训练抬舌封堵口腔前部有价值。

（3）软腭、咽喉、舌骨、会厌的训练

通过舌根音的训练，特别是日本假名的训练，可以强化舌骨-喉复合体的功能，只是注意发音时头要前伸。

舌骨-喉复合体的肌肉多通过反射性运动来工作，牵伸每一块肌肉以促进牵张反射的恢复也是一种方法。在牵伸的基础上嘱患者对抗治疗师的手，就可以转化为一个主动的训练，快速重复至肌肉酸困，可实现相应肌肉的无氧运动，无氧运动可促进吞咽肌群分泌诱导神经再塑的神经营养因子。

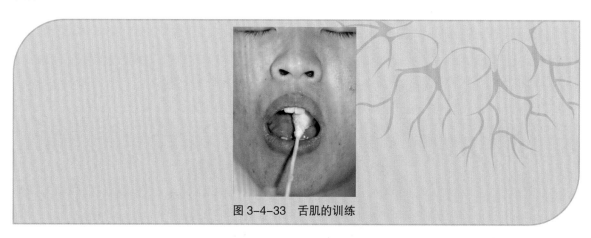

图3-4-33　舌肌的训练

下颌舌骨肌的牵伸及无氧训练：患者仰卧位仰头，治疗师一只手固定舌骨，另一只手固定下颌（图3-4-34），两手同时反向施力，将舌骨向左或右推至最大范围（图3-4-35），并维持6 s，6次一组。若患者能够配合，嘱其对抗治疗师推舌骨的手指把舌骨拉回中央，重复至下颌舌骨肌酸困，双侧进行。

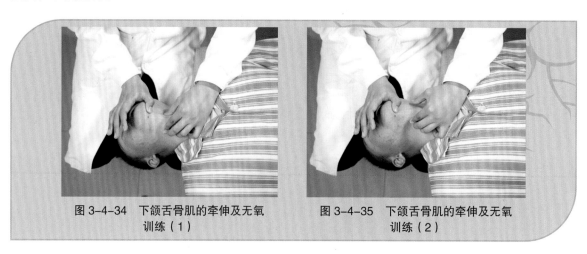

图3-4-34　下颌舌骨肌的牵伸及无氧　　　　图3-4-35　下颌舌骨肌的牵伸及无氧
　　　　　　　训练（1）　　　　　　　　　　　　　　　训练（2）

　　茎突舌骨肌的牵伸及无氧训练：患者仰卧位，治疗师一只手固定乳突，另一只手推舌骨向对侧至最大范围，同时令患者向对侧转头（后脑勺）（图 3-4-36），并维持 6 s，6 次一组。如患者能够配合，嘱对抗治疗师推舌骨的手指把舌骨拉回中央，重复至茎突舌骨肌酸困，双侧进行。

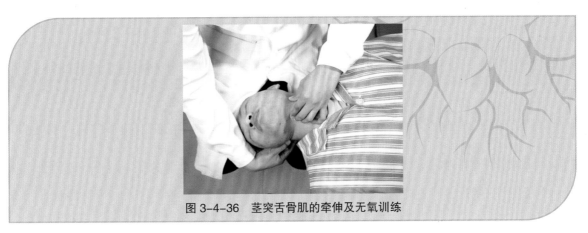

图 3-4-36　茎突舌骨肌的牵伸及无氧训练

　　舌骨舌肌的牵伸及无氧训练：患者仰卧位，治疗师一只手固定舌骨，同时令患者伸舌到最大限度（图 3-4-37），如果患者不能伸舌，治疗师可用吸舌器把患者舌头拉到最长，并维持 6 s，6 次一组。如患者能够配合，治疗师推舌骨向足端，以增加舌骨舌肌的初长度，嘱患者快速伸缩舌头，重复至下颌舌骨肌酸困。

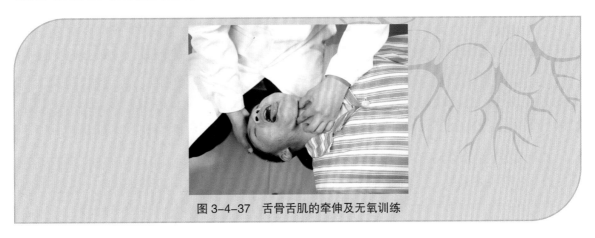

图 3-4-37　舌骨舌肌的牵伸及无氧训练

　　以上为舌骨上肌群的牵伸和无氧训练。关键是找到舌骨。舌骨是位于甲状软骨头端的一块骨头，比甲状软骨的冠状径要明显长，触诊时先找到甲状软骨，顺着甲状软骨向头端摸，找到的漂浮在肌肉中间比甲状软骨要宽的骨头即是（图 3-4-38）。下面是舌骨下肌群的牵伸。

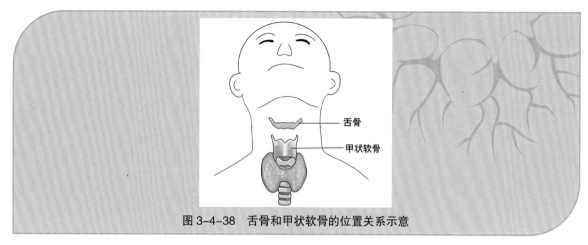

图 3-4-38　舌骨和甲状软骨的位置关系示意

甲状舌骨肌的牵伸及无氧训练：患者仰卧位仰头，治疗师一只手固定舌骨，另一只手推甲状软骨向左或右至最大范围（图 3-4-39、图 3-4-40），并维持 6 s，6 次一组。若患者能配合，嘱其对抗治疗师推舌骨的手指，把舌骨拉回中央，重复至甲状舌骨肌酸困，双侧进行。

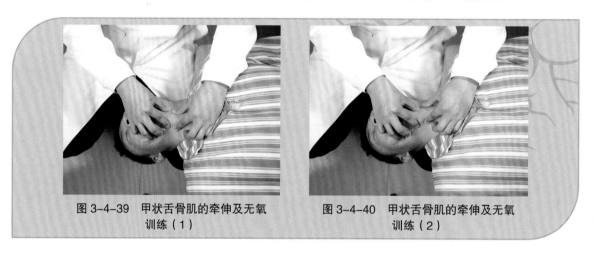

图 3-4-39　甲状舌骨肌的牵伸及无氧训练（1）　　　　图 3-4-40　甲状舌骨肌的牵伸及无氧训练（2）

胸骨舌骨肌的牵伸及无氧训练：患者仰卧位仰头，治疗师一只手于胸锁关节处向背侧向足端固定胸骨舌骨肌的起点，另一只手将舌骨向头端牵伸（图 3-4-41），并维持 6 s，6 次一组。若患者能配合，嘱其对抗治疗师推舌骨的手指，把舌骨拉向足端，重复至胸骨舌骨肌酸困。

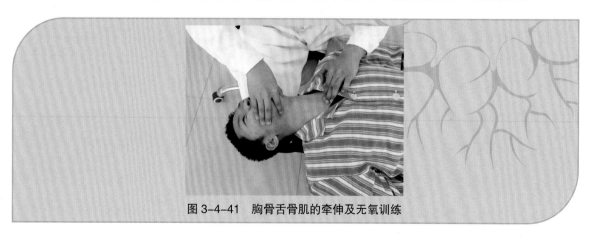

图 3-4-41　胸骨舌骨肌的牵伸及无氧训练

胸骨甲状肌的牵伸及无氧训练：患者仰卧位仰头，治疗师一只手于胸锁关节处向背侧向足端固定胸骨甲状肌的起点，另一只手将甲状软骨向头端牵伸至最大范围（图3-4-42），并维持6 s，6次一组。若患者能配合，嘱其对抗治疗师推甲状软骨的手指，把甲状软骨拉回原位，重复至胸骨甲状肌酸困。

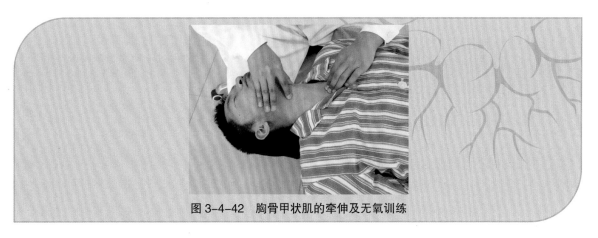

图 3-4-42　胸骨甲状肌的牵伸及无氧训练

肩胛舌骨肌的牵伸及无氧训练：患者仰卧位，治疗师一只手固定肩胛骨切迹，另一只手将舌骨向对侧推至最大范围，同时嘱患者向对侧转头（图3-4-43），并维持6 s，6次一组。若患者能配合，嘱其操作侧的肩胛骨下沉（口令是"手去摸脚"），同时令其对抗治疗师推舌骨的手指，把舌骨拉回中央，重复至肩胛舌骨肌酸困，双侧进行。

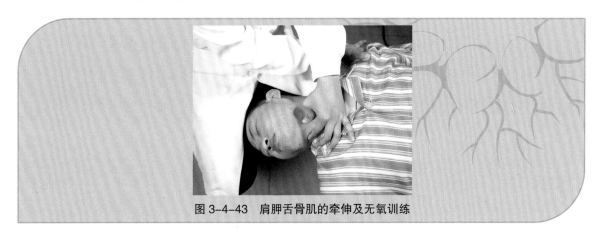

图 3-4-43　肩胛舌骨肌的牵伸及无氧训练

环甲肌的牵伸及无氧训练：患者仰卧位仰头，治疗师一只手固定甲状软骨，另一只手固定环状软骨，两手同时反向施力，将两块骨头向左或右推拉至最大范围（图3-4-44、图3-4-45），并维持6 s，6次一组。若患者能配合，嘱其对抗治疗师推甲状软骨的手指，把甲状软骨拉回中央，重复至环甲肌酸困，双侧进行。

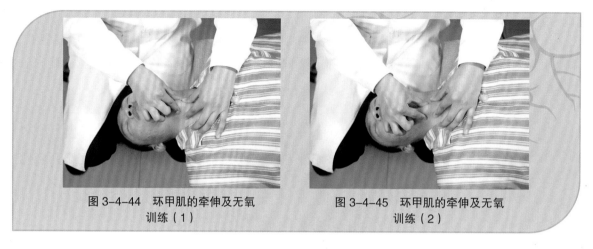

图 3-4-44　环甲肌的牵伸及无氧训练（1）　　图 3-4-45　环甲肌的牵伸及无氧训练（2）

以上是对舌骨下肌群的牵伸，要注意推拉舌骨或甲状软骨时要用拇指和示指来完成，要精准，不能满手过度用力，以免刺激到颈动脉窦，诱发患者的不适反应。下面是会厌、环咽肌的牵伸。

会厌的牵伸及无氧训练：治疗师一只手下压甲状软骨，同时嘱患者做缩唇吸吮动作（图 3-4-46），并维持 6 s，6 次一组。若患者能配合，嘱其快速缩唇吸吮，重复至喉部酸困。

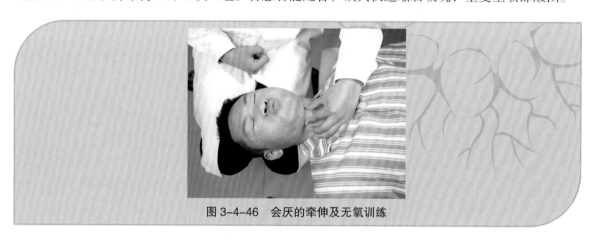

图 3-4-46　会厌的牵伸及无氧训练

环咽肌的牵伸：患者坐位，治疗师插 14 ～ 18 号导尿管进入食管内，向导尿管球囊内注入 2 mL 水，向外拉导尿管遇阻时即为痉挛的环咽肌部位和下次插管的最小长度，嘱患者空吞咽，治疗师向外拉导尿管，使注水的球囊扩张环咽肌，反复，每天重复 5 次，第一周治疗 5 天，第二周改为隔日 1 次，至病人恢复，期间可根据患者的情况增加球囊内的注水量。

（4）声带的训练

参照本章声带麻痹的训练。

（5）进食指导

严重的吞咽障碍患者早期可能是鼻饲饮食，但鼻饲管使贲门长期处于开放状态，有增加反流的风险。经口食管管饲可能是取代鼻饲管的一个不错的选择，即每次进食时把一根管子插入患者食管，开始可能是护师给患者插管，很快家属和患者本人就可以学会插管，因为这相当于把一根长条状的食物咽下，并没有很多医学专家所担心的损伤和痛苦。插管完成之后首先排除管子不是盘曲在口腔，如有，需重新插管；如无，一定要把外露端置于水中，观察有无气泡持续逸出。如有气泡持续逸出提示管子误入气道，需重新插管；如无气泡持续逸出可以开始注食，先注入

10 mL 水，观察患者有无频繁咳嗽，如患者频繁咳嗽，需重新重复以上步骤；如无，可开始注食。经口食管管饲每次可注入比鼻饲管更大的量，可根据患者的耐受程度以 50 mL 递增，最多可一次注入 500 mL，注食体位为坐位，注食完成之后保持坐位 30 min 以上。对少数严重吞咽障碍患者的终极代偿方法是胃造瘘。

对一般患者应尽可能经口进食，这是对吞咽器官最直接的训练，经口进食应注意以下几点：①进食时必须保持头直立、中间位或头颈屈曲，找到适合患者进食的头位；②食物未进入口腔之前应提醒患者张口，食物送入口内后提醒患者闭颌、闭唇，用舌"搅拌"食物；③食物最好采用食糜类，不宜过稠过硬，也不宜过稀，可以使用增稠剂来调节食物硬度，一次吞咽量从 3 ~ 5 mL 开始逐渐增至 20 mL；④教会家属海姆立克法，一旦误吸可将食团咳出；⑤集中注意力进食，进食时严禁说话；⑥对于造影证实口腔和梨状隐窝有残留的患者，一次吞咽食团后做几次空咽或饮少量水，使口腔和梨状隐窝减少残留食物后再进食。

（二）AGI 的康复

虽然消化从口腔开始，但跨过口腔直接从胃开始的消化临床普遍存在。因此，一般意义上的消化从胃开始讨论。AGI 是一个包含从胃到肛门、从一过性到长期甚至致死的胃肠功能障碍，AGI 的康复代表了康复医学用生物力学方法认识功能、影响功能的特点，又凸显了康复医学在内脏康复中对应激高度重视的特点。

面对 AGI，首先要排除需要外科紧急干预的机械性肠梗阻，要警惕缺血性肠病的隐匿发生，在临床上就是寻求多学科会诊的支持。

（1）持续应激会导致胃肠黏膜缺血，胃肠黏膜又是人体代谢最旺盛的组织，缺血对胃肠黏膜有巨大的伤害。因此 AGI 是应激导致的胃肠功能障碍，要积极处理应激。具体措施包括：应用抗焦虑、抗抑郁药物保证患者夜间相对充足的睡眠；识别不宁腿综合征，普拉克索是治疗不宁腿综合征的首选药物；积极处理并发症和基础病；白天给予患者有氧运动。

（2）积极处理腹内高压，包括连续的一天多次灌肠，持续的肛管减压，益生元的使用。

（3）积极处理便秘，首先要鉴别传输型便秘和梗阻型便秘，对于传输型便秘可以使用肠动力药或容积性泻药，胃肠内脏松动术可能对传输型便秘有帮助，对于梗阻型便秘可以使用灌肠，包括开塞露肛塞。

（4）积极处理腹泻，首先要重视感染性腹泻。血常规和便常规支持感染性腹泻的要积极使用敏感抗生素。要重视食物不耐受，如饮用牛奶导致腹泻，要立即停止食用相关食品。脂肪泻可在便常规中检出脂肪细胞，要限制甚至停止摄入脂肪。甲亢患者和肾上腺皮质功能减退者要请内分泌科会诊。烟酸缺乏症可致腹泻，临床还可以并发皮炎、舌炎、精神异常和周围神经炎，要积极补充烟酸。长期使用广谱抗生素的患者腹泻，要考虑肠道菌群失调的可能，要补充益生菌。对于找不到明确病因的腹泻，除了要保证水电解质平衡、酸碱平衡，使用止泻药，还要从应激角度考虑，综合患者的情况进行分析。如合并躁狂、呕吐，可给予氯丙嗪肌注；如患者表现为腹泻合并交感神经抑制，可以使用交感神经兴奋剂，如黛力新；如患者便培养发现艰难梭菌感染，则应该使用甲硝唑或万古霉素积极抗感染治疗。

（5）胃潴留要分清胃动力学原因，对于临床常见的幽门痉挛，应用东莨菪碱解痉即可。对于前负荷过大导致的胃潴留，禁食和胃减压就能缓解。对于胃瘫患者，甲氧氯普胺、多潘立酮可能有帮助。

（6）腹痛、腹胀是 AGI 常见的感觉障碍，本质是腹部筋膜的硬化致局部张力增高，腰、盆节段的应力集中点的手法处理、胃肠的内脏松动术对患者可能有帮助。

（7）消化道出血可能会表现为吐血、但很多是通过胃液潜血（+）和便潜血（+）作出的判断，吐血可能需要消化科处理；对于胃液潜血（+）的患者，要使用制酸药和黏膜保护剂；对于胃液潜血（−）但便潜血（+）的患者，可以仅使用黏膜保护剂，因为这种患者可能是肠道出血。

经过前面的分析和治疗，可能患者胃肠的物理消化有大幅改善，但是厌食明显，或者患者的胃肠功能障碍仅表现为厌食，要考虑化学性消化的因素，因为交感神经兴奋可以抑制消化酶的分泌，所以除调应激外，还应补充消化酶或者胃酸。

九、内分泌康复

内分泌可以明确影响患者的运动，临床上直立性低血压、糖尿病、应激可以从运动和激素的关系来解释和干预。

直立性低血压从血流动力学的角度来看，包括前负荷不足、心健康水平下降和后负荷不足。前负荷不足主要是单位时间内的回心血量不足，回心血量不足的原因是体静脉回流的效率低下，肾上腺素可以增加静脉平滑肌的张力，改善体静脉回流的效率。实际上，直立性低血压也可以看作心脏适应环境的能力下降，应激水平的提升就是提升机体适应环境的能力；瘫痪患者因运动水平下降，心健康水平都会不同程度下降，提高心健康水平主要的激素是应激激素，特别是肾上腺素等可以改善心肌的化学环境，提高心健康水平；肾上腺素可以使阻力血管收缩，从而提高心脏的后负荷。因此，对于直立性低血压患者通过有氧运动提升应激激素水平，并在有氧运动的过程中逐步适应体位的变化，是解决血压不能适应体位变化的重要方法。

胰岛素与细胞膜上的受体结合，促进葡萄糖进入细胞，从而为细胞提供能源物质，并降低血糖。2 型糖尿病患者存在胰岛素的相对缺乏和胰岛素受体的敏感性下降，即所谓的胰岛素抵抗。运动可以促进胰岛素的分泌，并增加胰岛素受体的敏感性，但运动的强度如果达到需要糖异生的水平，即有氧运动 20 min 以上，可能也会刺激胰岛分泌胰高血糖素，单从降血糖的角度来看，这显然是不利的。因此，对于餐后血糖高的患者建议的运动是强度低于有氧运动水平。空腹血糖高提示患者夜间无法进入副交感神经兴奋状态，可通过改善患者的睡眠质量来降低空腹血糖，除了可以使用一些药物，对患者睡眠进行评估，积极处理睡眠呼吸暂停、中枢性呼吸暂停、焦虑症、抑郁症等有助于降低空腹血糖。长期规律的睡前有氧运动，可以提高性激素水平和五羟色胺，也有助于降低空腹血糖。

应激需要应激激素大量分泌，长期应激可以抑制非应激激素的分泌。如性激素、生长激素、降钙素等的分泌。因此，通过有氧运动提高非应激激素的水平，也是调应激的方法之一。

十、泌尿康复

研究者对肾功能不全患者是否应该运动，纠结了很长时间，甚至到今天学界还没有达成共识，同时瘫痪患者合并肾功能障碍的实在不少见。要理清这个问题，需要从前负荷、后负荷和增加肾脏血流三方面系统思考，才可能会形成具有可重复性的康复方案。

肾脏是水、无机盐、尿素、尿酸和一些药物的排泄器官，通过限制水、钾、钠、蛋白质、高嘌呤食物的摄入和肾毒性药物的摄入，就可以降低肾脏的前负荷。同时又要强调，相关营养物质对身体非常重要，不能高但也不能低，在限制的同时又要保证在正常范围的低限。有氧运动如果伴有大量出汗，很多代谢废物如水、钠、钾、氯、尿素等可以经皮肤排出，从而减少肾脏的前负荷。

膀胱是一个低压储尿低压排尿的器官。排尿困难时，很多患者会本能地通过挤压腹部来协助排尿，可能会导致高压排尿，使尿液随着输尿管进入肾脏，增加肾脏的后负荷。如果肾功能不全合并膀胱功能障碍，要积极处理膀胱功能障碍。膀胱康复也是通过降低前负荷、后负荷，改善逼尿肌功能来实现的。降低膀胱的前负荷首先是限制水的摄入量，特别是间歇清洁导尿的患者，控制饮水量更需要严格执行，原则仍然是要保证够但不能多。另一个降低膀胱前负荷的方法是针对小膀胱。小膀胱预示着膀胱的储尿功能受损。正常膀胱可被尿液牵张到 500 mL 左右，当膀胱被尿液牵张到 300 mL 以内，即出现强烈尿意，需要排尿时，提示小膀胱。小膀胱的病理基础之一是膀胱感觉敏化，降低膀胱感觉的敏感性临床可以使用细胞膜稳定剂，如普瑞巴林、加巴喷丁、氟吡汀等。经典的治疗小膀胱的托特罗定、索利那新可能会在改善膀胱储尿功能的同时使膀胱逼尿肌无力，导致患者由尿失禁转为尿潴留。尿道括约肌痉挛或前列腺肥大可增加膀胱的后负荷，α 受体拮抗剂如坦索罗辛、托特罗定等是首选。

间歇清洁导尿是促进逼尿肌恢复排尿功能的重要手段，机制是逼尿肌的功能只有在排尿时才能恢复，间歇导尿可以为患者提供自排的机会，并且能保证患者残余尿量在正常范围之内。新斯的明、吡啶斯的明等治疗重症肌无力的药物可以促进逼尿肌收缩。

实际上，以上对膀胱功能障碍的康复是建立在疾病诊断和功能评估的基础之上。疾病诊断首先要排除导致膀胱功能障碍的器质性病变，充分发挥已有的医学认知在疾病治疗中的积极作用。对于从疾病视角不能解决的功能障碍，给予膀胱压力容量评定、肾盂造影、超声等评估功能是临床常规。超声可以帮助临床确定患者的前列腺问题，测定残余尿量，观察肾盂积水情况，肾盂造影是评估肾盂积水的金标准。膀胱压力容量评定是了解膀胱和尿道括约肌运动和感觉功能的重要评估方法；< 300 mL 的液体就可以诱发强烈尿意，提示膀胱感觉敏化；≥ 500 mL 时，患者也没有尿意，提示感觉减退。感觉减退是临床难题，可以试用冰盐水刺激膀胱。感觉是运动的基础，但临床也有单纯运动的问题，需要借助膀胱压力容量评定判定。如果灌注量在 300 mL 以上，患者有强烈尿意，但是膀胱压力在 20 cmH$_2$O 之下，提示逼尿肌瘫痪；如果通过压腹、咳嗽等方法，患者膀胱内压可以达到 40 cmH$_2$O 之上，但患者没有漏尿，提示前列腺肥大或尿道括约肌痉挛，前列腺肥大可经超声检查确诊。女性尿道括约肌痉挛也用抗前列腺的药物。患者有尿意即出现漏尿，则提示尿道括约肌松弛，需要通过凯格尔运动和髋的无氧训练来恢复。

泌尿系结石是导致肾脏后负荷增加的另一个原因。对于反复的泌尿系结石，抗骨质疏松，特别是通过运动来对抗骨质疏松，可增加肾小管对钙的重吸收，从而减少结石症的复发。维生素 D、二磷酸盐、特立帕肽等可以促进肾小管重吸收钙，是通过调节化学信号来减少结石症的复发。

改善肾脏的功能要增加肾脏的血流。在交感神经兴奋状态下，肾脏的血流会减少，进入副交感状态，肾脏的血流会增加。因此调应激，通过有氧运动来使自主神经进入副交感神经兴奋状态，也是非常重要的。

十一、肝脏康复

我国乙型病毒肝炎的感染率较高。严重的疾病、创伤之后有一部分患者可能出现药物性肝损害。因此，瘫痪患者合并肝功能不全也是常见的。肝功能康复有助于运动功能的恢复，肝功能康复也从降低前负荷、降低后负荷、增加肝血流三方面来着手。

肝脏是固醇类物质的最终代谢场所。因此，限制高脂肪高固醇类食物（如动物内脏）的摄入，包括肠外营养也要限制脂肪的摄入，可以降低肝脏的前负荷；肝脏还是红细胞代谢的主要场所，因此要避免大量食用动物的血液，要给予骨髓丰富的力学刺激，以使形成的红细胞更健康。要积极治疗溶血性贫血，病理情况下肝脏有造血功能，因此要积极纠正贫血，以降低肝脏的前负荷；肝脏是人体的解毒器官，保持食物的清洁和有机，禁止酒精的摄入，减少药物特别是肝毒性药物，避免接触有毒的环境，可以降低肝脏的前负荷；肝脏合成肝糖原，保证身体充足的糖的摄入，避免低血糖反应，运动时适当补充单糖或双糖，可以降低肝脏的前负荷；维生素 A、维生素 B、维生素 C、维生素 D、维生素 K 的合成与肝脏有关，补充这些维生素，可以降低肝脏的前负荷；肝脏是人体重要的产热器官，保暖或通过运动让骨骼肌产热，可能会降低肝脏的前负荷。

肝脏形成的代谢废物主要是胆汁酸和胆红素，胆汁酸通过肠道附着于膳食纤维排泄。因此，摄入适度的膳食纤维，保持大便通畅，有助于降低肝脏的后负荷；胆红素除了通过肠道排泄，还通过肾脏排泄。因此，限制动物血液食品的摄入，积极纠正肾功能不全，有助于降低肝脏的后负荷。

运动会增加能量消耗，虽然会促进肝糖原的消耗，但也会增加肝脏的血流，减少内源性毒素的形成。并且运动导致血流中 NO 的增加，对肝硬化患者是有益的。因此低中强度的运动（不一定达到有氧运动的水平），会提升肝脏的使用水平，动态监测肝功能以调整运动强度，根据患者的运动表现调整运动强度，有助于用运动的方法来康复肝脏。

保肝药物也是肝脏康复不可或缺的一环。

十二、言语康复

（一）言语康复基础知识

言语是人们传递信息的重要方式。言语功能障碍会影响肢体运动的康复，如感觉性失语。同时言语本身也是一种运动，特别是语音是人们自然发音表达思想的心理过程，包括从思想代码转换成语音代码、再转换成运动代码，最后由动力器官、振动器官、共鸣器官、吐字器官协调运动产生有意义的声音（图 3-4-47）。

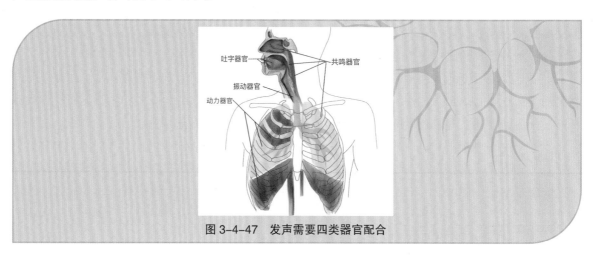

图 3-4-47　发声需要四类器官配合

动力器官即呼吸器官，包括肺、胸廓及有关的呼吸肌群，主要功能是提供声音产生及维持的气流。振动器官主要是喉，其振动体为声带，人靠呼出的气流振动闭合的声带而发出声音。共鸣器官以软腭为界分为上共鸣腔和下共鸣腔，上共鸣包括鼻腔、鼻窦及鼻咽腔，下共鸣腔包括胸腔、喉腔、喉咽腔、咽腔及口腔，其作用为使音量微弱、单调难听的喉原音变成和谐、圆润、丰满的声音。吐字器官是舌、齿、唇及腭，主要功能是变化口腔、咽腔形状或容积，发出元音和辅音。发声时气流不受阻碍，根据张口大小、唇的圆扁及舌位的前后、高低，形成不同的元音；气流受到吐字器官的阻力而发出辅音。

汉语普通话语音系统主要包括声母、韵母、声调、音节，以及变调、轻声、儿化等，其中声母、韵母、音节是系统的集散节点。

（二）声母

除零声母外，另外 21 个声母都是辅音，根据气流受阻的部位不同可以分成 7 类：双唇音、唇齿音、舌尖前音、舌尖中音、舌尖后音、舌面前音和舌根音。

- b、p、m 都是双唇音；
- f 是唇齿音；
- d、t、n、l 都是舌尖中音；
- g、k、h 都是舌根音；
- j、q、x 都是舌面前音；
- zh、ch、sh、r 都是舌尖后音；
- z、c、s 都是舌尖前音。

这种分类从运动学的角度看主要强调了唇、齿、舌三个吐字器官在发声过程中如何运动阻碍气流。

按发音方式可以分成 5 类：塞（sè）音、擦音、塞擦音、鼻音和边音。

先在口腔中造成阻碍，软腭上抬，关闭鼻腔通路，让气流在阻碍后面积蓄起来，然后除去阻碍，让气流冲出，爆发成声，以这种方式发音的辅音就叫作塞音，包括 b、p、d、t、g、k。

在口腔中造成阻碍，但在阻碍中留一窄缝，让气流从这条窄缝中泄出，摩擦成声，以这种方式发音的辅音就叫作擦音，包括 f、h、x、s、sh、r。

先在口腔中造成阻碍，并关闭鼻腔通路，让气流在阻碍后面积蓄起来，气流先把阻碍冲开一条窄缝，然后从窄缝中挤出，先塞后擦。因此就叫作塞擦音，包括 j、q、zh、ch、z、c；发塞音和塞擦音时，有气流冲出，但气流不强，叫作不送气音，包括 b、d、g、j、z、zh；冲出的气流很强，叫作送气音，包括 p、t、k、q、ch、c。

在口腔中造成阻碍，让气流从鼻腔中泄出，同时振动声带成声，以这种方式发音的辅音就叫作鼻音，包括 m、n。

在发 l 音时，舌尖抵住上齿龈，软腭上升，然后让气从舌头与两颊内侧的空隙间流出，同时振动声带成声。以这样的方法发音的叫作边音。

这种分类方法从运动学的角度看主要强调了构音器官对气流的控制：如何形成阻碍，如何解除阻碍。

按声带是否振动可以分为清音和浊音，声带不振动的辅音，叫作清音；反之则叫浊音，浊音共有四个：m、n、l、r，其余的 17 个声母均为清音。这种分类方法提示吐字器官兼有发声的功能，吐字器官发声主要通过对气流强弱的调控来形成不同的声音。

根据以上规则，可以对声母进行编码。下面是 21 个声母的编码和发音规则。

（1）b是双唇不送气清塞音：在发b时，双唇闭合，软腭上升，气流因通路被完全封闭而积蓄起来，然后气流冲破双唇，爆发成声，声带不振动。

（2）p是双唇送气清塞音：发p的阻碍部位和发音方式与发b同，只是在发p时，冲出的气流比发b时要强许多。

（3）m是双唇浊鼻音：双唇闭合，封闭气流的口腔通路，软腭下垂，气流从鼻腔泄出，同时振动声带成声。发m的最后阶段，余气冲破双唇的阻碍，因此，兼有轻微的塞音成分。

（4）f是唇齿清擦音：在发f时，上齿与下唇相接，软腭上升，让气流从唇齿间的窄缝中挤出，摩擦成声，声带不振动。

（5）d是舌尖中不送气清塞音：在发d时，舌尖抵住上齿龈，软腭上升，气流因通路被完全封闭而积蓄起来，然后气流冲破舌尖的阻碍，爆发成声，声带不振动。

（6）t是舌尖中送气清塞音：发t的阻碍部位和发音方式与发d同，只是在发t时，冲出的气流比发d时要强许多。

（7）n是舌尖中浊鼻音：在发n时，舌尖抵住上齿龈，封闭气流的口腔通路，软腭下垂，气流从鼻腔泄出，同时振动声带成声。n也兼有轻微的塞音成分。

（8）l是舌尖中浊边音：在发l时，舌尖抵住上齿龈，软腭上升，然后让气从舌头与两颊内侧的空隙间流出，同时振动声带成声。

（9）g是舌根不送气清塞音：在发g时，软腭上升，舌根隆起抵住软腭，气流因通路被完全封闭而积蓄起来，然后冲破舌根的阻碍，爆发成声，声带不振动。

（10）k是舌根送气清塞音：发k的阻碍部位和发音方式与发g同，只是在发k时，冲出的气流比发g时要强许多。

（11）h是舌根清擦音：在发h时，软腭上升，挡住气流的鼻腔通路，舌根隆起，与软腭之间形成一个窄缝，气流从窄缝中挤出，摩擦成声，声带不振动。

（12）j是舌面前不送气清塞擦音：在发j时，舌面前部抵住硬腭前部，软腭上升，气流因通路被完全封闭而积蓄起来，然后气流从舌腭之间冲出，摩擦成声，声带不振动。

（13）q是舌面前送气清塞擦音：发q的阻碍部位和发音方式与发j同，只是在发q时，冲出的气流比发j时要强许多。

（14）x是舌面前清擦音：在发x时，舌面前部靠近硬腭前部，形成一个窄缝，软腭上升，气流从舌面与硬腭间的窄缝里挤出，摩擦成声，声带不振动。x的发音部位和j、q相同，但它的发音方式没有塞的成分，是纯粹的擦音。

（15）zh是舌尖后不送气清塞擦音：在发zh时，舌尖翘起，抵住硬腭前部，软腭上升，气流因通路完全封闭而积蓄起来，然后气流从舌尖和硬腭之间冲出，摩擦成声，声带不振动。

（16）ch是舌尖后送气清塞擦音：发ch的阻碍部位和发音方式与发zh同，只是在发ch时，冲出的气流比发zh时要强许多。

（17）sh是舌尖后清擦音：在发sh时，舌尖翘起，接近硬腭前部，在舌尖与硬腭之间留有一个窄缝，软腭上升，气流从舌尖与硬腭间的窄缝里挤出，摩擦成声，声带不振动。

（18）r是舌尖后浊擦音：发r的阻碍部位和发音方式与发sh同，只是在发r时，声带要振动。

（19）z是舌尖前不送气清塞擦音：在发z时，舌尖抵住上门齿背，软腭上升，气流因通路被完全封闭而积蓄起来。然后气流从舌尖和齿背之间冲出，摩擦成声，声带不振动。

（20）c是舌尖前送气清塞擦音：发c的阻碍部位和发音方式与发z同，只是在发c时，冲出的气流比发z时要强许多。

（21）s是舌尖前清擦音：在发s时，舌尖接近上门齿背，形成一个窄缝，软腭上升，气流从窄缝中挤出，摩擦成声，声带不振动。

（三）韵母

普通话中的韵母共有39个，数目比声母多，也比较复杂。一般把韵母分为单韵母、复韵母和鼻韵母。按起始元音的口形又可分为开口呼、齐齿呼、合口呼、撮口呼，后一种分类对我们分析吐字器官的运动有一定的价值。

单韵母都是元音，主要指a、o、e、i、u、ü、er，除er是卷舌元音外，都是舌面元音。单韵母按舌尖在口腔中的前后位置，可以分成前元音、央元音（发音时舌尖在口腔中处于一个不前不后适中的位置）、后元音三类；按舌面的高低可以分成低元音、半低元音、半高元音、高元音；按嘴唇圆与否，可以分成圆唇元音和不圆唇元音。可见，影响单韵母发音的吐字器官的运动的要点是舌位的高低和前后、唇的形状、开口度，根据这三点可以对单韵母进行编码。下面是7个单韵母的编码和发音规则。

（1）a是舌面央低不圆唇元音：在发a时，口大开，舌尖微离下齿背，处于一个较低的位置，舌不前伸，也不后缩，在口腔中处于一个适中的位置，双唇不圆，软腭上抬，声带振动成声。

（2）i是舌面前高不圆唇元音：在发i时，口微开，两唇呈扁平形，上下齿相对，舌尖接触下齿背，使舌面前部高高隆起和硬腭前部相对，软腭上抬，声带振动成声。

（3）o是舌面后半高圆唇元音：在发o时，上下唇自然拢圆，舌身后缩，舌面后部隆起，舌位半高，介于a和i之间，软腭上抬，声带振动成声。

（4）e是舌面后半高不圆唇元音：在发e时，口半闭，展唇，舌身后缩，软腭上抬，声带振动成声。

（5）u是舌面后高圆唇元音：在发u时，两唇收缩成圆形，略向前突出，舌后缩，舌面后部高高隆起和软腭相对，软腭上抬，声带振动成声。

（6）ü是舌面前高圆唇元音：在发ü时，两唇略圆，略向前突出，舌尖接触下齿背，使舌面前部高高隆起和硬腭前部相对，软腭上抬，声带振动成声。

（7）er是卷舌央中不圆唇元音：在发er时，口自然打开，舌位不前不后不高不低，处于最自然状态，然后舌前、中部上抬，舌尖向后卷，和硬腭前端相对，软腭上抬，声带振动成声。

总结起来，单韵母发音时，软腭始终上升，堵住气流的鼻腔通道，发音部位不变，始终如一，是汉语音体系中最简单的音节，也是严重的运动性失语的突破口。

复韵母发音时由一个元音向另一个元音（或辅音）快速过渡，舌位、口形、开口度和软腭都变化，通常可以分为韵头、韵腹和韵尾三部分。韵腹是一个韵母发音的关键，是复韵母发音过程时，口腔肌肉最紧张，发音最响亮的部分，韵腹往往是a、o、e；韵头是韵腹前面、起前导作用的部分，发音比较模糊，往往迅速带过，韵头有i、u、ü 3个；韵尾则是韵腹后面、起收尾作用的部分，发音也比较模糊，但务求发到位，韵尾有i、u、-n、-ng 4个，可以分成2种：一种叫鼻韵尾，有-n、-ng 2个，另一种叫口韵尾。所有韵母中，除鼻韵母的韵尾是辅音外，其他的音都是非鼻化元音。下面列出复韵母的发音要领。

（1）ai：舌尖抵住下齿背，使舌面前部隆起与硬腭相对，从前a开始，舌位向i的方向滑动升高。

（2）ei：舌尖抵住下齿背，使舌面前部（略后）隆起对着硬腭中部。舌位从 e 开始舌位升高，向 i 的方向往前往高滑动。ei 是普通话中动程较短的复元音。

（3）ao：舌头后缩，使舌面后部隆起，从 a 开始，舌位向 u（拼写作 -o，实际发音接近于 u）的方向滑动升高。

（4）ou：从略带圆唇的央元音 [E] 开始，舌位向 u 的方向滑动。收尾 -u 音比单元音 u 的舌位略低，它是普通话复韵母中动程最短的复元音。

（5）ia：由起点元音前高元音 i，舌位滑向央低元音 a 止。

（6）ie：由起点元音前高元音 i，舌位滑向前中元音 ê 止。

（7）ua：由起点元音后高圆唇元音 u，舌位滑向央低元音 a 止，唇形由最圆逐步展开到不圆。

（8）uo：由起点元音后高圆唇元音 u，舌位向下滑到后中元音 o 止。

（9）üe：由起点元音前高圆唇元音 ü，舌位下滑到前中元音 ê 止。

（10）iao：由前高元音 i 开始，舌位降至央低元音 a，然后再向后高圆唇元音 u 的方向滑升。发音过程中，舌位先降后升，由前到后，曲折幅度大。唇形从中间的元音 a 开始由不圆唇变为圆唇。

（11）iou：由前高元音 i 开始，舌位降至央（略后）元音 [E]，然后再向后高圆唇元音 u 的方向滑升。发音过程中，舌位先降后升，由前到后，曲折幅度较大。发央（略后）元音 [E] 时，逐渐圆唇。

（12）uai：由后高圆唇元音 u 开始，舌位向前滑降到央低不圆唇元音 a，然后再向前高不圆唇元音 i 的方向滑升。舌位动程先降后升，由后到前，曲折幅度大。唇形从最圆开始，逐渐减弱圆唇度，发前元音 a 以后渐变为不圆唇。

（13）uei：由后高圆唇元音 u 开始，舌位向前向下滑到前半高不圆唇元音 [e] 偏后靠下的位置（相当于央元音 [E] 偏前的位置）然后再向前高不圆唇元音 i 的方向滑升。发音过程中，舌位先降后升，由后到前，曲折幅度大。唇形从最圆开始，随着舌位的前移圆唇度减弱，发 e 以后变为不圆唇。

（14）an：起点元音是央低不圆唇元音 a，舌尖接触下齿背，舌位降到最低，软腭上升，关闭鼻腔通路；然后舌面升高，舌面前部抵住硬腭前部，当两者将要接触时，软腭下降，打开鼻腔通路，紧接着舌面前部与硬腭前部闭合，使在口腔受到阻碍的气流从鼻腔里透出。像 an 一样，en、in、ün、ian 和 uan 分别是央元音 e、前高不圆唇元音 i、前高圆唇元音 ü、后响复元音 ia 和后响复元音 ua 与舌面前浊鼻音 -n 连发而成的音。

（15）uen：由圆唇的后高元音 u 开始，向央元音 e 滑降，然后舌位升高，接续鼻音 -n。唇形由圆唇在向中间折点元音的过渡中渐变为展唇。

（16）üan：从前高圆唇元音 ü 开始，向央低元音 a 的方向滑降。舌位只降到次低前元音 [A] 略后就开始升高，接续鼻音 -n。

（17）ang：起点元音是央低不圆唇元音 a，口大开，舌尖离开下齿背，舌头后缩，舌面后部抬起；当贴近软腭时，软腭下降，打开鼻腔通路，紧接着舌根与软腭接触，封闭了口腔通路，气流从鼻腔里透出。像 ang 一样，eng、ing 分别是后半高不圆唇元音 e 和前高不圆唇元音 i 与舌根浊鼻音 -ng 连发而成的音。iang、uang、ueng 则是韵头 i、u、u 和 ang、ang、eng 连发而成的音。

（18）ong：起点元音是比后高圆唇元音 u 舌位略低的后次高圆唇元音 [U]，舌尖离开下齿背，舌头后缩，舌面后部隆起，软腭上升，关闭鼻腔通路。从后次高圆唇元音 [U] 开始，舌面后部贴向软腭。当两者将要接触时，软腭下降，打开鼻腔通路紧接着舌面后部抵住软腭，封闭了口腔通路，气流从鼻腔里透出。iong 则是韵头 i 和 ong 连发而成的；受后面的后次高圆唇元者 [U] 影响，前面的前高元者 i 也带圆唇动作。

由上可见，复韵母是由单韵母或单韵母和鼻韵尾复合而成，单韵母尤其是 a，o，e 是韵母的基础。复韵母的发音要领主要注意舌位、口形和软腭的控制，舌位一般由第一个单韵母依次向后过渡，口形也随组成复韵母的单韵母次序变化，鼻韵母要求软腭下降，开放鼻腔通道，其他韵母软腭必须封闭鼻腔通道。因此，单韵母是汉语语音的基本成分，复韵母的运动分析是在强调韵腹（即 a，o，e）的重要性的同时，舌、口、腭的运动按单韵母和鼻韵尾的次序依次过渡。

（四）音节

音节是最小的自然发音单位，在普通话中除儿化音外，一般一个汉字对应一个音节。除了个别情况外，普通话的每个音节都以元音为优势，都有一个韵母，有时有声母，有时无声母，并且都有声调，但声调是通过调节声带的紧张度引起音高的变化完成的，对吐字器官运动的影响很小，通过模仿可以较容易地学会。因此，音节是从声母到韵母的运动，《汉语拼音音节表》是语音康复的基本工具。

（五）言语的高级神经功能控制

由音节到词、句、段、篇尚需高级神经功能的进一步支持，这些功能包括命名、句法、概括、比较、计算、判断、推理、抗干扰等。句法是对主体的性质和主体间的关系进行语言编码的基础。根据配价语法的研究，句法以动词为核心；概括是信息处理系统的一个基本功能，提高概括能力就是提高信息处理系统的感知映射同态能力；把概括出的概念与邻近概念进行比较并找出区别点，以区别点作为概念的标志，就能进行定义。因此，比较是定义的重要手段，是信息处理系统的基础功能；有些比较必须借助数学手段进行。其中，一位数的加法，乘法口诀对能熟练计算的人是一个算术事实；判断是表征信息的基础，推理是相关信息相互作用以推导出新信息的过程，提高判断和推理的功能，就是提高信息处理系统处理信息的能力；信息处理系统处理信息的能力还受记忆广度等的限制，抗干扰能力强、记忆广度大者，相对来说信息处理能力也强。概括、比较等逻辑性的能力和抗干扰因被高频使用，所以对成年人来说这些存储在主题系统的信息已自动化为信息处理系统功能的一部分，或者说所谓的信息处理系统正是这些基础认知功能组合的一个信息加工平台。

为了便于分析，汉语心理词典模型把高级神经功能进行了模块化处理，从而使认知过程成为一个模块化的加工过程，这符合现代认知神经心理学的研究结论。这个过程是环境刺激性系统的初级模块发生的，结果表现为行为和（或）语言的输出。这个过程是异常复杂的，命名的时间进程可以帮助我们认识复杂的认知过程。

Levelt 通过行为和事件相关电位技术（event-related potential，ERP）确定图片命名的时间进程：0 ~ 150 ms 是视觉加工和通达词汇概念的阶段，150 ~ 275 ms 是词条选择阶段，275 ~ 400 ms 是语音编码阶段，400 ~ 600 ms 是语音加工和发音阶段。从心理词典模型来看，0 ~ 150 ms 是一个感知映射同态的过程，可以称为命名的第一时相，在该时相，视觉信息形成视知觉表征，并激活义系统的特定主题；150 ~ 275 ms 是命名的第二时相，在该时相，信息处理系统对主题系统进行处理，确定视觉信息的靶节点；275 ~ 400 ms 是命名的第三时相，在该时相，靶节点激活音系统的靶听觉词汇；400 ~ 600 ms 是命名的第四时相，在该时相，靶听觉词汇通过内隐检索激活相应的吐字运动。

上述过程是简化过的，如果输出的不是一个名词而是句子，那么修辞系统、句法系统和语料系统也会加入；如果输出的是行为，那么第三时相就不是语音编码，而是确定运动目的，并在第四时相通过本体感觉表征系统或复合表征系统激活特定的运动。当然，第一时相也可以由其他知觉激活。这样，认知过程就可以被划分为 4 个时相。第一时相：感觉信息到知觉表征；第二时相：知觉表征的精确处理以确定义系统的靶节点；第三时相：确定输出方式并通达；第四时相：行为或语言输出。当然，这 4 个时相的时程并不一定像命名的时程，不同的感觉输入方式形成特定的知觉表征可能时程不同；情况的复杂程度不一样，可能决定了第二时相的时程差异；有些信息可能即时输出，有些信息可能会错很长时间才输出，甚至终生不输出。比如，对意外的处置经验可能只有在再次经历时才会输出，如果不再经历就不输出。

下面讨论不同的较复杂的环境信息是如何引发大脑信息输出的。

图 3-4-48 是阅读获取信息并输出信息的简易流程。第一时相：文字经视觉器官扫描后在视觉表征系统形成表征；第二时相：序列的视觉表征分别经文字系统、语料系统、句法系统和修辞系统解码，获取的抽象信息被信息处理系统深加工，并在主题系统的合适位置被存储，且可根据需要确定输出信息；第三时相：实现输出信息的通达。如果进行口语的输出，要依次经过修辞系统、句法系统、语料系统的编码，并由序列的语料激活相应的靶听觉词汇；如果进行书面语输出，也要依次经过修辞系统、句法系统、语料系统对拟表达信息编码，并由文字系统把序列信息分解为特定字体的笔画，笔画书写的控制信息存储在复合感觉表征系统；如果进行行为输出，信息处理系统确定的系列运动目的直接激活存储在复合感觉表征系统的相应的运动控制节点；第四时相：靶听觉词汇经音节系统被分解为声母、韵母、声调的吐字运动，从而完成口语输出；复合感觉表征系统控制手完成序列的笔画输出，从而产生书面语；复合感觉表征系统控制身体完成系列的目的运动，从而表现为特定的行为。可见，以上任何一个环节出现障碍都会导致失读和失写，信息处理系统是有容量限制的，其广度的变窄，也会影响信息的输出，这就为失语症的评定带来了挑战。

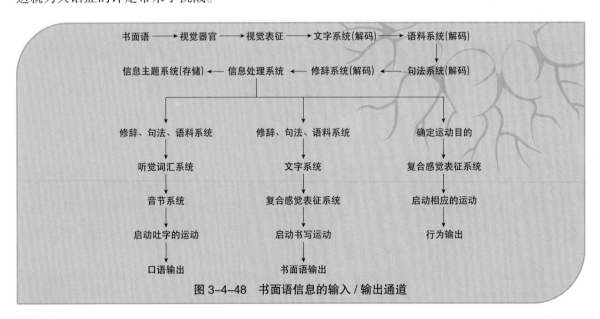

图 3-4-48 书面语信息的输入 / 输出通道

图 3-4-49 是口语交流时的信息输入/输出的简易流程。第一时相：语音经听觉器官形成听觉表征；第二时相：序列的听觉表征依次经听觉词汇系统、语料系统、句法系统、修辞系统解码，获取的信息经过信息处理系统深加工，并存储到主题系统的合适位置，且可根据需要决定信息的输出；第三时相：实现输出信息的通达；第四时相：实现信息的输出，具体程序与阅读过程输出的控制相同。可见，听理解障碍、复述障碍可因以上任何环节而产生。

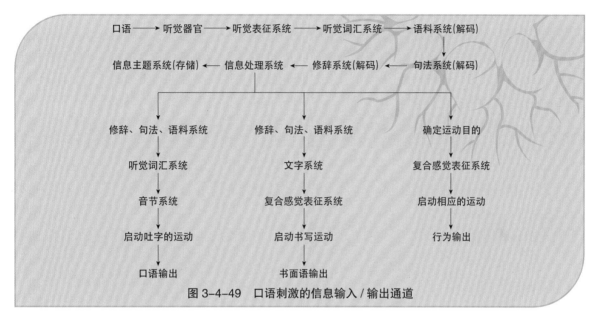

图 3-4-49　口语刺激的信息输入/输出通道

其他环境信息的输入/输出见图 3-4-50。这些环境信息包括视觉信息（如颜色、形状）、听觉信息（如声音）、味觉信息、嗅觉信息、肤觉信息、本体感觉信息、内脏感觉信息以及基于以上感觉器官的复合感觉信息。第一时相依然是信息经相应的感觉器官在中枢神经形成知觉表征；第二时相是知觉表征经处理获取抽象信息，存储这些信息，并根据需要决定信息输出；第三时相和第四时相同上，不赘述。可见，命名障碍可因为以上任何一个环节受损导致。

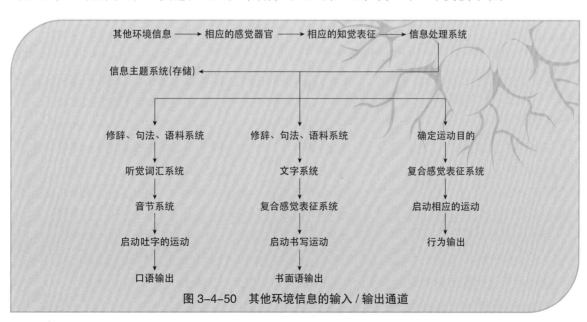

图 3-4-50　其他环境信息的输入/输出通道

任何原因引起的任何形式的输出，都会有反馈，"其他环境信息的输入 / 输出"还揭示了口语、书面语以及其他信息刺激下人体对环境作出反应的反馈机制。

如果从听觉词汇到吐字运动的控制是正常的，那么，语言的输出就要考察：①相应的感觉能否激活知觉表征系统；②知觉表征系统的信息能否在义系统准确定位；③义系统的靶节点能否通达到听觉词汇系统；④句法系统能否选择适合环境的句型和句类，并控制听觉词汇输出的顺序；⑤修辞系统能否根据环境控制句子的输出；⑥信息处理系统能否适应控制表达的需要（比如记忆广度）；⑦复合觉表征系统能否控制书写过程。目前，临床广泛使用的一系列语言评定量表无法胜任这个工作。所谓的命名性失语、感觉性失语等诊断作为临床综合征，无法在上述认知程序中定位，要对失语症进行有针对性的干预，引入假设检验的方法是必需的。下面介绍一个著名的例子来学习假设检验的方法。

这是一位澳大利亚患者，在一般访谈的过程中发现该患者存在认知障碍。对话如下。

医师："一只牡蛎有几条腿？"

患者："一些。"

医师："嗯！那么蚂蚁呢？"

患者："一些。"

医师："一只毛虫呢？"

患者："没有腿。"

医师："一条蛇呢？"

患者："没有腿。"

……

总之，似乎患者在"动物的腿"这个问题上存在着认知障碍，但医师不知道障碍在心理词典中的确切位置，于是用假设障碍在 B 节点，排除可能影响结论的相关节点 A 和 C 的方法，即假设检验的方法来进行定位，于是设计了以下 6 个试验对患者进行评定。

试验 1：选取 18 只动物，其中 9 只有腿，9 只没有腿，医师依次把这些动物的名称念给患者，让患者判断哪些有腿，哪些没有腿。结果是：患者正确回答 10 个（10/18），处于随机水平。说明患者对动物是否有腿完全没有概念，那么，患者是丢失了心理词典中有关动物的知识吗？

试验 2：选取 20 个人造物体（如桌子、椅子等），其中 10 个有腿，10 个没有腿，医师依次把这些物体的名称念给患者，让患者判断哪些有腿，哪些没有腿。结果是：患者正确回答 11/20，处于随机水平。说明障碍的定位不在动物，那么，是否是患者仅丧失了"腿"的概念呢？

试验 3：选取 22 只动物，其中 11 只有尾巴，11 只没有尾巴，医师依次把这些动物的名称念给患者，让患者判断哪些有尾巴，哪些没有尾巴。结果是：患者正确回答 11/22，处于随机水平。说明障碍不仅限于"动物"和"腿"，那么，患者是丢失了心理词典中有关物体组成部分的信息吗？

试验 4：测试题目包括 2 类：这个物体是否是圆形？这个物体是否带有颜色？结果是：患者对前一类问题回答对 15/28，对后一类问题回答对 12/20，均为随机水平。说明患者不仅是丢失了心理词典中有关物体组成部分的信息，那么，患者是丢失了关于客体的全部知觉知识吗？

试验 5：包括 3 类非知觉知识的测验：这种动物是否是澳大利亚的？这种动物是否危险？人

类是否食用这种动物？结果是：患者回答对第一类问题 18/20，第二类问题 19/20，第三类问题 23/24，全部达到较高水平。说明患者不是丢失了关于客体的全部知觉知识，那么，患者的知觉信息障碍是仅限于视知觉信息呢？还是包括所有感知觉信息？

试验 6：包括 2 类非视知觉信息的测验：这个物体能否发出声音？这个物体是否有味道？结果是：患者回答对第一类问题 24/26，第二类问题 19/20，全部达到较高水平。说明患者不是丢失了关于客体的全部知觉知识，仅是视知觉信息系统受损。

可见，假设检验是在依托心理词典模型的基础上，以缜密的逻辑设计系列试验完成的，如果要对命名障碍、复述障碍、听理解障碍、择词障碍、吐字障碍、句法障碍、逻辑障碍、计算障碍、各类表征障碍、失读、失写等在心理词典进行定位，就必须设计一系列的专业的假设检验方案，目前临床还很难获得这样的工具，只能提出如下建议供语言评定参考。

（1）假设检验以信息输入 / 输出程序为依托，要评价可能导致结果的各个环节。

（2）要对每一个可能环节的相关环节进行排除，比如，患者对颜色无法形成视知觉表征的定位应建立在排除其他知觉表征障碍的基础上。

（3）主题系统是关于主、客观世界信息的集合，是在适应环境的过程中发展起来的，内容异常复杂，个体差异较大，但为了简洁，在心理词典模型和信息输入 / 输出程序中均未对主题系统详细阐述。实际上，系统中不同主题的节点度是不同的，康复医学只能把基本主题系统作为研究对象。因此，语音康复必须借鉴语音统计学的研究成果。从目前的研究来看，我们推荐北京语言学院汉语水平考试中心编制的《汉语水平词汇与汉字等级大纲》的甲类词作为康复用词表，这个词表是成年人节点度较高的主题的集合，也可以看作一个成年人简化的基础的主题系统。

（4）语言要表达的是人感知事物的信息，因此，从认知心理学的角度来看信息的分类可以从两个方面来着手，一个是事物本身的特征，比如生物、非生物等；另一个是信息被感知的通道，比如视觉信息、听觉信息等。从这两个起点出发，对信息进行详细分类筛查，便于临床执简驭繁。

（六）基本成分

（1）动力器官能产生足够强度、足够时间长度的气流。

（2）声带能振动发声。

（3）舌、齿、唇及颚能协调配合，并在不同的语音环境中能保证正确的运动时空顺序。在汉语普通话体系中，吐字器官的基本成分可用 21 个声母（零声母除外）和 7 个单韵母来概括。

（4）命名、句法、概括、比较、计算、判断、推理、抗干扰等功能正常。

（七）言语障碍的分析

（1）呼吸细弱，短促，不能产生声音。

（2）声带肌瘫痪。

（3）舌、齿、唇、腭控制不良，在真实语音环境中不能保证正确的运动时空顺序。首先要从 7 个单韵母和 21 个声母（零声母除外）查起，然后音节、词、句、绕口令逐一筛查寻找障碍点。

吐字器官功能不良的常见问题：

· 不能发 a、o、e、i、u、ü、er 7 个单韵母部分或全部。

· 不能发 21 个声母的部分或全部。

·能形成音节，但常出现表 3-4-1 所列错误。

表 3-4-1　运动性失语的常见错误类型

错误类型	说明（举例）	原因分析
省略	布鞋 bu xie → u xie 物鞋	吐字器官运动不到位、着急、语速快
置换	背心 bei xin → bei xing 背星	声母置换相当于口唇化等，韵母置换系吐字器官运动不到位
歪曲	与正确音类似，但不确定	吐字器官运动不到位
口唇化	相当数量的声母发成 b、p、f	唇音功能过强
齿背化	相当数量的声母发成 z、c、s	舌尖前音功能过强
硬腭化	相当数量的辅音发成 zh、ch、sh 和 j、q、x	舌抬得太高
齿龈化	相当数量的辅音发成 d、t	舌尖前音功能过强
鼻音化	把非鼻音发成鼻音	软腭易激惹
舌根音不能	不能发 g、k、h 音	舌骨 – 喉复合体控制不良
软腭化	把舌尖音 / 舌面音发成 g、k	喉 – 舌骨复合体易激惹
边音化	相当数量的辅音发成 l	颊肌控制不良
送气音化	不送气音发成送气音	冲出的气流太强
不送气化	送气音发成不送气音	冲出的气流太弱
摩擦音不能	f、r 音不能	唇、齿、舌配合不佳

（4）命名、句法、概括、比较、计算、判断、推理、抗干扰等功能障碍，这些功能障碍散见于各类失语症。但失语症的分类比较困难，根据国外 20 世纪 90 年代的统计资料和国内学者的观察，约 30% 的失语无法归类，虽然目前提出了几十种分类方法。并且，由于影像学的发展人们发现了一些新的类型的失语，比如基底节失语，就远远超出了现在所知的语言解剖定位。因此，我们在这里仅依托心理词典模型和信息的输入 / 输出程序，从症状学的角度来探讨功能障碍形成的可能原因，并揭示这些功能障碍和失语症的关系。

听理解障碍的患者最显著的特征是能听见声音，但不能理解他人和自己的言语。虽然他们能够自言自语，但说的话往往缺乏实质内容，甚至答非所问，提示这类患者不仅"修辞、句法、语料系统和听觉词汇系统"的解码功能出现障碍，而且编码功能也出现障碍。因此，必须用假设检验的方法来排除相关的影响，比如，句法系统障碍、语料系统障碍表现为部分理解障碍，而听觉词汇系统的功能障碍则表现为不能理解包括单音节词以上的任何语音。

命名困难的表现也是不一样的，有的能接受提示，有的提示也不能诱导出正确的命名。能接受提示者，可能是从"信息处理系统"概括视觉信息再到"主题系统"的精确定位的过程出现问题，提示后（比如，提示名称的第一个音节）患者能迅速根据提示正确定位说出事物的名称，这往往是一个映射同态的问题，与概括能力相关；如果患者对提示表现得很茫然，不能接受提示则往往是主题系统的相关信息可能被删除或屏蔽，但患者多表现为选择性命名障碍，提示这种删除或屏蔽是局灶性的，并不是主题系统的全部信息都出现问题，这就又需要假设检验的方法来帮忙。

　　择词障碍是指患者在谈话过程中，欲说出恰当词时有困难或不能，如果表现为名词的选择困难，可能是一种命名障碍，如果是其他性质的词的选择困难，则可能是信息处理系统从语料系统选择语料出现障碍。因为患者往往用描述说明等方式进行表达，提示患者知道主体的信息，只是在提取时不能用这些信息及时地概括出准确的主体，并且能够很肯定地否定错误的提示，说明患者很可能是一个映射同态的障碍。

　　句法障碍可表现为理解障碍，但一般意义上的句法障碍是指语言输出时多是名词、动词和一些虚词的罗列，结构及关系紊乱，不能完整地表达意思，类似电报文体，称电报式言语。这显然与句法系统的编码功能混乱有关，也需要排除记忆广度的影响，并验证句法系统解码功能的情况。因此，句法障碍可能是句法系统的解码功能障碍或编码功能障碍。

　　失读症基本上包括以下几种情况：①患者既不能正确朗读文字，也不理解文字的意义，表现为词与图的匹配错误。这很容易定位于文字系统和语料系统的解码障碍，但实际上还需要核查患者对相应的口语命令能否正确地执行。因为命名障碍之选择性的信息删除或屏蔽也可以导致词图匹配错误。②不能正确朗读文字，但理解其意义，可以按字词与图或实物配对。这就不能定位于文字系统解码的问题，患者能理解说明没有解码障碍，这就首先需要排除吐字器官的控制问题。如果吐字器官没有问题，则可能是文字系统不能激活听觉词汇系统。③能正确朗读，却不理解文字的意义。这说明文字系统能及时恰当地激活听觉词汇系统，但文字系统不能解码，因此患者不能理解。这与能复述但不理解复述内容的情况有点类似，说明书面语和口语刺激可以直接引发重复性的口语输出，但文字系统或听觉词汇系统不能解码。④失读患者对文字的阅读理解障碍也表现在语句的层级上，能正确朗读文字，文字与图匹配也正确，但组成句后不理解。这种情况当然首先要定位于句法系统，同时信息处理系统的记忆广度也可导致这种情况。

　　失语性质的书写障碍常有以下几种表现：①完全性书写障碍，可简单划几划，但构不成字形；②构字障碍，写出的字有笔画增添或减少，或者写出字的笔画全错；③镜像书写，见于右侧偏瘫用左手写字者，写出的字与镜中所见相同，笔画正确，但方向相反；④书写过多，书写中混杂一些无关字、词或句；⑤惰性书写，写出一字词后，写其他词时，仍不停地写前面的字词，与口语的言语保持现象相似；⑥象形书写是指不能写字，只能以图表示；⑦错误语法，书写句子出现语法错误，常与口语中的语法障碍相同。这几种情况的性质也是不一样的，完全性书写障碍的患者能够划几划，说明复合感觉表征系统能工作，但不能写出完整的字，提示文字系统不能编码，当然这种情况也要评定患者的记忆广度和注意力对结果的影响；构字障碍是文字系统编码错误或者不能监控复合感觉表征系统输出文字，也可能与记忆广度有关；镜像书写是视觉表征系统控制书写运动的特殊障碍；书写过多是信息处理系统激活语料系统的错误所致；惰性书写是信息处理系统不能自由地根据环境的需要而游移；象形书写是语料系统没有激活文字系统而激活了图形系统；书写句子出现语法错误是句法系统的问题。

　　因此，语言的高级神经功能障碍的诊断不再适合套用原来的失语症分类。从心理词典模型和信息的输入/输出程序来看，语言的高级神经功能障碍可概括为信息的删除或屏蔽、逻辑障碍、句法系统的解码/编码功能障碍、记忆广度不够、计算障碍、听觉词汇系统的解码功能障碍、文字系统的解码功能障碍、文字系统激活听觉词汇系统的转换障碍、复合感觉表征系统控制文字输出的障碍等，诊断这些障碍往往要借助于假设检验的方法。

（八）语音训练

1. 动力器官功能低下的训练

增加呼吸肌群的功能最有效的是有氧运动，详见肺康复的相关内容。

2. 声带麻痹

对于麻痹严重，完全失声的患者可绕两下颌角之前的颈部区域分 5 处进行针刺，深度 3 ~ 5 cm，捻转，不留针，每日 1 次。该法可直接刺激咽喉部肌肉，促进功能恢复。患者能发声后，改用以下方法训练。

患者端坐，嘱发长 a 音。

[口令]

"张大嘴，用力发长 a 音。"

"要抬起头来！"

[分析]

a 是舌面央低不圆唇元音，是最简单的音节，需要声带振动，因此是最适合增强声带功能的语音材料。为了避免声带适应，也可以进行 ā-á-ǎ-à 的声调变化训练。

患者坐位，非瘫痪侧手用力按床，或两手用力相推，同时嘱发长 ao 音。

[口令]

"嘴拢圆，用力发长 ao 音。"

"手要用力推！"

"声音尽量长点！"

[分析]

推撑的目的在于增加外负荷，因为外负荷较大时机体会通过紧闭声门和腹肌收缩来增加腹内压，以对抗外负荷，结合 ao 音的发声特点可强化声带内收。

3. 吐字器官的训练

（1）单韵母的训练

示范，令发 o 音。

[口令]

"拢圆上下唇，发 o 音。"

"舌稍后缩。"

示范，令发 e 音。

[口令]

"口半闭，展唇，发 e 音。"

"舌要后缩。"

示范，令发 i 音。

[口令]

"龇牙，发 i 音。"

"舌尖抵住下齿背，让舌面前部隆起。"

示范，令发 u 音。

[口令]

"噘嘴，发 u 音。"

"舌后缩，让舌面后部高高隆起。"

示范，令发 ü 音。

[口令]

"噘嘴，发 ü 音。"

"舌尖接触下齿背，让舌面前部高高隆起。"

示范，令发 er 音。

[口令]

"舌尖向后卷，发 er 音。"

"口要自然张开。"

[注意]

语音训练要取坐位，抬头。

语音是非常复杂的运动，运动性失语患者往往忘记了特定音的运动时空顺序，治疗师要通过示范和口令告诉患者相关吐字器官是如何运动的，要做好需注意以下几点：①要熟悉特定音的运动时空顺序，可通过牢记其编码来实现；②注意区分口形接近、容易混淆音的不同运动成分，如 o、u、ü 和 e、i；③要根据具体情况寻找吐字器官运动的错误所在，然后有针对性地纠正；④在示范的过程中要注意体会治疗师自己吐字器官的运动。

患者能顺利完成特定音时，一定不要把一个完整的过程拆开。

4. 音节的训练

语音训练的目的是提高吐字器官的控制力，恢复对语音运动时空顺序的内隐记忆。单韵母本身就是一个音节，对于严重运动性失语的患者能控制单韵母的发音时，紧接着就要进行声母 + 单韵母的音节训练。这个过程可对用到的声母进行训练，或者说声母的训练是穿插在音节的训练中。

b+a →爸。

[口令]

"闭紧嘴，突然发 a 音。"

"让气把您的嘴唇冲开。"

"我们一起 a—a，闭嘴，发'爸'：a—a—爸。"

"必须闭嘴！"

[注意]

必要时可捏住双唇以保证闭嘴。

p+u →铺。

[口令]

"闭嘴，向前噘，发'铺'音。"

"送气的时间要长！"

"就是铺床的铺！"

m+a →妈。

［口令］

"闭嘴，让气从鼻出，发'妈'音。"

"最后要张大嘴。"

f+u →付。

［口令］

"上齿轻咬下唇，发'付'音。"

"要唇齿摩擦！"

"就是付钱的付！"

d+e →德。

［口令］

"龇牙，舌尖抵住上齿龈，气流冲开舌尖，发'德'音。"

"要爆发成声！"

t+u →土。

［口令］

"舌尖抵住上齿龈，气流冲开舌尖，发'土'音。"

"舌尖要抵住上齿龈，送气的时间要长！"

"要噘嘴！"

"就是土地的土！"

n+ī →你。

［口令］

"龇牙，用鼻子出气，发'你'音。"

"龇牙，用手捂住嘴，不能漏气！"

"就是你我他的你！"

l+e →乐。

［口令］

"龇牙，舌尖抵住上齿龈，发'乐'音。"

"展唇，让气从舌头与两颊内侧的空隙间流出。"

"就是快乐的乐！"

g+e →哥。

［口令］

"龇牙，舌往后缩，发'哥'音。"

"就是哥哥的哥！"

k+u →裤。

［口令］

"噘嘴，舌往后缩，发'裤'音。"

"送气的时间要长！"

"舌根要用力，不能从鼻漏气！"

"就是裤子的裤！"

h+e →河。

［口令］

"半张嘴，舌根往后缩，发'河'音。"

"舌根往后缩，使舌根隆起。"

"就是黄河的河！"

j+i →鸡。

［口令］

"龇牙，舌面抬高，发'鸡'音。"

"舌面前部抵住硬腭前部。"

"就是公鸡的鸡！"

q+u →去。

［口令］

"噘嘴，舌面抬高，发'去'音。"

"舌面前部抵住硬腭前部，要用力送气。"

"就是来去的去！"

x+i →西。

［口令］

"龇牙，舌面抬高，发'西'音。"

"发音时，舌往后缩，使舌尖与硬腭间留一窄缝。"

"就是东西南北的西！"

zh+a →炸。

［口令］

"舌尖翘起，抵住硬腭前部，发'炸'音。"

"龇牙，发声同时张大嘴！"

"就是爆炸的炸！"

ch+u →处。

［口令］

"舌尖翘起，抵住硬腭前部，发'处'音。"

"龇牙，发声同时向前噘嘴！"

"要用力送气！"

"就是处理的处！"

sh+e →舌。

［口令］

"舌尖翘起，接近硬腭前部，发'舌'音。"

"龇牙，发声同时有一舌尖微向后缩的动作！"

"就是舌头的舌！"

r+i→日。

[口令]

"龇牙，舌尖翘起，接近硬腭前部，发'日'音。"

"r是一摩擦音，发声同时有一舌尖微向后缩的动作！"

"就是日月的日！"

z+a→杂。

[口令]

"龇牙，舌尖抵住上齿背，发'杂'音。"

"发声同时张大嘴！"

"就是杂志的杂！"

c+u→醋。

[口令]

"龇牙，舌尖抵住上齿背，发'醋'音。"

"要用力送气！"

"就是醋酸的醋！"

s+e→塞。

[口令]

"舌尖接近上门齿背，展唇，发'塞'音。"

"就是堵塞的塞！"

[注意]

· 以上是比较简单的"声母＋单韵母"音节训练，列举了21个声母比较容易诱发的音节，应注意口令的内容，首先，讲解相应音节的运动时空顺序，让吐字器官先做好准备去适应限定的环境，这往往是声母部分；其次，应强调发音过程中对韵母部分的控制；再次，要用多种信息来诱发音节，如熟悉的物体、动作或同时配合文字。不提倡无意义的音节训练。

· 以上只是举例，患者单韵母音节训练达到一定水平后要根据音节表进行全面的音节训练，应对方法还是牢记声母和相应韵母的编码，具体分析患者发音困难的障碍点，有针对性地去校正。对于习惯性张口错误、闭口错误、鼻音化问题，可辅以手法，如配合捏唇、唇或齿间放一筷子、捏鼻等方法。

· 当患者能控制单音节的发音时，要晋级做组词训练。

5. 组词训练

组词仍根据音节表逐音节进行，但是所组词要尽量是患者日常生活常用词汇，如家属名字、食品名称、常用代词、人体器官、常用工具、各种感觉、日常动作等。组词训练过程中会出现错语，错语纠正举例如下。

（1）省略：省略是吐字器官错过声母发音阶段，使音节零声母化。与着急、语速快有一定关系。纠正方法是强制声母发音阶段，限制语速。如：

布鞋 bu xie → u xie 物鞋。

［口令］

"不要着急，先两唇闭上，发'步'音。"

"步—步—步—步鞋。"

"闭紧嘴才能发'步'音！"

［注意］

如果是该词的第二个音节出现省略，可放弃该词换用以该音节为第一音节的其他词来进行，当然这个词最好和日常生活相关，因为这类词的使用频率较高，患者比较感兴趣、易学。

（2）韵母置换：韵母置换就是用发音运动接近的韵母来替代靶韵母。纠正方法是强制韵母发音阶段，由韵母向声母＋韵母音节过渡再向词过渡。

背心 bei xin → bei xing 背星

［口令］

"龇牙，舌尖接抵住下齿背，让舌面前部隆起，发'in'音。"

"in—in—in—心。"

"心—心—心—背心。"

［注意］

该项训练实际上涉及复韵母的训练。

（3）口唇化：纠正方法是限制 b、p、f 的练习，训练实际的缺失成分，必要时可在患者的双唇之间放一根筷子/压舌板，以限制唇的接触。

（4）齿背化：纠正方法是限制 z、c、s 的练习，训练实际的缺失成分。

（5）硬腭化：纠正方法是限制 zh、ch、sh 和 j、q、x 的练习，训练实际的缺失成分。

（6）齿龈化：纠正方法是限制 d、t 的练习，训练实际的缺失成分。

（7）鼻音化：纠正方法是限制 m、n 的练习，强化非鼻音的练习，特别是舌根音的训练，如果在进行非鼻音练习时，频繁出现鼻音，可以捏鼻以限制鼻音。

（8）舌根音不能：纠正方法是用《汉语拼音音节表》寻找患者残留的舌根音，以此为基础强化舌根音的练习。

如果患者没有残留舌根音，则首先进行咳嗽训练和打哈欠训练，以此为基础向 ke 音和 he 音过渡，再向 ge 音过渡。

［口令］

"张大嘴，用力咳嗽！"

"咳嗽、咳嗽、咳嗽，这样用力发 ke 音！"

"发 ke 音时，尽量发得清脆一些，也就是说，声带要振动！"

"张大嘴，打哈欠！"

"打哈欠时尽量发出声音！"

"连续发打哈欠时的声音！"

"发 ke 音时，气流尽量急促一点，向 ge 过渡！"

"就是'哥哥'的 ge！"

对有一定舌根音基础的患者，强化舌根音也可以进行以下练习。

［口令］

"请跟我念'ga—gi—gu—ge—go'"。

［注意］

以上发音为日本假名发音，对于功能较差的患者可以一个音一个音训练。

（9）软腭化：纠正方法是限制 g、k 的练习，训练实际的缺失成分。

（10）边音化：纠正方法是限制 l 音的练习，训练实际的缺失成分。对颊肌功能差的处理可参考吞咽障碍的处理。

（11）送气音化：纠正方法是限制送气音的练习，训练不送气音。同时提醒患者控制气流的量与强度。

（12）不送气化：纠正方法是限制不送气音的练习，训练送气音。

（13）摩擦音不能：纠正方法是训练 f、r 打头的音节，吐字器官控制方法可参考音节训练部分，强化摩擦音训练要根据《汉语拼音音节表》的相关内容进行。当单音节控制比较好时进行双音节和多音节摩擦音的训练，如"仿佛""发福""毛绒绒"等。这些强化方法也适用于以上缺失成分的训练。

另外，歪曲音不属汉语拼音音节，纠正方法是对声母和韵母都要进行训练，并要限制语速。

组词训练要注意以下几点：①不能强化功能过强的声母，同时考虑患者的耐受性（语音训练是注意力高度集中的活动）；②可多信息通道刺激，如实物（图片）、文字、声音；③不排除地方方言。该训练虽然有一定的实用性，但目的仍然是提高吐字器官的控制力。

6. 短句的训练

短句的训练可选择每句字数在 5 个以内、有一定内涵、通俗易懂的材料，符合这个标准的首选儿歌，如：小老鼠 / 上灯台 / 偷油吃 / 下不来 / 喵喵喵 / 猫来了 / 叽里咕噜滚下来。临床可根据当地风俗选择。

短句的训练过程中仍需贯穿着错语纠正，并要注意纠正声调。患者对短句有一定的控制力后，可晋级做绕口令的训练。

7. 绕口令的训练

绕口令是汉语中发音难度最大的语音材料，不同内容的绕口令通过特定声母或韵母的高频率重复来体现难度。因此，绕口令训练是提高吐字器官控制能力的重要一环，适合针对患者的功能障碍特点进行个体化治疗。

（九）高级神经功能训练

1. 信息补全训练

最简单的信息补全训练就是指物命名训练或看图命名训练，但真实语境中的命名涉及内隐记忆，所以，对普通名词的命名训练可根据《汉语水平词汇与汉字等级大纲》的甲类词，利用概括和举例的方法进行，这样不仅能充分发挥患者的内隐记忆，还可提高患者的逻辑能力。

普通名词训练。

[口令]

"鱼、牛、老虎、苍蝇合起来叫什么？"（动物）

"请说出三种花。"

"请说出五种长毛的动物？"

"情人节卖得最快的花是什么？"

"再想一种，比如，在冬天才开放的花？"

"萝卜、玉米、青菜，请用一个词概括。"

"西红柿、香蕉、大米，能概括为植物吗？"

[注意]

· 指物命名训练或看图命名训练比较枯燥，所涉及的内容也比较狭隘。在《汉语水平词汇与汉字等级大纲》的甲类词的支持下进行命名训练，涉及生活的方方面面，有较大的趣味性，且在口令的引导下便于建立信息之间的联系，有助于重新激活瘫痪的心理词典的功能。

· "请说出五种长毛的动物？"既是对动物命名的训练，也是对"毛"这个概念的强化。

方位词的训练。

[口令]

"请用东南西北表示我们现在要去 ** 地方需要行走的方向！"

"金山寺在石崖沟宾馆的什么方向？"

"一个人的帽子是蓝颜色，袜子是黑颜色，请问，穿在上边的是什么颜色？"

"一个人的衬衣是白颜色，夹克是红颜色，请问，穿在外边的是什么颜色？"

"一个人的文化衫的胸部图案是牡丹，背部图案是苹果，请问，前面的图案是什么？"

"3 楼在 4 楼的什么方向？"

[注意]

· 首先需要建立患者的方位坐标，用患者最熟悉的路线来建立这个坐标系是便捷的，但应该注意所选路线必须是正南正北，走向不能偏斜。建立方位坐标后，要让患者学会在具体的环境中使用这个坐标系，该口令的设计意图即此。

· 上下、里外、前后的训练方法可参照前面相关内容。

颜色的训练。

[口令]

"韭菜是什么颜色？"

"请再说几种绿颜色的蔬菜！"

[注意]

用实物来建立颜色的概念，然后再用更多的实物来强化这个概念，便于患者建立新的信息系统。

味道的训练。

[口令]

"醋是什么味道？"

"请再说几种酸味的东西？"

[注意]

不要灌输，要循循善诱地进行。

同义词和反义词训练。

[口令]

"爸爸的同义词是什么？"

"大的反义词是什么？"

[注意]

这也是一种命名训练，要结合《汉语水平词汇与汉字等级大纲》的甲类词中的名词、形容词、副词等进行。

2. 句法训练

可用动词进行完整句的造句练习，造句的过程中逐步增加动词的配价。因此，句法训练不仅要结合句类和句型进行训练，还要参照《汉语水平词汇与汉字等级大纲》的甲类词中的动词，进行动词的系统应用训练。例如，以下句法训练。

[治疗师]

"请用'拿'字造一个句子。"

[患者]

"拿沙袋。"

[治疗师]

"谁拿沙袋，必须有主语。"

[患者]

"我拿沙袋。"

[治疗师]

"你用什么拿沙袋？"

[患者]

"我用手拿沙袋。"

[治疗师]

"你什么时候用手拿沙袋？"

[患者]

"我刚才用手拿沙袋。"

[治疗师]

"你刚才用手在哪里拿沙袋？"

[患者]

"我刚才用手在训练室拿沙袋。"

[治疗师]

"你刚才用手在训练室拿的是什么颜色的沙袋？"

［患者］

"我刚才用手在训练室拿蓝沙袋。"

［治疗师］

"你刚才用手在训练室拿几个蓝沙袋？"

［患者］

"我刚才用手在训练室拿一个蓝沙袋。"

［治疗师］

"你刚才为什么要用手在训练室拿一个蓝沙袋？"

［患者］

"我刚才为了锻炼用手在训练室拿一个蓝沙袋。"

［治疗师］

"你刚才为了锻炼用哪个手在训练室拿一个蓝沙袋？"

［患者］

"我刚才为了锻炼用左手在训练室拿一个蓝沙袋。"

［治疗师］

"你刚才为了锻炼用左手在训练室怎样拿一个蓝沙袋？"

［患者］

"我刚才为了锻炼用左手在训练室慢慢拿一个蓝沙袋。"

［分析］

以谓语为核心进行配价训练可以让患者渐渐地掌握句子的语序，同时，渐渐地增强句法系统解码汉语句法信息的功能，提高患者的理解能力。

［注意］

· 句法障碍影响表达能力和理解能力，以动词为核心的句法训练是一个包含功能词应用的句式训练，由于以渐渐的方式增加配价，因此，不仅可以让患者慢慢掌握主谓句的语序，还可以提高患者对长句的理解能力。

· 随着句子的加长，患者可能丢失成分，治疗师可以提醒患者。

· 动词的配价可分为体词价、谓词价和复合价。体词价可分为施事价（关联施事成分）、受事价、工具价、质料价、结果价、目的价等；谓词价可分为行为价、事件价、现象价、意愿价等；复合价是体词价和谓词价的结合，即一定的动词可以同时关联体词性成分和谓词性成分。例如："我希望他下午回家。"句中"希望"的价即为复合价，同时关联两个体词性成分和一个谓词性成分。另外，在进行配价训练的时候也可以对体词性成分进行名词配价。

省略谓语是常见的一个错误，针对这个错误也可以给一个句子让患者替换谓语，如：

王永回家。

王永爱家。

王永想家。

王永在家。

王永有家。

第三章

王永搬家。

……

[口令]

"请换一个谓语。"

"您换的动词必须能和前面的主语及后面的宾语搭配！"

"换了以后的意思是什么？"

[注意]

和患者共同解释替换谓语后的句子意思，以引起患者对谓语的重视。

3. 计数和计算训练

心理学研究显示，人的初始数学能力包括对 1 ~ 3 小数的精确表征和 4 以上大数的近似表征，一位数的加法和乘法口诀在成人心理词典中是一个算术事实。计数和计算障碍要评定 1 ~ 3 的精确理解，4 以上数量的大小比较，正向计数，逆向计数，一位数加法的口算，乘法口诀的应用等。

1 ~ 3 精确理解的训练：点 1 或 2 或 3 个点（也可出示相应数量的物体），让患者立刻说出数量。

4 以上数量的大小比较训练：给患者两个数量不同的点或物体的集合，让其比较多少。人和动物的这种能力遵循韦伯定律，因此两个集合的比率可先从 2：1 开始，逐渐缩小两个集合的比率。

正向计数的训练。

直接法：让患者从 1、2、3……计数。

间接法：给两个数，让患者说出夹在中间的那个整数，如"夹在 5 和 7 之间的那个数是几？"

逆向计数的训练：如"夹在 7 和 5 之间的那个数是几？"一位数加（减）法的口算：如"比夹在 7 和 5 之间的那个数大（小）3 的数是几？"

乘法口诀的应用。

"夹在 7 和 5 之间的那个数的 3 倍是几？"

"9 个 9 相加等于几？"

"6 个苹果平均分给 3 个人，一个人分几个？"

"8 乘以 7 等于几？"

常用单位换算。

公斤与斤、斤与两、吨与公斤；公里与米、米与尺、尺与寸、米与厘米；天与小时、小时与分、分与秒、月与天、年与月、年与季；元与角、角与分；十与百、百与千、千与万、万与亿。

4. 逻辑训练

概括能力的训练。

"您、您的儿子和您的夫人，合起来称什么？"

"我拿着的这些东西是什么"

"干部、服务员、文学家、医师、工人、老师、农民，他们的区别在什么地方？"

[注意]

这同时也是一种命名训练，要结合《汉语水平词汇与汉字等级大纲》的甲类词中的名词进行。

比较的训练。

[口令]

"雪是什么颜色？棉花是什么颜色？食盐是什么颜色？这三种白颜色的东西中，哪个能变成水？哪个有咸味？"

类似的还有："小草是什么颜色？菠菜是什么颜色？原始森林是什么颜色？在这三种绿颜色的东西中，哪种是蔬菜？哪种东西非常大？"

"木耳是什么颜色？头发是什么颜色？煤是什么颜色？在这三种黑色的东西中，什么是人体的一部分？什么可以用来生火？"

[注意]

以上是以颜色为分类标准，让患者区分同一类别事物的不同，既可强化患者对颜色的认知，又可提高患者对概念的逻辑处理。

[口令]

"在2、4、5、8四个数中，哪个是奇数？"

"在3、6、7、10四个数中，哪个是两位数？"

"在7、15、31、92四个数中，哪个是3的倍数？"

[注意]

以上是对数的分类，分别结合了对奇、偶数的判断，加法及除法训练等。

[口令]

"在夫妻两个人中间，男人一定是什么？"

"在兄妹两个人中间，年龄大的是男人还是女人？"

[注意]

以上是给出一个集合，让患者区分个体的特征，从而学习一些家庭关系名词。

[口令]

"北京、哈尔滨、太原、广州四个城市，哪一个是南方城市？"

"西安和拉萨这两个城市相比较，哪一个在东边？"

[注意]

以上是结合方位名词进行集合个体的比较。

[口令]

"圆形和梯形，没有角的是什么图形？"

"梯形和正方形，最大的角一定存在于哪个图形？"

[注意]

以上是对几何图形的特征区分训练。

[口令]

"飞机和汽车有什么不一样？"

[注意]

这是一种不定向的比较，难度较大，可作为患者后期比较能力训练的内容，临床操作时要结合《汉语水平词汇与汉字等级大纲》的甲类词中的名词进行。

家庭关系判断和推理。

"你的儿子的姐姐叫你的妻子的妈妈叫什么？"

"王芳的叔叔叫王哲的奶奶叫什么？"

[注意]

问题的难易与实词的数目相关，可以根据患者的能力确定实词的数目，因此，这种训练还可以提高患者的记忆广度。

定义的训练。

"前天的明天叫什么？"

"昨天的昨天叫什么？"

"明天的明天叫什么？"

"爸爸的爸爸叫什么？"

"爸爸的妈妈叫什么？"

"专职给人看病的人叫什么？"

"专职种地的人叫什么？"

"这个动作叫什么？"

[注意]

定义训练可结合《汉语水平词汇与汉字等级大纲》的甲类词进行。

用特征代替全部的判断和推理。

"食盐是白颜色，醋是深红色，请问，酸味的是什么颜色？"

"冬天很冷，夏天很热，请问，扇子最忙的季节是什么时候？"

"一个人的西服值3000元，皮鞋值500元，请问，贵的穿在上边还是下边？"

"熟透的柿子是黄颜色，熟透的苹果是红颜色，请问，比较软的是什么颜色？"

"沙子比较粗，面粉比较细，请问，能吃的是粗的还是细的？"

[注意]

这种训练还可以提高患者的记忆广度。

5. 抗干扰训练

"3+5=？ 9-7=？ 16÷4=？请问第一道题的答案是几？第二道题？第三道题？"

[注意]

这是在计算训练基础上的抗干扰训练，题的难度和题的数量可根据患者的具体情况确定，具有增加记忆广度的作用。

6. 听词指图

给患者出示几张图片，让患者找出治疗师口令所指的内容：

"狗？"

"大米？"

"穿衣裳？"

[注意]

·根据患者的情况来确定出示图片的数量。

·这不是命名训练，而是要解决听觉词汇的解码问题，训练内容要结合《汉语水平词汇与汉字等级大纲》的甲类词选定，一个阶段的训练内容要适量，不宜变化太快。

7. 词图匹配训练

给患者几张图片，让患者找出治疗师所示文字的内容，或者给患者几张配字图片，让患者找出其中错误的图片或正确的图片。

8. 听理解障碍训练

Wernicke 区及其周围的区域（如枕叶、5/7 区等）给予经颅电刺激和经颅磁刺激，可帮助患者改善听理解障碍。

治疗师和患者同时做某个动作，如拍拍手、揉揉眼等，同时说出来，目的是让患者建立听觉词汇和事物之间的联系，对不完全性感觉性失语可能有帮助。

9. 读写训练

给患者出示书面语，让患者读出并抄写，然后指图并再次朗读。

[注意]

这种训练旨在解决患者文字系统的解码功能障碍、文字系统激活听觉词汇系统的转换障碍、复合感觉表征系统控制文字输出的障碍等，可根据患者的具体情况增减读、写、指图等任务。

（十）语音情景训练

语音情景训练就是让患者用语音描述具体的事或环境，如训练室的布局，治疗师的动作，当天的天气，三餐的情况，家庭成员的年龄、爱好，病前的工作环境，家乡的风土人情，故事复述等。

[注意]

该项训练具有很大的实用性，可以激发患者使用语音的积极性，但仍需注意错语的纠正和声调的控制。

（十一）小结

面对一个语言障碍的患者，可以先假定他存在运动性失语，予以音节复述的检查。在这个过程中我们可以获取很多信息，可以知道患者是否有感觉性失语；是否有传导性失语；是否有动力器官的功能障碍；是否有共鸣器官的功能障碍；是否有振动器官的功能障碍；是否有吐字器官的功能障碍。单纯的传导性失语可能对患者的表达影响不大，患者和家属可能会忽略这种障碍。对于发现的动力器官、共鸣器官、振动器官、吐字器官的功能障碍要给予针对性地训练。对于已经能够控制音节，可以简单交流的患者，才能评估患者的命名、记忆、逻辑、句法等高级神经功能。

参考文献

[1] PARRY S M, PUTHUCHEARY Z A. The impact of extended bed rest on the musculoskeletal system in the critical care environment [J]. Extrem Physiol Med, 2015, 4: 16.

[2] PUTHUCHEARY Z A, RAWAL J, MCPHAIL M, et al. Acute skeletal muscle wasting in critical illness [J]. Jama, 2013, 310(15): 1591-1600.

[3] 张清芳 . 音节在语言产生中的作用 [J]. 心理科学进展 , 2005, 13(6): 8.

[4] 田勇泉 . 耳鼻咽喉头颈外科学 (第 7 版)(附光盘) [M]. 北京 : 人民卫生出版社 , 2008.

[5] 王瑞明 , 莫雷 , 李利 , 等 . 言语理解中的知觉符号表征与命题符号表征 [J]. 心理学报 , 2005, 37(2): 143-150.

[6] 高兵 , 曹晖 , 曹聘 . 句法加工的脑机制 [J]. 心理科学进展 , 2006, 14(001): 32-39.

[7] 方梅 . 汉语篇章语法研究 [M]. 北京 : 社会科学文献出版社 , 2019.

[8] 王穗苹 , 莫雷 . 篇章阅读理解中背景信息的通达 [J]. 心理学报 , 2001, 33(4): 25-32.

[9] 鲁忠义 , 范宁 . 工作记忆广度与汉语句子语境效应的关系 [J]. 心理学报 , 2006, 38(1): 22-29.

[10] 刘东台 , 李小建 . 语言与数量认知关系的新认识 [J]. 心理科学进展 , 2006, 14(5): 654-664.

[11] 李胜利 . 语言治疗学 [M]. 北京 : 人民卫生出版社 , 2008.

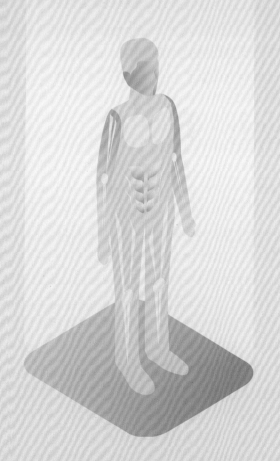

✔ 第四章
基于疾病的康复

康复医学以功能障碍为研究对象，但是基于疾病的思维对功能障碍的恢复依然是有意义的。以脑血管病为例，神经科以降低其发病率、致残率、复发率、死亡率为己任，也是非常重视功能的。康复医学和其他临床医学的不同在于，康复医学没有被"结构决定功能"所束缚，而是用肌肉骨骼的生物力学、各种动力学理论（如呼吸动力学、血流动力学、胃肠动力学、泌尿动力学等）、心理学来分析功能，并且把这些宏观的规律与细胞生物学相结合，进一步从细胞和分子的水平来认识功能。

分子生物学的引入，使我们对疾病有了新的认识，是对目前已有疾病认知的补充。一些疾病可能是基因突变的结果，一些疾病可能是某种分子的异常所致，如某种酶、配体、受体。当站到分子生物学的高度回望疾病的时候发现，不同的疾病有着相似或相同的分子异常，即不同的疾病可能有同质性。但目前的认识又不足以构建一个用分子来认识、分析和治疗疾病的完善体系，我们正处于一个从症状、疾病和分子三种视角来认识功能的信息混杂时期。

第三章讲的分析方法依然适用于下列疾病：运动神经元病、眼底静脉曲张、痉挛性斜颈、基因突变所致的瘫痪、肺间质纤维化、间质性膀胱炎等，但本章从疾病的角度来分析，以帮助医师明白康复获效的生物力学机制和细胞生物学机制。

✅ 第一节　运动神经元病

运动神经元病是一组病因不明的慢性进行性上运动神经元和下运动神经元的变性疾病。因为其存在慢性进展的结构损伤，患者多在 3 ~ 5 年内因累及呼吸肌群而死亡。以前康复医学往往不把其作为适应证，但从细胞生物学的角度来看，运动神经元的功能是由运动神经元本身及其环境决定的，从调整运动神经元的环境入手就可能改善运动神经元的功能。

运动神经元病有四个亚型：一是进行性肌萎缩（progressive muscular atrophy，PMA），主要表现为锥体系的皮质脊髓束控制的下运动神经元损害的症状和体征，首发症状常为手部内附肌的萎缩、无力，逐渐累及前臂、上臂及肩胛带肌；二是进行性延髓麻痹（progressive bulbar palsy，PBP），主要表现为锥体系的皮质脑干束控制的下运动神经元损害的症状和体征，如进行性的声音嘶哑、吞咽困难、咀嚼无力、舌肌／唇肌／咽喉肌萎缩；三是原发性侧索硬化，罕见类型，主要表现为上运动神经元损害的症状和体征，如四肢肌肉痉挛、腱反射亢进、病理征阳性；四是如果以上 3 型病情发展，从下运动神经元变性为主进展到合并上运动神经元变性，或以上运动神经元变性为主进展到合并下运动神经元变性，或者起病即上下运动神经元变性兼见，就是最常见的类型——肌萎缩侧索硬化（amyotrophic lateral sclerosis，ALS）。这种以症状群的分类，还需要 3 个条件才能诊断：一是没有发现神经系统的影像学可见的结构破坏；二是患者没有客观的感觉障碍；三是肌电图有失神经支配的表现。

从症状群的分类来看，运动神经元病是一种神经系统退变的疾病，那么对于运动神经元的邻居，即受累的靶肌肉，给予无氧运动是合理的，这种训练有助于延缓肌萎缩（很多学者把运动神经元病作为肌少症的原因之一），并且无氧运动可使肌肉分泌更多的神经营养因子，神经营养因子缺乏可能是运动神经元病的原因之一。

运动神经元病的病因可能还包括氧化应激和神经元的线粒体的功能下降，无氧运动可以提高机体的代谢水平，骨骼肌耗能的增加会使控制骨骼肌的运动神经元的兴奋性增加，可以改善神经元的线粒体功能。线粒体生产标准能源的增加，会使细胞内携带高能电子的载体增加，相应的自由基会增加。但自由基并不是机体的破坏者，生理状态下机体也需要很多自由基，比如，溶酶体和过氧化物酶体就需要以自由基为工具来完成使命，因此，如果患者的代谢水平高，高能电子载体就成为能量转移的载体，被其他细胞器所应用。如果高能电子载体不能被细胞器充分利用，高能电子载体就可能沦落为攻击蛋白质、核酸、细胞膜等的自由基。因此合理的运动强度，比如有氧运动，合理的运动频率，比如每周 1 ~ 2 次，并不会增加攻击自身的自由基，反而有益于减少自由基损伤。

骨骼肌的收缩可以通过筋膜向神经元传递力学信号，也可以通过心脏的搏动和呼吸的节律性运动向组织液传递力学信号，这种力学信号最终也会通过组织液作用于细胞，在细胞内传递力学信号的是细胞骨架，有氧运动可以改善细胞骨架的功能。现在认为运动神经元病的可能机制之一就包含细胞骨架的功能下降。

据此，康复医学以骨骼肌的无氧运动来对抗肌萎缩，为运动神经元提供神经营养因子，并合理组织无氧运动为一组训练，使患者在完成这一组训练时达到心肌的有氧运动水平，从而通过有氧运动传递的力学信号和化学信号来抑制运动神经元的退变。具体方法见"锥体系的训练"。

第二节　脊髓损伤和脊髓炎

脊髓损伤和脊髓炎导致的瘫痪很多时候是严重的，由此很容易得出结论：患者的瘫痪是完全的。如果从躯干向四肢评估，往往会找到还保留部分功能的肌肉，特别是在增加肌肉的初长度并屏蔽拮抗肌的情况下会发现这些肌肉，以这些肌肉为突破点，通过无氧运动来诱导肌肉合成神经营养因子，从而诱导神经再塑，是脊髓疾病康复的重要接口。

锥体外系训练可以激活阈值低的 I 型纤维，因此通过负重、牵伸等方法激活 I 型纤维是拓展肌肉由 0 级肌力到 2 级肌力的重要方法，这可以为诱发无氧运动奠定基础。

脊髓损伤往往合并有感觉障碍，感觉障碍可以影响运动，但仍需注意感觉障碍和知觉障碍的区别，仅仅从运动康复的角度来说，没有必要特别在意感觉障碍，当患者在进行锥体系、锥体外系训练和作业训练输入刺激时，感觉训练实际上就开始了。

脊髓损伤和脑损伤的恢复一样，局部的结缔组织异常增生可能是阻碍神经再塑的原因之一。诱导脊髓结缔组织的正常连接，需要适宜的力学信号。对于封闭在椎管和颅骨中的中枢神经系统，有氧运动通过改变呼吸的频率和深度，改变心搏的频率和强度，可以使脑脊液的压力动态波动，从而为中枢神经系统的神经元提供丰富的力学信号，因此有氧运动对脊髓损伤患者也是必需的。

第三节　急性炎症性脱髓鞘性多发性神经根神经病

急性炎症性脱髓鞘性多发性神经根神经病，也称吉兰 - 巴雷综合征（Guillain-Barre syndrome, GBS），是一种免疫攻击神经根的疾病，可累及脊神经和颅神经，运动受累是临床诊断的重要依据，但会同时波及感觉和内脏。本病是一种脱髓鞘疾病（偶尔也会波及轴突），有很强的自愈趋势，但运动功能严重受损的 GBS，自我恢复周期较长，很多以年为单位，缩短恢复时间具有重要意义。

从生物力学的角度来看，GBS 导致的严重的四肢瘫，可以看作两个偏瘫，用 MRP 的康复方法，严重的四肢瘫需要约 1 年的时间才能恢复独立步行功能和上肢功能性使用。

周围性神经病导致的运动功能障碍往往表现为软瘫，提示锥体外系的损伤，增加躯干的训练、振动训练等，可以使严重的四肢瘫患者恢复独立步行功能和上肢功能性使用的时间可能缩短到 1～3 个月。

周围神经中既走行有锥体外系纤维，也走行有锥体系纤维，因此 GBS 也会累及锥体系。早期使用锥体系的训练方法，严重的四肢瘫患者恢复独立步行功能和上肢功能使用的时间可缩短到 1 个月以内。机制可能与无氧训练可以使骨骼肌产生大量神经营养因子，从而诱导神经修复有关。对于合并有呼吸肌功能下降的 GBS 患者，把骨骼肌的无氧运动训练组织成一个心肺的有氧运动训练方案是改善呼吸肌群功能的接口。

周围神经损伤是临床常见问题，类似的问题可参考 GBS 设计康复方案。

第四节　神经系统遗传性疾病所致的瘫痪

本书专门引入复杂适应性系统的理论，是要强调在真实的系统中存在着集散节点，不存在"皇帝"，所谓"中枢控制"的概念制约了神经康复的发展。复杂适应性系统的理论提示，所有节点都是系统的一部分，都受到环境的制约和支持。因此神经系统不是人体宏观世界的"皇帝"。在细胞生物学中非常重视的基因，也不是人体微观世界的"皇帝"，基因的表达也受到环境的影响。只有首先建立这样的观念，才可能理解神经系统遗传疾病的康复。

遗传疾病具有家族性特点，但家族性疾病并不一定是遗传疾病，某种相同的环境因子可引起非遗传性的家族性疾病，如碘缺乏导致的家族性甲减。神经系统遗传性疾病是由遗传物质（染色体、基因、线粒体）的结构和功能改变所致的主要累及神经系统的遗传病，具有先天性的特点。但先天性疾病并不一定是遗传病，如孕妇服用药物引发的胎儿先天性畸形，是先天性疾病但不是遗传疾病；同时遗传性疾病可在任何年龄发病，只有部分遗传性疾病表现为出生后异常，如出生后即表现异常的先天愚型，婴儿期发病的婴儿型脊肌萎缩症，儿童期发病的假肥大型肌营养不良症，少年期发病的脊肌萎缩症，青年期发病的腓骨肌萎缩症，中年期发病的强直性肌营养不良症、脊髓延髓肌萎缩症、眼咽型肌营养不良症、遗传性共济失调、Huntington 病，老年期发病的橄榄脑桥小脑萎缩症等。因此不能依赖发病时间去判断患者的问题是否与遗传相关，比如，运动神经元病就可能与遗传相关，因此，康复要积极顺应遗传病学的发展，对病因不清楚的疾病积极请相关学科会诊。

遗传性疾病并不一定是先天性疾病的特点，也提示基因的表达受到环境的制约，只有环境适应突变基因表达时，患者才会发病。未来随着基因组学的发展，可能会发现更多的遗传性疾病，比如高血压、糖尿病就具有遗传特征。积极探索致病基因表达的环境因素，特别是微观环境因素，是遗传疾病预防和治疗的一个接口。比如苯丙酮尿症患者在早期就限制苯丙氨酸食物的摄入或降苯丙氨酸治疗，就可取得很好的疗效；用青霉胺等螯合剂去除患者体内的铜离子可治疗肝豆状核变性。

从神经系统来看，人体的功能包括运动、感觉、认知和内脏，神经系统遗传性疾病可以累及以上全部功能。康复医学发展到现在，区别于其他临床专业的最大特点就是运用运动的手段来提高患者功能。因此神经系统遗传疾病的康复也主要是运用运动的方法来延缓或抑制控制骨骼肌的神经元的突变基因的表达。方法依然是在基因学诊断明确的基础上，区分锥体系和锥体外系症状，明确责任肌群，给予针对性的训练，以期骨骼肌通过化学信号、力学信号和电学信号来影响神经元基因的表达。

第五节　痉挛性斜颈

痉挛性斜颈是一个在病理学上无特异性改变的一种肌张力障碍，主要累及头颈肌群，表现为周期性头向一侧转动、前倾或后仰，或者头常固定于某一异常姿势，受累肌肉常有疼痛，可因情绪激动而加重，手托下颌、面部或枕部时减轻，睡眠时消失。

目前，痉挛性斜颈最有效的治疗方法是受累肌群的 A 型肉毒毒素注射，但该方法的缺点是需要重复。

患者睡眠时症状可消失，病理上无特异发现，提示这是一种功能性疾病。手托头部可以减轻症状，从生物力学的角度来看患者头颈的稳定性较差，提高头颈肌群的稳定性是突破口，包括肩胛带肌、胸节段肌群、肱节段肌群，提高这些肌肉稳定性的方法仍然是无氧运动，无氧运动可以促进这些肌肉合成更多的神经营养因子，从而影响神经的功能表达。

第六节　静脉功能障碍

动脉动力障碍（如心衰、动脉平滑肌功能障碍）、动脉本身的问题（如动脉粥样硬化、动脉炎）、动脉后负荷的问题（如高血压、小动脉的玻璃样变）等，因为危害巨大，被临床广泛重视。静脉问题虽然危害广泛且巨大，但静脉回流障碍导致的淤血，没有动脉供血障碍导致的缺血表现迅猛，没有被临床充分重视。

没有细胞生物学的支撑很难认识静脉回流的意义，没有血流动力学的支撑很难找到影响静脉回流的方法，这可能是静脉功能障碍被忽视的第二个原因。

如果把陆地上的植物看作人体的功能细胞，没有在大洋上形成的暖湿气流带来的水分，植物会被旱死，这相当于缺血改变；如果陆地的水分不能通过河流回到大海，很多植物泡在水里会烂根，这相当于淤血改变。细胞生物学发现，人体的生物化学反应是可逆反应，既可以向正反应方向进行，也可以因生成物的堆叠向逆反应方向进行，这就是循环的意义。细胞生活在组织液中，组织液中的细胞代谢产物必须被及时运走，细胞的新陈代谢才能正常进行。这一切是通过淋巴网络和静脉网络来实现的，组织液回流的意义在骨质疏松的研究中得到阐释。

在骨质疏松的研究中，人们试图揭开物理刺激对骨塑形的作用，但发现应力、应变、应变能的最大值与骨形态没有直接的联系。以骨皮质为例，导致骨形态改变的是包埋于坚硬的骨盐中的类成骨细胞、骨细胞，实际上这些细胞的周围依然是组织液，研究发现，它们对组织液流动的切应力敏感，有分化和表达的反应，能促进成骨。进一步研究还发现松质骨表面的骨衬细胞在接受了组织液的切应力之后也具有了成骨分化的功能。这种功能表达除了因为组织液的液流为骨骼中的细胞提供了力学刺激之外，还因为液流决定着细胞周围的化学环境。液流快不仅切应力大，而且带来的营养多，运走代谢废物的效率高，使类成骨细胞、骨衬细胞、骨细胞的生化反应可以向正方向进行。如果液流速度下降，反应需要的底物和能量不足，代谢废物浓度升高，这些细胞的生化反应速度可以下降，甚至停止、逆转，骨质合成就会减少，酸性物质的集聚会激活破骨细胞，此时成骨细胞被抑制，破骨细胞大量表达，就会导致骨质疏松。

组织液流速影响的不仅是骨骼中的功能细胞，身体所有的功能细胞都会受到组织液流速的影响。决定组织液流速的有两个方面：一是毛细血管的物质交换，二是静脉和淋巴的回流。实际上这是一个问题的两个方面，即循环的两个方面，显著影响这两个方面的是心脏的泵血功能，具体是心脏的每搏输出量。每搏输出量大，心脏泵血的最大功率就大，毛细血管的物质交换效率才可能高；每搏输出量大，射血分数就高，右心房舒张末期的虹吸作用就强大，静脉回流的效率就高，组织液的流速就快。就像北半球夏天雨水多，是因为太阳在夏天为北半球提供的能量大，形成的暖湿气流强度大，雨水就多，雨水从高空落下带来的势能就大，河流中的水就多，且水流湍急。

临床很多功能问题与静脉回流相关，但静脉回流障碍表达的缓慢与动脉缺血的急骤形成鲜明对比，影响了我们对静脉淤血问题的理解。比如，临床有一种情况是患者到下午发生腿肿，甚至是睡前发现自己脚踝或小腿轻度肿胀，睡一晚上肿胀会消失，这就极有可能是一种静脉水肿。机制是白天多数时间小腿处于身体的最低处，该处组织液回流需要更大的动力，如果心脏的虹吸作用不能提供足够的动力，小腿就容易出现淤血。淤血需要量的累积才能形成肉眼可见的水肿，所以，下午甚至夜间才能看见水肿。卧床睡觉时，体位变换使小腿部组织液回流需要的动力大幅下降，所以夜间小腿部水肿可以消退。

临床所见静脉回流障碍的原因可能包括四类：一是衰老致使心健康水平下降导致的功能细胞周围的组织液流速减慢，主要表现为身体的各种机能减退；二是制动导致的心健康水平下降，主要表现为失用综合征（各种功能细胞的功能减退）、局部肿胀（如骨折术后）、修复障碍（如骨折不愈合、脑/脊髓损伤后结缔组织的过度增生、术后的瘢痕增生）；三是局部损伤致静脉/淋巴回流的前负荷过大，如软组织损伤时的水肿；四是静脉病变导致的回流障碍，如深静脉血栓形成、静脉窦血栓形成、肿瘤压迫大静脉、静脉曲张、原发性/继发性淋巴水肿。实际上具体的静脉回流障碍可能是以上多种因素的叠加，如眼底静脉曲张既可能与眼底的退变使局部静脉回流的前负荷过大有关，也可能与心健康水平下降有关，结果导致视锥细胞、视杆细胞和成纤维细胞的功能减退。

因此，静脉功能障碍是非常常见的背景性疾病，但表现非常隐匿，往往被临床所忽视。只要有损伤，就可能因为静脉回流的前负荷增加，而产生静脉功能障碍；只要有衰老，有失用，就可能因为静脉回流的动力下降，导致静脉功能障碍。

如果考虑静脉回流是前负荷增加，抑制组织坏死，减少渗出就是治疗的重要方面，如抗生素的使用，外科清创，局部冷疗；如果考虑静脉回流的动力不足，并不是要简单地增加肌肉泵效应，这是以前治疗静脉功能障碍的一个误区，而是要增进心脏的功能水平，通过心脏的虹吸作用来改善静脉回流状态，主要的方法就是有氧运动。比如，以前我们会认为，上肢的运动不会改变下肢骨折的修复，但从细胞生物学的角度来看，上肢运动实现的心功能的改善，会消除骨折下肢的水肿并促进骨折部位骨重建。

我们可能不会认为有氧运动对于瘫痪患者有多大意义，特别是健肢的运动会帮助患肢恢复功能吗？现在看来有氧运动能促进神经损伤局部的修复。至于静脉本身问题导致的静脉水肿，溶栓、外科取栓、严重曲张静脉的切除是积极的，但有氧运动对改善术后静脉功能障碍也是重要的。对于淋巴水肿等疾病，并不像以前猜测的那样，淋巴回流通路破坏是唯一原因，心健康水平下降可能是淋巴水肿的另一个原因。

第七节　间质纤维化疾病

间质即结缔组织，间质纤维化的病因不明，可能与遗传、女性激素、免疫、环境相关，可累及多系统。如累及皮肤，表现为皮肤的硬化和萎缩，即硬皮病；如累及小动脉，可表现为雷诺现象；如累及肌筋膜，可表现为肌肉的僵硬和疼痛；如累及消化道可致消化道的硬化和运动功能下降，表现为口裂缩小、黏膜干燥、牙周疾病、反酸、胸骨后烧灼感、Barrett食道、假性肠梗阻、结肠的无症状性广口憩室、顽固性便秘、大便失禁、直肠脱垂等；如累及心脏可致透壁性的斑片状心肌纤维化，表现为心衰、心包积液等；如累及肺，即肺间质纤维化，可表现为呼吸困难、咳嗽等；如累及肾脏可表现为肾衰、肾性高血压等；如累及膀胱，即为间质性膀胱炎，可表现为尿频、尿痛、储尿障碍和排尿障碍等；如累及肝脏导致肝硬化，可表现为肝功能损害和门静脉高压。

康复医学在解释肌筋膜的退变时特别强调力学因素的作用，但是现在知道间质的主要蛋白质是胶原蛋白，很多器官的胶原蛋白在人的一生中几乎保持完好不变，但这极易使胶原蛋白受到随机地、不可控地非酶依赖性糖基化，羰基化终末产物也对胶原蛋白有明确的影响，最终导致胶原蛋白僵硬，这一化学过程被称为美拉德反应。因此，力学信号的改变可能并不是间质纤维化的主要原因，所谓挛缩并不是个简单的结缔组织外在结构的改变，这也是牵伸等方法临床疗效受限的原因。

在研究肌筋膜的过程中发现，NO是可以增加肌筋膜弹性的重要化学物质。人体的NO主要由血管内皮细胞和呼吸道内皮细胞产生（神经元和肠道细菌也可以产生NO，外源性的NO主要由硝酸甘油类药物提供），并且血液流速增加和呼吸道气流的流速增加，都可以促进内皮细胞分泌NO，因此，有氧运动可以通过增加血液流速和呼吸道气体流速来诱导内皮细胞分泌NO，这对减缓血管的退变和肺间质纤维化是有帮助的。

淋巴水肿的研究发现，细胞周围组织液的循环受阻，会导致结缔组织的硬化，出现硬皮病样的表现，通过有氧运动减少淋巴回流的后负荷，可以有效缓解皮下组织的硬化。在间质纤维化疾病中，组织液循环减慢会抑制成纤维细胞的功能。结构的维持是一个损伤和修复的矛盾运动过程，如果控制间质的成纤维细胞功能强大，间质的退变可以通过成纤维细胞的修复来弥补，即改善成纤维细胞的血供和营养状态、改善成纤维细胞周围的化学环境，可以减缓间质纤维化。比如，让成纤维细胞合成的蛋白质快速地运输到应该去的地方，让代谢废物尽快运走，是改善成纤维细胞功能的重要思路，践行这一思路的方法是有氧运动，机制是通过提高每搏输出量来减少右心房舒张期的压力，从而减少静脉回流的后负荷。

女性激素可能是另一种可以增加筋膜弹性的化学物质，比如，孕激素有强大的增加结缔组织弹性的功能，可以使产妇的耻骨联合打开。女性激素在男性身体中也有一定的含量。有氧运动可以促进性腺或者肾上腺分泌性激素，可能是有氧运动可以改善结缔组织弹性的另外一个机制。

有氧运动带来的生物学效应，首先获益的是骨骼肌周围的筋膜，因此，老年性的肌肉退变，要改善筋膜的功能需要提高骨骼肌的代谢水平，骨骼肌的最高代谢水平是无氧运动，此时骨骼肌的血流最快，带来的 NO 也最多。但深层的一些结构，比如骨髓、骨细胞、膀胱、肝脏、肾脏，可能更需要心肌的有氧运动来改善筋膜的环境，即通过心脏节律性的搏动，把力学信号传递到身体的绝大多数细胞，让成纤维细胞及其分泌的结缔组织成分适应这样的力学信号，同时使成纤维细胞的化学环境改善，从而实现对全身结缔组织的调控，包括被骨骼包裹的中枢神经系统和骨髓，也包括胸腹腔内的脏器。

不同部位的间质纤维化对运动可能有特别的要求，比如，肺间质纤维化需要闭口呼吸，以充分利用鼻窦产生的 NO；心血管的间质纤维化需要提高血液流速，特别是要提高病灶局部的血液流速，比如，雷诺氏病需要提高指端的血流流速。

间质纤维化疾病因病因未明，而缺乏有效的治疗手段。从功能的角度出发，把已有的临床发现与细胞生物学结合，把内脏功能与其动力学结合，摆脱传统思维的束缚，可能会有所突破。

参考文献

[1] SUAREZ-RODRIGUEZ V, FEDE C, PIRRI C, et al. Fascial Innervation: A Systematic Review of the Literature [J]. Int J Mol Sci, 2022, 23(10): 5674.

[2] LI R, LI D-H, ZHANG H-Y, et al. Growth factors-based therapeutic strategies and their underlying signaling mechanisms for peripheral nerve regeneration [J]. Acta Pharmacol Sin, 2020, 41(10): 1289-1300.

[3] SCHUSTER R, YOUNESI F, EZZO M, et al. The Role of Myofibroblasts in Physiological and Pathological Tissue Repair [J]. Cold Spring Harb Perspect Biol, 2023, 15(1): a041231.

[4] YAN Y S, QU Z, YU D Q, et al. Sex Steroids and Osteoarthritis: A Mendelian Randomization Study [J]. Front Endocrinol (Lausanne), 2021, 12: 683226.

[5] LEI H, LIU J, WANG W, et al. Association between osteocalcin, a pivotal marker of bone metabolism, and secretory function of islet beta cells and alpha cells in Chinese patients with type 2 diabetes mellitus: an observational study [J]. Diabetol Metab Syndr, 2022, 14(1): 160.

[6] BARBUTI P A, BARKER R A, BRUNDIN P, et al. Recent Advances in the Development of Stem-Cell-Derived Dopaminergic Neuronal Transplant Therapies for Parkinson's Disease [J]. Mov Disord, 2021, 36(8): 1772-1780.

[7] PERRIN E, BOU-SAÏD B, MASSI F. Numerical modeling of bone as a multiscale poroelastic material by the homogenization technique [J]. J Mech Behav Biomed Mater, 2019, 91: 373-382.

[8] RUPRECHT J J, KING M S, ZÖGG T, et al. The Molecular Mechanism of Transport by the Mitochondrial ADP/ATP Carrier [J]. Cell, 2019, 176(3): 435-447.

[9] CINTRÓN-COLÓN A F, ALMEIDA-ALVES G, BOYNTON A M, et al. GDNF synthesis, signaling, and retrograde transport in motor neurons [J]. Cell Tissue Res, 2020, 382(1): 47-56.

[10] YUNG M, ROSE L M, NEUMANN W P, et al. Is there a u-shaped relationship between load levels and fatigue and recovery? An examination of possible mechanisms [J]. Ergonomics, 2023: 1-16.

[11] VIGH-LARSEN J F, ØRTENBLAD N, SPRIET L L, et al. Muscle Glycogen Metabolism and High-Intensity Exercise Performance: A Narrative Review [J]. Sports Med, 2021, 51(9): 1855-1874.

[12] CHEN X, WANG Z, DUAN N, et al. Osteoblast-osteoclast interactions [J]. Connect Tissue Res, 2018, 59(2): 99-107.

[13] HETZ C, ZHANG K, KAUFMAN R J. Mechanisms, regulation and functions of the unfolded protein response [J]. Nat Rev Mol Cell Biol, 2020, 21(8): 421-438.

[14] ZHANG Y, ZHANG Y J, ZHANG H W, et al. Low-to-Moderate-Intensity Resistance Exercise Is More Effective than High-Intensity at Improving Endothelial Function in Adults: A Systematic Review and Meta-Analysis [J]. Int J Environ Res Public Health, 2021, 18(13): 6723.

[15] 张君涛, 吴超超, 张栋林, 等. 膝关节骨性关节炎动物模型研究进展 [J]. 重庆医学, 2018, 47(15): 2061-2063.

[16] CASANOVA-LIZÓN A, MANRESA-ROCAMORA A, FLATT A A, et al. Does Exercise Training Improve Cardiac-Parasympathetic Nervous System Activity in Sedentary People? A Systematic Review with Meta-Analysis [J]. Int J Environ Res Public Health, 2022, 19(21): 13899.

[17] WALKER S, HÄKKINEN K, NEWTON R U, et al. Acute responses of comprehensive gonadosteroids and corticosteroids to resistance exercise before and after 10 weeks of supervised strength training [J]. Exp Physiol, 2020, 105(3): 438-448.

[18] ZOUHAL H, JAYAVEL A, PARASURAMAN K, et al. Effects of Exercise Training on Anabolic and Catabolic Hormones with Advanced Age: A Systematic Review [J]. Sports Med, 2022, 52(6): 1353-1368.

[19] ALPSOY Ş. Exercise and Hypertension [J]. Adv Exp Med Biol, 2020, 1228: 153-167.

[20] 方梅. 汉语篇章语法研究 [M]. 北京: 社会科学文献出版社, 2019.

[21] TOURON J, PERRAULT H, MAISONNAVE L, et al. Effects of exercise-induced metabolic and mechanical loading on skeletal muscle mitochondrial function in male rats [J]. J Appl Physiol (1985), 2022, 133(3): 611-621.

[22] ZHENG L, ZHOU D, JU F, et al. Oscillating Fluid Flow Activated Osteocyte Lysate-Based Hydrogel for Regulating Osteoblast/Osteoclast Homeostasis to Enhance Bone Repair [J]. Adv Sci (Weinh), 2023, 10(15): e2204592.

[23] ZHANG D, LU Y, ZHAO X, et al. Aerobic exercise attenuates neurodegeneration and promotes functional recovery - Why it matters for neurorehabilitation & neural repair [J]. Neurochem Int, 2020, 141: 104862.